総合小児医療カンパニア

乳幼児を診る

根拠に基づく育児支援

総編集●田原 卓浩 たはらクリニック
専門編集●吉永陽一郎 吉永小児科医院

中山書店

刊行にあたって

　日常の"小児医療サービス"を極めるには，最新の知識を求め厳選する"小児医学"とその知識を実際に活用する"小児医療"とのバランスを保ちながら，どちらをも常に深化させるための熱意が欠かせません．小児科医が生涯研鑽を続けるだけでなく，小児医療に携わるすべての人々が，自身の能力を絶えず更新しながら相互に高め合うことのできる環境を整えることは重要な課題です．

　『総合小児医療カンパニア』シリーズは，臨床現場で医師ならびにメディカル・スタッフが診療に関する知識・技術・課題などを共有するための情報やエビデンスを紹介するために刊行されました．

　超少子高齢化社会・世代間格差の拡大・グローバル化など子どもをとりまく環境が目まぐるしく変化し続けるなかで，子どもと家族を中心にした"小児医療サービス"を多面的に解析・理解・把握し，より良い医療サービスを提供することが求められています．

　刊行にあたっては，"小児医学"偏重ではなく"小児医療"を基軸として，より確かな基礎臨床能力（知識と技能）を備え，"総合診療力"を高めることを主な目標に掲げました．各巻の編集を経験豊かな開業小児科医にお願いし，小児医療の現場で遭遇する課題をクローズアップしていただきました．さらに執筆陣には小児医療の最前線で活躍されている方々を据え，これまでの経験から得られた知識・技術を紹介・解説していただきました．

　未来を担う子どもたちの健康を支えるというミッションを遂行するために，われわれ小児科医がメディカル・スタッフとともに「今できることは何か」を探求していくことへの一助になれば幸いです．

田原卓浩
（たはらクリニック）

2012 年 12 月

序

　家庭内の養育力の低下，育児をする母親のそばに手助けをする人が少なくなったという家族形態の変化などに伴い，小児科医の役割として，病気の診断・治療・予防だけでなく，育児支援に関わることが期待されるようになってから20年ほどになります．母子に関わる他の職種と同様，小児科医が育児支援に携わることは一般的な通念になったといってよいでしょう．

　当初は母親のやり方を認め，育児の思いを支援することに始まった育児支援でした．それぞれの家族に特性があり，すべての家庭に当てはまる育児を画一化して指導しても効果が少ないことに私たちは気づきました．しかし，育児はどんなやり方でも認めてよいわけではなく，一緒に考えながら，導いていくべき望ましい方向があるはずです．母親や家族が危険な方向に踏みこまないように警鐘を鳴らすことも大切な仕事です．育児に関する情報過多の時代だからこそエビデンスをもって，きちんと説明指導することの重要性が再認識されてきています．

　小児科開業医が積極的に子育て支援に関わることができる利点として，患児が小さな頃から本人や家族の様子を知っている，病歴を含め子どもの成長を診ている，家族の特性と変化を理解している（ひとり親，家庭不和，経済状態，きょうだいに障害がある）など，一般論でなく，その家庭に合ったアドバイスをできることがあげられます．また，生活している地域に密着した医療を提供することも可能でしょう．

　「子育てのそばにある小児医療」「子どもと家族に寄り添う小児医療」を実践するには，まず保護者と信頼関係を築くことから始まります．そのためには，訴えを聞く姿勢と，適切な問いかけなどで，保護者の困り感にいち早く気づき，医療者として納得が得られるようなアドバイスや情報提供を行うことが欠かせません．エビデンスに基づく文献や最新の推奨レベルを知るのはもちろん，地域の支援制度を有効に活用すること，また，より専門的な支援が必要と判断したときには，他の医療機関につないでいくことも求められるでしょう．

　本書では，小児科医が診察室で経験しているように，「寄り添うこと」と「正しいことを伝えること」の両面から子育てをサポートする際，医療者として介入・実践できることを具体的に紹介していただくように各執筆者にお願いしました．興味の中心が病気ばかりではなく，子どもや家族に向いている小児科医にとって，子育てのそばにいる自分流のあり方を見つけるヒントになれば幸いです．

吉永陽一郎
（吉永小児科医院）

2014年12月

CONTENTS | 乳幼児を診る —根拠に基づく育児支援

育児と小児医療

序言：人間科学（ヒューマンサイエンス）に基づく育児支援 …………… 小林　登 ………… 2
小児医療における育児の重要性—プロフェッションとしての関わり …… 横田俊一郎 ……… 4
日本の育児環境の変化—多産多死の過去から少産少死の現在へ ……… 巷野悟郎 ………… 10
育児雑誌にみる親の育児意識の変化 ………………………………………… 仲村教子 ………… 17
相談スタッフの保護者への配慮と対応の実際 ……………………………… 七木田方美 ……… 21
超少子高齢化時代の"子どもと家族"を支える ……………………………… 田原卓浩 ………… 29
母子健康手帳の活用 …………………………………………………………… 中村安秀 ………… 36

子どもの成長・発達と育児を見守る

乳児期早期の心配・不安を知る ……………………………………………… 山田奈生子 ……… 44
乳児期（出生〜1歳半） ………………………………………………………… 吉田雄司 ………… 51
幼児期前半（1歳半〜4歳未満） ……………………………………………… 門井伸暁 ………… 61
幼児期後半（4〜6歳） ………………………………………………………… 川上一恵 ………… 70

子どもと家族の個性と育ちを支える

育児不安—見つけ方とその対応 ……………………………………………… 吉永陽一郎 ……… 80
子どもの気質・個性 …………………………………………………………… 宮田章子 ………… 88
家族の養育力 …………………………………………………………………… 藤野　浩 ………… 96
初めての子育て—第1子（乳児期早期）の相談 …………………………… 本田真美 ………… 104
アタッチメント（愛着）の形成 ………………………………………………… 立花良之 ………… 114

● 日常診療のアドバイスポイント

排泄 ……………………………………………………………………………… 冨本和彦 ………… 122
睡眠 ……………………………………………………………………………… 西野多聞 ………… 128
子どものあそび ………………………………………………………………… 仙田　満 ………… 133
子どもとメディア ……………………………………………………………… 佐藤和夫 ………… 140
傷害予防（事故予防） …………………………………………………………… 山中龍宏 ………… 146
食を考える ……………………………………………………………………… 堺　武男 ………… 156
子どもの口 ……………………………………………………………………… 落合　聡 ………… 164
乳幼児によくみられる皮膚疾患の治療とスキンケア ……………………… 佐々木りか子 …… 174
母乳育児と服薬 ………………………………………………………………… 石和　俊 ………… 184

配慮を要する子どもたち

低出生体重児，疾病をもって生まれた児 …………………………………… 江原伯陽 ………… 192
障害児を診る—外来から在宅まで …………………………………………… 髙橋昭彦 ………… 200
成長の評価と遅れに気づいたとき …………………………………………… 田中敏章 ………… 206
運動発達の評価と遅れに気づいたとき ……………………………………… 杉江陽子 ………… 214
言語発達の評価と遅れに気づいたとき ……………………………………… 宮崎雅仁 ………… 224

Question & Guidance

育児不安	吉永陽一郎	87
子どもの気質・個性	宮田章子	95
家族の養育力	藤野　浩	103
初めての子育て―なにもかもが不安な第1子の相談	本田真美	113
アタッチメント（愛着）の形成	立花良之	121
乳児の便秘	冨本和彦	127
睡眠の乱れ	西野多聞	132
子どものあそび環境	仙田　満	139
子どもとテレビ，DVD，アプリ	佐藤和夫	145
子どもの傷害予防（事故予防）	山中龍宏	154
離乳食の悩み	堺　武男	163
う蝕予防	落合　聡	173
アトピー性皮膚炎	佐々木りか子	182
乳児湿疹	佐々木りか子	183
母乳育児と服薬	石和　俊	189
超低出生体重児	江原伯陽	199
子どもの在宅医療（医療的ケアが必要な幼児）	髙橋昭彦	205
身長を伸ばしたい（生活習慣）	田中敏章	212
身長を伸ばしたい（サプリメント）	田中敏章	213
運動発達の遅れと正常バリエーション	杉江陽子	223
言語発達の遅れと環境調整	宮崎雅仁	233

ドルチェ

はじめての子育てを育てる―妊娠期から始めるワクチン啓発	渕元純子	234
育児不安のナラティブ解析―不安を聴き取り，整理し，考察する	齊藤　匡	236

Reference 育児支援に役に立つ書籍 238

Injury Alert（傷害速報）/アタッチメントと愛着理論/運動発達を診る臨床医のバイブル/乳児の気質研究/脳科学を切り口に発達障害をとらえる/Nathaniel Kleitman による REM 睡眠の発見

知恵の実

氏より育ち	安次嶺　馨	78	子どもをみる目	矢嶋茂裕	237
保護者のレジリエンスに有効な HP	向田隆通	190			

索引 240

執筆者一覧（執筆順）

本文

小林　　登	東京大学名誉教授		西野　多聞	アルパカこどもクリニック
横田俊一郎	横田小児科医院		仙田　　満	環境デザイン研究所
巷野　悟郎	母子保健推進会議		佐藤　和夫	国立病院機構九州医療センター小児科
仲村　教子	たまごクラブ・ひよこクラブ編集統括		山中　龍宏	緑園こどもクリニック/産業技術総合研究所デジタルヒューマン工学研究センター/Safe Kids Japan
七木田方美	比治山大学短期大学部幼児教育科			
田原　卓浩	たはらクリニック			
中村　安秀	大阪大学大学院人間科学研究科国際協力学		堺　　武男	さかいたけお赤ちゃんこどもクリニック
山田奈生子	水天宮前小児科		落合　　聡	おちあい小児歯科医院
吉田　雄司	よしだ小児科医院		佐々木りか子	りかこ皮フ科クリニック
門井　伸暁	愛育こどもクリニック		石和　　俊	石和こどもクリニック
川上　一恵	小児科 かずえキッズクリニック		江原　伯陽	エバラこどもクリニック
吉永陽一郎	吉永小児科医院		髙橋　昭彦	ひばりクリニック
宮田　章子	さいわいこどもクリニック		田中　敏章	たなか成長クリニック
藤野　　浩	藤野医院		杉江　陽子	葵町こどもクリニック
本田　真美	ニコこどもクリニック		宮崎　雅仁	小児科内科三好医院
立花　良之	国立成育医療研究センターこころの診療部		渕元　純子	ふちもと助産院
冨本　和彦	とみもと小児科クリニック		齊藤　　匡	国保多古中央病院小児科

知恵の実

安次嶺　馨	沖縄県立中部病院		矢嶋　茂裕	矢嶋小児科小児循環器クリニック
向田　隆通	むかいだ小児科・キッズハウス			

育児と小児医療

序言

人間科学(ヒューマンサイエンス)に基づく育児支援

小林　登｜東京大学名誉教授

- 親が子どもを育てるという人間の「いとなみ」は，親としては自然のいとなみであるといえよう．しかし，医師としてそれを支援する場合には，その人間科学的な根拠を考える必要がある．医師の立ち場を「育児学」として体系づけるべきものと考え，現役時代(1985年)に中山書店の新小児医学大系第28巻で『育児学』と題してまとめさせていただいた．
- 当時，育児学の中心におられた内藤壽七郎先生を中心に，関係の分野で活躍されていた小児科医ばかりでなく，教育学・心理学・保健学などの関係分野の学者・研究者にもお願いして執筆していただき，新小児医学大系の一冊にまとめることができた．
- それを出発点にして，その後始めたCRN(インターネットによる学際的な子ども学研究のサイト Child Research Net[*1])，また「日本子ども学会」(Japanese Society of Child Science)の設立と運営，それらに子ども学を通じて勉強したことも加え，「根拠に基づく育児支援」についてまとめた．

[*1] Child Research Net
http://www.blog.crn.or.jp/

親が子どもを育てるという人間の「いとなみ」，「育児」の人間科学的理解

親が子どもを育てるという人間の「いとなみ」としての育児は，どのように理解すべきものなのか

- 親が子どもを育てるという育児における人間のいとなみは，哺乳動物の宿命である母乳哺育から始まり，子どもの生活の世話，そして成人になって社会人としての生活のすべのあり方を学ぶまで，いろいろな「かたち」をとって続く．子どもの年齢によって成長と発達のレベルに対応し，教えるべきものが変化することは周知のとおりである．したがって，人間が自立するには15年もの時間がかかるのである．
- それを，どうとらえるかは，医学の基盤でもある「人間を科学的にとらえる」立場が重要である．人間の生物的側面ばかりでなく，社会的・文化的側面も含めて広くとらえる必要があり，人文科学，自然科学などの幅広い科学分野を統合したものでなければならない．包括的，統合的な「人間の科学」ということになる．
- そのうえ，人間行動の基本が完成するまでの乳幼児期の狭い意味での「育児」は，学校教育を修了して社会人になるまでの広い意味での育児の基盤であり，いろいろな意味で重要である．

育児と教育とは表裏の関係にある

- 子どもを育てる「育児」としての人間のいとなみをみると，何もできない赤ちゃんの状態から，乳児・幼児・学童といろいろな行動をとるようになることから，教育にとって重要な「まねる」「学ぶ」などの心のプログラムが，「育児」にとっても重要な働きをしていることは明らかである．したがって，「育児」と「教育」は表裏の関係にある．とくに，小さい子どもの「育児」と「保育」の研究は，後の学校教育の原型をさぐる良い方法となる．

育児支援の根拠となる人間科学的基盤の歴史的展開

- 子どもが生まれながらにしてもっている心と体のプログラムの関係は，子どもの「育児」「教育」を考えるのにきわめて重要である．
  - ▶ その出発点は，1951年に『Lancet』に発表されたWiddowson[1]の事例報告であり，孤児院の子どもの体重増加と世話をする保母の子どもたちへの優しさの関係を示している．
  - ▶ 続いて1989年パリのICP（国際小児科学会議）で発表されたペルーのMonkeberg[2]の栄養失調児の体重増加と感染頻度が世話する女性の子どもたちへの優しさとの関係を示した症例が続く．
  - ▶ 1990年代に入ると，欧米ばかりでなく，日本からも「母性剝奪症候群」"maternal deprivation syndrome"の事例がSuwa[3]によって次々と報告されるようになった．
- これらの事例は，われわれに人間の優しさのもつ偉大な力を示し，われわれが行う育児支援の現場で，何が重要かを教えた．

小児科医の育児支援のあり方―子どもの「生きる喜びいっぱい」"joie de vivre"をまず考える

- わが国のような豊かな社会での育児支援では，「栄養が足りない」「何か感染症にかかっているのではないか」など体のことを考えるよりは，子どもの心のことをまず考えて，「生きる喜びいっぱい」*2になれるかどうかに想いをめぐらさなければならない．感染症にかかっている場合でも，世話する人の優しさが欠如するため免疫力が低下したか否かを考える必要がある．
- したがって育児支援の現場では，子どもが「生きる喜びいっぱいになっているかどうか」を中心に追求しながら，広く子育ての問題を明らかにしなければならない．それには，日ごろ勉強した観察力を十二分に発揮し，その親子のもっている問題の根拠を明らかにすることが必要である．

*2 joie de vivre は英語では joy of living という．

文献

1) Widdowson EM. Mental contentment and physical growth. Lancet 1951；257(6668)：1316-8.
2) Monkeberg F. Emotional factors, growth, metabolism and immunity. Rev Med Chil 1993；121：106-16.
3) Suwa S. A boy with psychosocial short stature followed up from infancy to adulthood. Acta Paediatr Jpn 1995；37：283-7.

育児と小児医療

小児医療における育児の重要性
―プロフェッションとしての関わり

横田俊一郎｜横田小児科医院

小児をとりまく近年の変化

- 日本では少子化が進み，小児人口比率が13％程度と高齢者人口比率の約25％を大きく下回るようになった．一方で，予防接種の定期化が進んだことなども影響して重症疾患が減少し，小児医療の現場ではよくみられる軽症疾患や，些細な心配事で受診する患者が中心を占めるようになってきた．
- しかし，日本の子どもは真に健康になったのだろうか．小児科の外来でもいじめや不登校など，心の問題で受診する小児が増えており，児童相談所では虐待の通告が激増している．小児の死亡率が世界で最も低い国の一つになっている一方，小児の心が健全に育っていないのではないかと考えられるようになった[*1]．これはもちろん社会全体の問題であるが，「育児の問題」と言い換えることもできるのではないだろうか．
- 育児を難しくしている要因についてはいろいろと検討されている．
  ▶ 少子化により子どものことを知らないまま親になり子育てをしなければならないこと，地域社会が崩壊し周囲に助けてくれる人が少なくなったこと，一方で育児書や育児雑誌に頼り切ったマニュアル育児をせざるをえないことなどが原因として考えられている．
  ▶ さらに，母親の就労が増え育児に専念できないこと，子育て世代の貧困が顕在化し育児にさまざまな影響を与えていること，社会全体が育児を正当に評価してくれないことも大きな要因であり，本シリーズでも詳しく述べられている．

小児科外来の変化

- 近年の小児科外来では，小児や小児の病気に関する知識が乏しいために，単純な心配だけで受診する養育者も多く，また心配の陰に育児に対する不安が隠れているケースも少なくない．養育者が過度に神経質な性格であったり，出産後のマタニティーブルーズが背後にあったりする場合もある[*2]．
- だからこそ，小児医療の現場にいる医療者は養育者の不安に耳を傾け，小さな不安でも探し出してそれに応えることが大切である．このことは近年の小児医療に欠かせない側面であり，「小児の外来医療は育児支援そのものである」といっても過言ではない．乳幼児健診や育児相談だけでなく，日常の一般診療の際にも，いつも心がけておくべきことである．

[*1] 2007年にユニセフが発表した，先進国に住む小児の「幸福度」に関する調査では，OECD加盟25か国の15歳児の意識調査で，「孤独を感じる」と答えた日本の小児は約30％と，2位の国の10％を大きく上回り飛び抜けて高かったことが示されている．

OECD：Organisation for Economic Co-operation and Development

[*2] たわいのない相談に思えても，それを放置すると育児不安がさらに膨らみ育児そのものがうまくいかなくなり，時には虐待にまで進んで，子どもの心の健全な発育にも影響を与えることもある．

- およそ20年ほど前に行われた乳幼児をもつ父母へのアンケート調査では，育児に関する相談相手として小児科医を選ぶ率は少なく，育児雑誌や育児書，祖父母や友人が圧倒的に多いという結果が示されている(❶)[1]．
- 当時は育児指導という言葉が好んで使われ，医療現場では養育者を指導し，正しい育児を行わせるという姿勢が中心であり，保護者は医療関係者を真の支援者と考えることが少なかったのではないかと思われる．しかし，1994年に保健所法が大幅に改正されて小児保健は転換期を迎え，「診査，評価，指導」という言葉が，「健診，相談，支援」という言葉に置き換えられるようになって，小児医療関係者への期待は高まっていると考えられる[*3]．

育児を科学的に裏づける育児学の必要性

- 育児とは「非力な子どもを保護する一方，子どもの社会的自立を促す営み」と馬場一雄は述べている[3]．子どもたちを，身体的，精神的，社会的にすぐれた人間に育て上げることが育児の目的といえる．育児は養育者と子どもの特性，家庭的背景，文化，伝統，生活様式などを背景として行われており，日々変化している．そのために科学的な根拠を見つけることが難しいことも多く，また客観的に評価することも容易でないことが多い．育児が小児科学の一分野として取り上げられにくかった理由がそこにある．
- 外来診療のなかで育児に関する相談を受け，アドバイスを与えるときにも，それが正しいのか不安になることがある．現場では先輩医師から教えられたこと，育児書などに書かれていること，自分の経験などをもとに相談へ対応しているが，育児を科学的に考える必要性を強く感じる．しかし，根拠を示す論文は少なく，小児医療が小児医学に裏打ちされて行われているように，育児を科学的に裏づける学問体系，すなわち育児学が必要

❶ 育児知識を得る手段および育児に関する相談相手に関するアンケート調査

相談相手	%
1. 育児雑誌	76.4
2. 育児書	63.0
3. 祖(父)母	34.5
4. 友人	32.8
5. 保健師*	17.1
6. 電話相談	16.0
7. 保育士	7.2
8. 病院看護師*	4.3
9. 小児科医	3.1
10. 心理相談員	2.6
11. その他	12.7

対象は，某保健センターに，3〜4か月児，1歳6か月児および3歳児健診に来院した2,308人の家族である(1996)．
*原著では保健婦，病院看護士．
（青木継稔．2002[1]）

[*3]
筆者が活動している日本外来小児科学会での小児科医へのアンケート調査でも，「現在あなたの診療所では，特別に興味をもって，あるいは必要に迫られて，取り組んでいる診療や研究活動はありますか？」という設問に対し，「育児支援」と答えた人が1996年には12.3%だったのに対し，2012年の同じ調査では25%に倍増している(❷)[2]．

[*4]
1985年発刊の新小児医学大系第28巻（中山書店）では「育児学」が一つのサブスペシャリティとして取り上げられ，1988年には小児科MOOK 52『プライマリ・ケアのための育児学』(金原出版)が発刊され，小児科専門雑誌にも育児学の特集が組まれるようになった．

[*5]
育児学は心理学，保育学・教育学，家政学，文化人類学など多くの領域で取り上げられ，成果が積み重ねられ報告されている．それぞれ立場が違い，育児に関する取り組み方も異なっているが，小児科以外の分野の研究者の考え方にも目を向けることがこれからの育児支援には必要となるだろう．

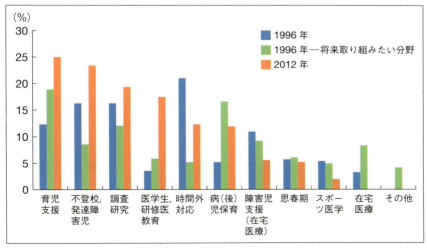

❷ 取り組んでいる診療や研究活動についての小児科医へのアンケート調査

現在取り組んでいる分野　1996年：「なし」　54.9%
　　　　　　　　　　　　2012年：「なし」　35.3%

（横田俊一郎．2012[2]）

日本の育児学

- フランスのマルセル・ルロンの著書『Puériculture』を，山本高治郎は『育児学』と翻訳し1960年日本に紹介した．これ以降，小児科の医学雑誌などでも育児学[*4]という言葉が使われるようになった[4)]．
- 馬場一雄は，Puéricultureが①成長発達の形態・生理学，②子どもの生活科学，③小児の微症状もしくはソフトサイン，によって構成されていると述べている[4)]．これらの問題は多種多様であり，医学的なエビデンスを示して体系化することは容易ではないが，今後はそのための研究が必要になってくるであろう[*5]．

米国での育児への取り組み—「Bright Futures」について

- 米国には小児の健康管理のガイドラインである「Bright Futures」が存在する．

「Bright Futures」とは

- AAPのホームページには，「ヘルスケア増進と疾病予防のための国の指針であり，小児のヘルスケアの必要性を家庭や地域社会に示すことをめざし

❹「Bright Futures」における6つの核となる概念

効果的なパートナーシップの育成（Partnership）
子どもや家族と打ち解けた関係をつくり，よく話を聞き実情を知って健康問題を探る．子どもや家族の「力」を確認し，互いに目標を設定して行動計画を立てる．
家族を中心とした関係づくり（Communication）
効果のある対応方法をめざす．話を中断せずに聞く，質問を促す，感情を尋ねる，返答まで最低3秒は待つ，などの言語的な問診技法，うなずく，子どもの視線に合わせて座る，子どもと遊ぶ，などの非言語的な問診技法を学ぶ．
健康支援と疾病予防（Health promotion and illness prevention）
健康支援のための重点課題を確認し，個別的な指導を行う．家族を地域社会にある健康支援のためのサービスに結びつける．メッセージが伝わり指導が遂行されたか確認をする．
健康支援のための時間の管理（Time management）
健康支援にできるだけ時間を割く．そのために支援提供側として目標を明確にし，家族が必要とするもの，関心があるものを把握する．家族といっしょに優先すべき目標を決め，話がまとまらないときには他の方法を提案する．
指導（Education）
子どもや家族の学習の必要性を確認し，最優先課題を決めて，指導できる機会を探す．話す，見せる，資料や機材を使うなどの戦略を選ぶ．また，指導の効果を検証する．
アドボカシー（Advocacy）
家族の必要とするもの，関心事を聴き取り，状況を検討する．実現するための戦略を考え，資源を使い小さな一歩から始める．情熱を傾け，さまざまな交渉を行い，さらに結果を検証する．

「Bright Futures」

このガイドラインは1990年からHRSA（保健資源局）のなかのMCHB（母子保健部）が取り組みを始め，1994年に初版が発行された．健康増進と疾病予防を通して小児のヘルスサービスの質を向上させることが目的と書かれている．初版では"new morbidities"として小児の精神面の健康をどのように確保するかというところに焦点が当てられた．2000年には第2版が出版され，小児のヘルスケアはヘルスケアの専門家と家庭・家族の両方に教育されるべきであること，また両者の連携がどうあるべきかをテーマに編集された．最初の12年間はNCEMCHが協力する形で事業が進められたが，2002年からはAAP（米国小児科学会）がそれに代わる役割を担うこととなった．それまで小児の健康支援のためのガイドラインはたくさん存在したが，ヘルスケアの専門家への統一された指針をつくるため，多くの関係者が参画して新しい版の作成を始めることとなった．そして，2008年に現在使われている第3版が完成した（❸）．

❸「Bright Futures」第3版表紙

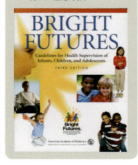

HRSA：Health Resources and Services Administration

MCHB：Maternal and Child Health Bureau

て進化していくものである．家庭や地域社会という背景のなかで，乳幼児，青少年の健康を改善し促進することが目的である」と書かれている．

NCEMCH：National Center for Education in Maternal and Child Health

AAP：American Academy of Pediatrics

6つの核となる概念
- 「Bright Futures」第2版では6つの核となる概念が述べられており，これは第3版にも引き継がれている．これらは「家庭」「地域社会」というキーワードを，どのように実践に結びつけていくかという基本的な方法論を述べている．❹に簡単にその内容を示す．

第3版の新しい試み
- AAPが新たに参画した第3版では，新しい取り組みとして❺のように示している．

❺「Bright Futures」第3版の新しい試み

根拠を明らかにする

疾病予防や健康増進の取り組みの効果や結果を科学的に検証すると同時に，それらを検証するための科学的な研究を進める．専門委員会を立ち上げ，疫学の専門家も加えてコクラン共同計画などを通じて文献検索を行い，勧告を出していく．また，変化が早い分野については，さらに専門のグループに最新の情報を集めるよう働きかけている．

家族や地域社会と協働する

小児の健康管理は，さまざまな職種のヘルスケアの専門家と家族，両親，地域社会が協働することによって成し遂げられる．新しいエビデンスや社会情勢の変化があればヘルスケアの内容も変化する．小児のヘルスケアに関わる人々は，より良いケアを提供するため新しい方法論やシステムにチャレンジする必要がある．

小児の健康管理は家庭や地域社会，社会全体の変化に歩調を合わせなくてはならない

とくに3つの領域を強調している．
- 第1は，特別な健康支援を必要としている小児（children and youth with special health care needs）へのケアである．このような小児は13〜23％にも及ぶ．スクリーニング検査や定期的な健診を通して，これらの見落とされやすい小児をみつけだすことが必要である．また，特別な健康支援を必要とする小児の健康を守るためには，家庭，地域社会との協働作業が不可欠である．
- 第2は，人種や民族などによる文化の違いを受け入れることである．文化や民族によって，健康や病気の意味，家庭における個人の役割，ヘルスケアの専門家とのつき合い方などに違いがある．また，言語，性別，宗教，社会・経済などの状況などによっても異なってくる．十分文化的な生活を送っている人々にも課題はあるし，とくに移民ではそれが大きな問題となっている．
- 第3は，害を及ぼすようなものでなければ，補助医療や代替医療をできるだけ認めることである．「Bright Futures」の"家庭を中心としたケア"を実現するためには，家庭の力を十分に引き出すことが大切である．自分の子どもに対する家族の能力を信じ，家族の思いをよく聞き，明らかに害を及ぼすようなものでなければ，補助医療や代替医療を用いることを否定しないようにする．もちろん根拠が明らかなものを勧めることも必要だが，家族との関係をより大切にとらえるという基本的な考えがここにはみられる．

❻「Bright Futures」の10のテーマ

1. Promoting Family Support
2. Promoting Child Development
3. Promoting Mental Health
4. Promoting Healthy Weight
5. Promoting Healthy Nutrition
6. Promoting Physical Activity
7. Promoting Oral Health
8. Promoting Healthy Sexual Development and Sexuality
9. Promoting Safety and Injury Prevention
10. Promoting Community Relationships and Resources

健康増進のテーマ ❻

- 「Bright Futures」では，各月齢，年齢ごとに健康管理のマニュアルが詳しく述べられている．さまざまな問題が取り上げられているが，新生児期から青年期まで一貫して続くいくつかのテーマがあり，これらについて別だてで章を設け詳しく述べられている．これらのテーマは米国の国を挙げた健康運動である「Healthy People」とも連動している．そして，「Bright Futures」第3版ではとくに Healthy Weight と Mental Health に重点がおかれている．

日本の育児の課題

- 米国では開業小児科医の業務の半分以上は健診と予防接種に費やされているといわれている．わが国でもますます少子化が進み，軽症疾患での受診がさらに減少すれば，小児科クリニックは近い将来同じような状況になるであろうし，その兆しはすでに見え始めている．育児支援を小児医療の主要な一分野としなくてはならないことは明らかであるが，わが国の育児支援は個人の力量に任されていて，システムとして成り立っていないことが大きな問題点である．

母子健康手帳の活用とガイドラインの作成

- わが国には世界に誇る母子健康手帳があり，このなかに育児に関する多くの情報，技術が記載されている．しかし，これが家庭でも医療提供側でも，十分に活用されていないという問題がある．母子健康手帳を核として，乳幼児健診や保健サービスをさらに進化させるために，国は利用法などについてより積極的に関わる必要があるのではないだろうか．
- さらに，母子健康手帳は就学前で終了するが，これをさらに学童期，青年期まで継続して使えるようにし，米国のように20歳までの健康管理ができるものをめざす必要がある．
- また，育児支援のサービス提供側へ向けた，「Bright Futures」のような統一されたガイドラインを国として作成することが急務である．

エビデンスに基づいた育児のために

- エビデンスに基づいた育児を行うためには，育児に関する文献検索や新たな研究が必要になる．
- わが国では育児に関する質の高い研究はきわめて少ない．米国の業績を利用することも一つの方法だが，育児は文化的な背景が強いので，わが国独自の研究が必要になるものが多い．このような研究を進めるためには，個々の研究者の自発的な活動に頼るだけでは不十分で，国が関与して研究を進める必要がある[*6]．

家族や地域社会との連携，「地域包括ケアシステム」構築への取り組み

- 家族や地域社会との連携のなかで小児のヘルスケアを進めるという考え方はもちろん日本にもあり，そのような方向に動きつつある．しかし，育児に関わる人たちがすべてそのような気持ちで仕事しているかといえば，決

[*6] たとえば国立成育医療研究センターなどに新たな研究部門をつくり，そこで集中的に研究を進めるというのも一つの方法であろう．

してそうではない．家族と保健医療を結びつけるべき乳幼児健診で，一方的な指導により逆に痛めつけられ落胆する親子に出会うことは少なくない．「Bright Futures」のように，国民的な運動として家族や地域社会との連携を進めることは，日本の小児のために喫緊の課題といえる*7．
- 日本の高齢者を対象とした地域包括ケアシステム*8 の考え方は，米国の「Medical Home」の概念にも通じるものがあり，小児を対象とした地域包括ケアシステムへの取り組みが早期に始まることを期待したい．

育児支援とソフトの科学

- 前川喜平は，育児に関わるには「人間関係の存在を前提として出発し，そこにみられる現象を記述するソフトの科学，人間学が必要なのではないか」と述べている．該当する回答がなければ養育者の話をよく聞いて一緒に考え，助言をし，実行するのは親の自由選択に任せる．自由度の広い問題こそ養育者は選択に困るが，そのときにソフトの科学の考えに基づき相談・助言し，養育者の決定に対し「それでよい」と言ってあげられることが大切である，と説いている[5]．
- 経験やエビデンスも確かに必要だが，「Bright Futures」が補助医療や代替医療をできるだけ受け入れようという姿勢を示しているように，養育者とともに考える作業こそが育児支援の醍醐味であり，育児に携わる人に楽しみを与えてくれるところなのかもしれない．
- 育児は人間の営みのなかでおそらく最も楽しいことの一つである．そこに関わることができるのは小児医療関係者としての大きな喜びであり，この喜びを原動力として育児支援が進むことを願いたい．

文献
1) 青木継稔．これからの乳幼児健診のあり方．小児保健研究 2002；61：133．
2) 横田俊一郎．学会のこれからを考える．外来小児科 2012；15：436-8．
3) 馬場一雄．育児の論理(2)—その生物学的背景．日本医師会雑誌 1993；111：503-8．
4) 馬場一雄．小児科医と puériculture．小児科診療 1996；59：1102-7．
5) 前川喜平．小児科学と育児学．小児内科 2001；33：1349-52．

参考文献
- Bright Futures—Guidelines for Health Supervision of Infants, Children, and Adolescents—3rd ed. The American Academy of Pediatrics；2008. http://brightfutures.aap.org/
- 乳幼児保健サービスの実際Ⅰ・Ⅱ．小児内科 1994；26(8, 9)．
- エビデンスに基づいた育児．小児内科 2001；33(10)．
- クローズアップ育児．小児内科 2012；44(11)．

---

*7 「Bright Futures」ではさまざまな副読本や教材などをつくって利用できるようになっており，米国各州にも「Bright Futures」の活動を進める組織ができあがっている．ホームページでもこれらの活動が紹介され，互いに情報を得て刺激し合うような仕組みができあがっている．わが国でもこのような連絡網が開発されることが望まれる．

*8 **地域包括ケアシステム**
わが国では近年「地域包括ケアシステム」構築への取り組みが始まった．団塊の世代が75歳以上となる2025年を目途に，重度な要介護状態となっても住み慣れた地域で自分らしい暮らしを人生の最後まで続けることができるよう，住まい・医療・介護・予防・生活支援が一体的に提供されるシステムを創ろうとするものである．今後，認知症高齢者の増加が見込まれることから，認知症高齢者の地域での生活を支えるためにもシステムの構築が重要であるとされているが，今後このシステムが真に必要となるのはわが国の小児ではないだろうか．

育児と小児医療

日本の育児環境の変化
―多産多死の過去から少産少死の現在へ

巷野悟郎｜母子保健推進会議

ヒトにとっての子育て，育児の必要性

- 私たちは地球上に生存している動物であり，そのなかの哺乳類・恒温動物などに属している．身近にはイヌやウマなど多種類の動物が共存している．とくに自然界に生存している動物は静かに生まれて，空腹になると自ら立ち上がって母親の乳を求めて飲み，寒さや不安なときは，母親に身を寄せている．誰に教えられたのでもなく，自分を守ることができて，やがて自分で餌を確保できるようになると親から離れて自立する．
- ヒトは同じ哺乳動物なのに，大きな産声で生まれたあとは眠ったり起きたりで，空腹になったり環境が寒い・暑いというときでも泣くだけで，自ら行動することができない．これに対して子の親は，そのときどきの泣き方を判断し，抱いて乳を飲ませたり，寒そうなら1枚着せるなどして，子どもの泣きに応えている．その結果，子どもは空腹を満足させ，体を寒さから守って生きていくことができる．このようなことは江戸時代からすでに意識していたようで，「泣く子は育つ」ということわざとして今に伝えられている．
- 今の医学からみても「ヒトの子どもは未熟な状態で生まれる」ことに変わりなく，育つのには人手が必要ということである．身近な言葉では「子育て」や「育児」であり，保育所などで第三者が保護して育てる「保育」である．

戦後の時代（昭和20年～）

- 昭和20年に第二次世界大戦（戦争）が終結すると同時に，戦後の時代が始まった．生活物資や食糧も欠乏していた当時，外地から多くの元兵士が帰国した．そのような状況ですべての国民が栄養失調，伝染病などの危険にさらされていた．なかでも幼若な乳児は最悪な条件下にあった．とくに死亡数は最も多く，昭和22年は1年間の出生数267万人に対して20万人の死亡であり，出生1,000人に対する「乳児死亡率」[*1]は76.7で，その後，約70年を経た平成24年が2.2だから，当時がどのような環境であったか想像できる．
- このような戦後の時代，わが国は米軍を中心とした他国籍軍に占領されていたので，占領軍はわが国の街中の子育て事情を注意深く見ていたであろう．同時に，わが国も他国から家族事情や子育てを学ぶことがあった．
- 昭和22年に，当時の厚生省に児童局が設置され，そのなかに全国の母子保健を担当する「母子衛生課」が設けられて，「児童福祉法」が制定された．

[*1]
乳児死亡率
当時，この乳児死亡率は栄養状態や伝染病などだけでなく，その国の生活すべてが乳児の健康に関わるということから，欧米諸国は一般に「乳児死亡率は一国文化のバロメータ」という言葉で表現して各国を比較していたようである．子どもは一人では生きていけない．そこには大人社会のすべてが関わっているということなのである．

また現在の「母子健康手帳」が，当時は「母子手帳」として妊娠時に配布されるようになった．この課はその後，昭和40年に制定された「母子保健法」とともに「母子保健課」となり，妊産婦や乳幼児を対象とした一連の保健の領域を担当することになった．

- この戦後の時代は主に米国の軍隊が日本を統制していたため，米軍の小児科医の指示や意見などが何かと示されていた．なかでも当時は伝染病が多く，日常生活での消毒が厳しく，とくに乳幼児用食具については，石油缶利用の煮沸消毒などが細かく具体的に指示されたことがある．
- また外国人はとくに日本の育児に興味があったようで，多くの質問が寄せられ，そのことにより，日本の育児の特徴が改めて浮き彫りにされたようであった．
- 米軍から米国の小児医学や子育ての情報が入るにつけ，日本人の生活や育児の特徴が理解されないままに，日米で意見の相違をきたすことがあった．このような場合，伝染病や子育てを比較する際に，米国はどうかと比較することで，互いに理解できることがあった．

日本復興の兆し（昭和30年〜）

- 母子保健の程度をみる乳児死亡率は，昭和30年39.8に対して，約10年後の39年は20.4だからほぼ半減である．この年代になると伝染病や栄養失調などは少なくなり，母子の問題，妊娠，出産，新生児，そして実生活のなかの「子育て」などがとりあげられるようになってきた．
- 保健所では子育ての相談，病院小児科では時間を決めての育児相談が始まってきた．そして民間でも生活のなかの母子衛生についての広報活動，集合住宅などでは子育て相談に力を入れる民間団体が出現した．
- 家庭での子育てばかりでなく，数少ない保育所も家庭との連携での保育が注目されてきた．そして全国の民間保育所の団体が立ち上がったのもこのころである．また未熟児（低出生体重児）にも目が向けられるようになって，病院小児科で未熟児室を附設するところがあったが，専用の保育器がないために，空き箱の底に電球を入れて温度を保つ程度であった．
- 全国的にポリオの大流行があったのもこのころで，呼吸力が低下するようなときは，いわゆる「鉄の肺」を備えた専門の保育器が使われた．そして国の緊急輸入でポリオのワクチンが効果をあげた．
- 日本全体が，戦後から時が経つほどに，小児科も伝染病・栄養失調などがややピークを越して，子どもの発育・成長・子育てに向かい始めてきた時期でもあった．その背景には日本全体が大きく動いてきた時代の流れがあった．現実に，昭和39年にはオリンピックが東京で開催され，東海道には現在の新幹線が開通，そして小児科領域では国立小児病院が開院した．
- 昭和39年は171万人の出生と増加の傾向にある．これは日中戦争（昭和12年），太平洋戦争（昭和16年）ころの多産とともに戦後の第一次ベビーブーム（昭和22〜24年）で生まれた子どもが，昭和48年の第二次ベビーブームに向かって結婚・出産し始めた兆しであった．

地理的違いから日米の育児の違いを理解する

日本は南北に細長い島国で，東は大きな太平洋，西は中国の大陸で，その向こうがヨーロッパ．日本の位置は沖縄を含めて北緯25度から45度までの3,000 kmだから，地球上では先進国に比して南国である．中央の東京の緯度はアフリカ大陸の北部に位置している．そのため日本は他国に比較して「四季の変化」がはっきりしていることや，先進国と離れているから，長い歴史のなかで日本独自の文化，そして子育てがあるということがわかるようになったのである．たとえば，身近なことでは日常的な食具として「2本の箸」を使うのは日本を含む一部にすぎない．このようなことが，改めて日本の子育ての特徴が目覚めさせられるのであった．

小児特有の疾患・異常が注目される

- 日本は南北に長い島国で,全国的な食品流通も不十分であったから,地域によって小児特有の疾患・異常が注目されるようになった.
- 日照時間の短い北海道では「くる病」の発症が多かった.保健所による集団健診などの折に,小児科医による子どもの栄養や日光浴の話などが行われていた.また野菜・果物などが不足する地域でのビタミン不足や,日本海側と太平洋側との気温・湿度などの違いが,学校身体検査結果の地域差で注目される時代であった.

くる病

- くる病は,骨の成長成熟にとって必要なカルシウムやビタミンDの不足により起こる.カルシウムやビタミンDの代謝などに有効な働きをするのが日光中の紫外線であり,日光を受けることが少ない地方[*2]ほど発病原因として注目された.
- 当時の日常診療では母子の栄養指導・日光浴が勧められたが,その後世の中の移り変わりとともにくる病は減少し,紫外線と皮膚がんとの関連が問題となってから,平成10年には,母子健康手帳記載の「日光浴しましょう」は削除された.しかしその後平成22年ごろから小児のくる病例が報告されるようになった.母乳栄養から離乳食,幼児食に移るころのいわゆる断乳遅延症候群での栄養不足が原因と考えられる例である.

育児相談始まる(昭和40年～)

- 昭和22年の出生数267万人はその後減少を続けて,10年後の昭和32年は156万人と底をつき,その後増加を続けて昭和48年は209万人と第二次ベビーブームの時代が到来した.しかし平成24年現在の予測では,これから日本は再びこの出生数を超えることはないであろうとされている.
- 昭和48年の第二次ベビーブームに向かって出産した母親が戦後第一次ベビーブーム生まれであるとすると,年齢は18～27歳くらいで,新しい時代での子育てが始まったと表現できよう.さらに推察すれば,この昭和40年代の親は昭和30年代の終わりころから40年代は学生時代で,それはちょうど学園紛争などで活動した(育児に関心をもってきた)人たちだったとも考えられる.
- また昭和40年代は「子育て」という将来への希望に満ちた若い親が,わが子をどう育てるかに関心が高まり,そちらに目を向け始めてきたころである.この時期に時を合わせたように保健所や病院などで「育児相談」や「健診」などが始まり,若い親はより良い子育てをめざして,希望に胸をふくらませていたようであった.
- このような時代の動向に合わせて子育てを主題とした月刊誌(育児雑誌)が発刊され始め,若い親たちは文字から波及する「育児」への関心も高まってきて,生活にも子育てが実感されるようになってきたのである.
- しかし文字による育児知識は現実と合わないことがあるので,いわゆる「育児ノイローゼ」となり,小児科を訪れるようになった[*3].かつては小児

[*2] くる病についての学術論文をみると,昭和30年代ごろまでが最も多く,ことに北海道・東北地方での小児保健領域で注目されていた.発病年齢は生後半年ごろまでの最も伸長の著しいころが多く,主症状は❶のとおりである.

❶ くる病の主症状

頭蓋癆
後頭部の左右を指で圧迫すると,ブリキ缶がへこむような感じ

念珠
肋骨の骨軟骨接合部が視診・触診で膨隆

骨端腫大
長管骨,ことに尺骨・橈骨の骨端部の腫脹.なお,乳児期では少ないが,頭形異常,四肢彎曲,胸骨異常などがある

[*3] 当時多いのが「○○したけれど食べてくれない」「夜中に泣いたとき,いくら言って聞かせても泣きやまない」などである.

『スポック博士の育児書』と育児ノイローゼ

　終戦翌年の昭和21年（1946年）に米国で出版された育児書．『The Common Sense Book of Baby and Child Care』がわが国で翻訳されて『スポック博士の育児書』の書名で出版されたのが昭和41年である．わが国では人々がようやく子育てという方向に目が向けられたころなので，若い母親にも興味をもたれたけれど，自分の子育てとは考え方が違うというようなことを育児相談で質問されることがあった．それでもなかなか納得できない，理解できないままに，気持ちをため込んだままにしておくと，これが育児に自信をなくして，いわゆる「育児ノイローゼ」という言葉で表現されるようなことがあった．

　たとえば日本の育児では，ことに赤ちゃんの「夜泣き」にかなり気を使って，抱っこやおんぶなどで泣きやませようとするけれど，この育児書では「寝る時間がきたらベッドに入れて，おやすみと言って部屋を出たら泣いても戻らない．ほっておけば疲れて眠ってしまう」とある．初めて外国の子育てを知ったとき，今の自分の子育てがこれでよいのかと心配してしまうのであった．

　子育てをどうするかの背景には，その国の長い歴史があるし，現在の生活環境などがある．本書は子育ての考え方について日本とずいぶん違いがある．これでよいのか間違っているのではないかなどで，当時の「育児ノイローゼ」を発生させる書でもあったようである．

科診療が主であった小児科医も，第一線での「育児相談」の領域で若い親たちの相談にのる時代となった．診療のなかに子育てが入る時代で，それに合わせるかのように臨床小児医学懇話会などが発足して，診療にも「子育て支援」という新しい時代の要望が取り入れられてきた．やがて保健所や医療機関などで，「育児相談」という文字が目につくようになってくる[*4]．

電話相談が開設される

- 昭和40年代は，育児についての心配事が保健所や医療機関で扱われるようになり，母親は自分の心配を直接聞けるようになった．月刊の育児雑誌は育児の情報を家庭に届けるから，むしろ情報過多の時代ともいえよう[*5]．そして昭和46年にはふだんの子育ての現場から，24時間電話による育児相談が，民間により開設されて今日に至っている．
- 昭和40年代は「子育て」「育児」そして「親と子」という現実が，ようやく普通の生活のなかにおりて，身近な隣近所・家庭そして親子へと到達したようであった．現在は医療の現場からの#8000が全国展開されている．

女性の社会進出（昭和50年～）

- 昭和50年代は，世の中の落ち着きとともに，マスコミも子育ての現場に

[*4] 毎日の第一線の医療機関での診療内容の一部が育児へと移っていくにつれて，乳児死亡率は下がりつづけ，昭和22年当初の76.7が，昭和49年は10.8，そして昭和51年には9.3という1桁になり，平成24年は2.2であった．

[*5] このようなとき，目が不自由な親の育児に対して，家からの電話による育児相談が開設されて，ずいぶん喜ばれたことがある．

14　●育児と小児医療

*6
当時の紙おむつのテレビコマーシャルで，「紙おむつでお母さんはぐっすり眠れます」を繰り返し放映していたが，赤ちゃんの排泄を無視してよいのかという考え方もあって，なかなか紙おむつに手が出ない母親もいた．

*7　ベビーホテル
たとえば繁華街の一室を乳児保育の場として，同じ建物で働いている母親の子どもを預かっている．そして授乳の時間になると仕事着のままで来て授乳し，自身もひと休みして仕事場にもどるといった内容であった．

*8
そこで国は乳児保育研修会などを各地で実施して，今日のような産休明けの乳児保育を対象とするようになった．

*9　ベビーシッター
戦後間もないころ米軍家庭での利用があったためか，日本人はその名称を知っていたので，働く婦人に喜ばれて今日に至っている．

*10　平成以降の死亡原因
死亡原因は，近年になるほど病気が少なくなり，乳幼児の発育に伴う「不慮の事故」が多くなる．生まれた新生児は呼吸をするのも初めてなら，飲食物を飲みこむ行為も初めてなので，いつも身近な人が注目しなければならない．さらに1～2歳になると，二足歩行により自分中心の行動範囲が広がるので，すべてが未経験の子どもには新世界である．経験を積んだ大人の注意が必要である．

*11
日本では0・1・2歳児に対して「育児」「子育て」「保育」という言葉を使うが，英語ではbaby care，child care が用いられる．

*12
ヒトの子は空腹でも寒くても泣くだけというように未熟な状態であるから，いつまでも親の手がかかる．親は乳を飲ませ

目を向けることが多くなってきたようである．そのようなところからの情報は，育児用品についても子育てを楽にしようというようなものが多かった．ようやく昔からの子育ての大変さに，目が向けられた時代になったようである．しかし一方で，それでは「手抜き育児」になるというような反論の声も聞かれた時代であった．

- 代表的なのが長い間使われていた布おむつに代わる「紙おむつ」で，昭和50年代の半ばに米国から輸入されるようになった．それまでの布おむつは排泄物を受け止めるだけだから，赤ちゃんをいつも気にしていて，夜中でも濡れたら取り替えなければならなかった．これに対して「紙おむつ」は，排泄物の水分をおむつの外側へ移動させるから，おむつに当たっている肌の濡れは少ない*6．

- 育児は24時間というのが普通で，それで子どもは体だけでなく，心も育っていくということで納得していただけに，このような便利なものがでてきたことで，育児が楽になってよいのかどうかで論議される時代であった．

- また「体が熱い」場合，すぐ数字で体温が読める電子体温計が販売された．体温計を脇の下に挟んでいやがる子どもを抱っこして，水銀の目盛の上昇を心配した育児も，瞬時に数字で示される時代になった．

育児支援がさまざまな形で展開される

- 昭和50年代は，第二次ベビーブームのあとで，出生数は毎年減じると同時に，女性の社会進出が始まった時代である．そのため，このころにはすでに保育所保育は始まっていたが，母親の求める保育時間と合わない，いつでも預かってくれるわけでない，夜間は預かってもらえない，乳児は対象ではない，などの保育所が多いということで，自分たちで「ベビーホテル」*7 を開設するようなこともでてきた．保育がいろいろな形で展開されはじめた時代である．

- これに対してマスコミはずいぶんと批判したし，国会でも取り上げられて論議された．しかし保育に対する社会の必要性が，これほど多様化していることが理解されるようになり，それを機会にとくに保育所での乳児保育が実施されるようになった*8．

- しかし保育施設が昼間の乳幼児の保育を可能にしたけれど，母親の勤務時間には長短があるし，仕事のないときは自分の子育ての時間をもちたいということなどから，平成3年には厚労省の指導で社団法人「全国ベビーシッター協会」が設立されて，家庭での子育てを時間を限って保育する「ベビーシッター」*9 が出現した．その後，現在は公益社団法人「全国保育サービス協会」として活動を続けている．

少子高齢の時代（平成元年～）

- 戦後の第一次・第二次のベビーブームと続いて，平成の時代に第三次の山が期待されたが，出生数は下降を続け，近年は少子高齢の時代である．
- 戦後は，感染症や栄養失調症などが幼若乳児の健康にとって最悪の条件で

あったが，現在の死亡内容は大きく変わってきている．
- ▶平成24年，0歳児の死亡原因の第1位は先天性の奇形や異常，第2位は周産期の障害で，これに乳幼児突然死症候群，不慮の事故が続く．全体の乳児死亡率は出生1,000に対して2.2である．
- ▶0歳児に続く1～4歳児の死因も，第1位が「生まれつきの奇形異常」に続いて，第2位は「不慮の事故」で，これに悪性新生物・心疾患・肺炎などが続いている．
- 以上の乳幼児期の死亡を通してみると，生まれつきの異常に続いて「不慮の事故」が浮上していることが近年の特徴である．絶対数は少ないが，窒息，溺死・溺水，転落などが注目される*10．
- かつて小児死亡のなかでも高率であった伝染病の予防は，生活全体での公衆衛生向上が必須であったが，このような不慮の事故の予防は，一人ひとりのきめ細かな子育てにあることを理解したい．それがまた子どもの育ちに関わることでもある．集団保育では細かな気配りが必要である．

0・1・2歳児*11の成長・発育と「不慮の事故」
- 0・1・2歳という3年間は，未熟で生まれている子ども*12にとっては，親子で過ごすという貴重な時間でもある．大人たちはこのころの子どもの成長・発達を見守ると同時に，子どもが自立するまで「不慮の事故」から守る必要がある．

日本の伝統的な育児

泣き
- かつての日本は大家族で日本家屋の構造だから，乳児がいつ泣いても，家族の誰かが対応していたのであろう．乳児が泣くことに対して，江戸時代では「泣く子は育つ」と，泣くことを前向きにとらえていたようである．
- 時には泣きの原因を架空の「疳の虫」のせいにして，神社仏閣で「虫封じ」してもらうことがあった．現在でも地方によっては残っているところがある．

仰向け寝
- 日本の伝統的な育児環境では部屋の暖房ができないことから，寝具は厚い敷布団と掛布団なので「あお向け寝」がふつうであった．昔の絵図からもその様子が理解できる．
- 昭和20年代（戦後）になって，日本に駐留していた米軍の家族は日本の乳児までもが「仰向け寝」するのを珍しく見ていたようである．
- 昭和50年代から日本の住宅事情が変わるにつれて，生活は欧米化して昭和62年には「うつ伏せ寝の赤ちゃんはスクスク育つ」という育児書が出版されて，仰向け寝による後頭部の変形が，注目されるようになった．しかしその後SIDS*13予防のために，現在は仰向け寝が勧められてきている．

離乳食
- 哺乳動物としての乳児も，はじめは母乳または牛乳の液体栄養であるが，半年過ぎるころからは水分の多い乳では栄養不足なので，離乳が始まり離

り，寒がったら着せるし，おむつが濡れたら取り替える．眠れなかったら抱っこ，転んだら助けるなどしているうちに，0歳・1歳・2歳とその子なりの順序をふんで成長・発達し，3歳ごろによううやく自我が発達する．自分というものがわかるようになり，大人と同じ時間・空間の四次元世界をもつこととなる．そして昨日・明日が理解できて友達と遊べるようになる．おけいこ事もこのころから始められる．

日本の伝統的生活様式と子育て

日本は「自然」の環境が豊富で，春夏秋冬の「四季」がはっきりしている．そして全体には「雨」の多い土地柄だから，従来，木造家屋で畳の生活を主とし，部屋は障子やふすまでの間仕切りで，寝るときは敷布団に掛布団を用い，それぞれの季節に合わせた生活を送っていた．その多くは農業を主とする人たちであったから，家族は明日の天気を気にしての寝起きであったであろう．このような生活のなかでの「子育て」は，家族みんなが手をかけるので，長い歴史のなかで日本的な子育てや考え方が今日でも随所に残っている．

*13
乳幼児突然死症候群（SIDS）
SIDSという病名は，早くから使われていたが，厚生労働省が初めて年次保健統計で取り上げたのは平成7年（1995年）で，「それまでの健康状態および既往歴からの死亡が予測できず，しかも死亡状況調査および解剖検査によってもその原因が同定されない．原則として1歳未満の児に突然の死をもたらす症候群」と定義している．
この症候群による死亡原因は研究されているが，なお不明で，死亡したときの育児法と状況などを集めてみると，次のような特徴がある．
① うつぶせ寝であった
② 母乳栄養児より人工栄養児が多い

③ 暖めすぎ
④ 保護者等の習慣的喫煙

以上より厚生労働省は毎年SIDS対策強化月間を設けて，上記の危険因子を国民に注意している．なお「母子健康手帳」では，「生後4週間までの赤ちゃん（新生児）—注意したいこと—の頁で「赤ちゃんが過ごす場所と寝かせ方」と「SIDSの予防のために」を取り上げて注意を喚起している．

SIDS：sudden infant death syndrome

*14
日本各地で行われている通過儀礼としての行事
お七夜：昔は生後間もなく死亡することが多かったので，7日目の夜に無事を祝う．
お宮参り：男児30〜32日目．女児31〜33日目．住んでいる地域の氏神様に幸せを祈る行事．
お食い初め：地方によって生後100〜120日目．丈夫な歯が生えるように食に困らないように祈る．
初誕生日：1歳の初誕生日を祝う．地方によっていろいろな行事が行われる．
初節句：男子は5月5日の端午の節句．女子は3月3日の桃の節句．
七五三：男子は3歳・5歳，女子は3歳と7歳．11月15日に氏神様に参詣．

乳食へ移っていく．またこのころには乳児の知能や食べる機能が発達すると同時に，食べたがるようになるので，順序をふんで離乳食を進めていく．

- 和食が中心である日本の離乳食の例をあげれば，生後5〜6か月ごろにすりつぶしたかゆや，ペースト状の野菜などから始めて，種類を増やしていく．以前は離乳開始前に果汁を飲ませることがあったが，現在は必要ないとされている．そして12か月ごろから15か月ごろに離乳食が完了して，幼児食に移る．母乳は本人が欲しがらなくなったらやめていく（卒乳）．
- 離乳食は栄養だけでなく，食生活として考え，また地域における食生活に合わせて進めるようにする．
- このような趣旨での離乳食の進め方は，平成19年に厚生労働省から「授乳・離乳の支援ガイド」として示されている．
- 箸の持ち方は離乳食が進むほどに手づかみ食べが始まり，やがてスプーンを使うようになるのは容易であるが，2本の箸で食べることは難しい．早くから持たせると間違った使い方を覚えてしまう．3歳をすぎて本人が理解できるようになってから，正しい持ち方を教えたい．スポーツや音楽と同じである．

通過儀礼

- 日本の四季は激しく変化するので子育ては大変である．そこで折につけ，よくぞここまで育ったということで，それぞれの節目で感謝と祈りの行事が行われている*14．

不慮の事故

産声を上げて生まれた新生児は，その後のどを通しての肺呼吸となる．そして口唇に触れた母親の乳首を吸って乳を飲むようになる．すなわち，出生と同時に新生児は呼吸と嚥下運動を行う．ここで問題になるのが気道と食道との関係で，気道に異物が入ると窒息する．呼吸は休みなく続くので，気道への誤嚥には注意が必要となる．

日本の乳児死亡率は出生1,000人対2.2人，平成24年で「不慮の窒息」による死亡は0歳児77人，1〜4歳児は23人で，死因のなかでは少ないが，死亡に至らない事故の発生は多い．

0・1・2歳児は，まだ自立していないので，自分で考えて注意するということができないから，口にした物を反射的に飲みこんでしまう．ことに0歳児は，手に持った物を反射的に口に入れるという傾向があるので要注意である．

育児雑誌にみる親の育児意識の変化

育児と小児医療

仲村教子 | たまごクラブ・ひよこクラブ編集統括

父親の育児参加の増加

- 女性の社会進出が進み，不況が長引いたこともあり共働き世帯が増加，育児中の家庭でも妻が職をもつ割合は増えている．妊娠出産育児情報誌『たまひよ』[*1]の読者アンケート[*2]で，母親の職業について聞いたものでは，2008年7月に専業主婦との答えが67.4%だったものが，2014年7月では56.8%になっている．
- また，育児に積極的な父親が注目されるようになり，2010年から始まった厚生労働省のイクメンプロジェクトにより「イクメン」という言葉がブームになり[*3]，妊娠・出産・育児のどの場面でも父親の関与は増えている．
- このことは，出産に父親が立ち会う現場でもみてとれる．『たまひよ』の読者では，立ち会い出産をした夫婦が65%に上る[*4]．別に，里帰り出産をした妻が51%[*5]というデータもあり，里帰り出産を選ばない妻の増加とも相互に作用して，夫の出産立ち合いの可能性が高まっている．同時に，父親の自覚をもつ時期が早まっているともいえる．
- 男性の育児休業取得率はほんの少しずつ増加傾向にはあるものの，平成25年度において2.03%[*6]にとどまっている．
- 幸運にも育児休業を取得することができた父親は，一日中の育児経験を通して刺激を受け，新しい発見をし，職場に戻った後も「ワークライフバランス」に気をつかうことができるようだ．
- 『たまひよ』の誌面でも父親の登場は増え，また父親向けの連載企画や特集への評価も上がっている．取材・撮影の現場でも父親の参加・協力が感じられ，子どもの成長の様子を知っている父親が増えている．
- 1993年の『たまひよ』創刊のころには，父親の育児といえば「おふろに入れる」「あやす・遊ぶ」が主であったが，近年では「寝かしつける」「ぐずったときに落ち着かせる」などの少し難しい世話についても頻度が増えている．「うんちのおむつ替え」についても抵抗感をもつことなく，あたり前に取り組む父親の姿が増えているようだ．
- 育児グッズも父親対応のものが増えている．購入の際に母親の目線が重視されていた状況は過去のことになり，夫婦共同で使用するためにハンドル部分の高さが高い，もしくは調整できるベビーカー，父親が身に着けても違和感がないダークなカラーの抱っこひもなどに人気が集まる傾向がある．
- 父親の育児参加の増加は，母親を支えるだけでなく夫婦ともに育児への自

[*1] ここでいう『たまひよ』とは，妊婦向け月刊誌「たまごクラブ」と，育児中のママ向け月刊誌「ひよこクラブ」の総称．「たまひよ」ブランドとして，"感動・共感・信頼"をテーマに書籍や絵本，インターネットなどさまざまなサービスを提供している．

[*2] 「ひよこクラブ」の読者500人が答えてくれた読者アンケートより．2008年7月号のアンケートと，2014年7月号のアンケート．

[*3] 2010年，「イクメン」が新語・流行語大賞トップテンに選ばれた．

[*4] 2013年12月調査のたまひよハッピーモニター305人へのアンケートによる．65%の立ち会い経験者のなかで，「夫が立ち会うことを決めた」30%，「夫婦で相談して決めた」58%，「妻が説得して立ち会ってもらった」6%．
別途ベネッセ教育総合研究所の「妊娠・出産・子育て基本調査」では，2011年の調査で「立ち会い出産をした」60.9%，「立ち会い出産をしたかったけれどできなかった」25.2%，2006年の調査で「立ち会い出産をした」53.0%，「立ち会い出産をしたかったけれどできなかった」25.8%というものがあり，増加傾向がわかる．

[*5] 2014年3月調査のたまひよハッピーモニター287人へのアンケートによる．

[*6] 総務省統計局「雇用均等調査 平成25年度雇用均等基本調査（確報）」より．

信アップにつながり，夫婦の協力は子どもの成長にも良い影響を与えていると考えられる*7.

📖 出産年齢の上昇，子どもへの期待の増大と成長・発達への不安

- 女性の高学歴化などから，日本人の平均初婚年齢は2013年で夫が30.9歳，妻が29.3歳と晩婚化の傾向があり，第1子の出産年齢は2013年で30.4歳であり，2000年の28歳，1990年の27歳と比べると確実に上がってきている．もちろん第1子出産年齢の上昇に伴って，第2子，第3子についても上昇している*8.
- また，別の調査では35歳以上での第1子妊娠の増加があげられている*9．その調査では，35歳以上での第1子の妊娠が2006年の9.1％から2011年に20.4％と，11.3ポイントアップしている．
- 既婚者の多くが「子どもは2人以上が理想」と考えている傾向があり，『たまひよ』でも2人目の妊活*10や出産，お世話の特集は需要が高く，企画の内容では「2人のお世話の乗り切り方」「教育費の見通し」などが人気である．
- しかしながら，経済的な理由から2人以上の妊娠・出産・育児に向かうことができないことが多いのも確かである．子どもの数が少ない家庭が増えている．2013年の合計特殊出生率は1.43と発表されている．
- 少ない数の子どもを大切に育てる時代には，子どもへの期待は大きく，「しっかりした子に育てたい」「やさしく賢い子に育てたい」，だから「子育てに失敗したくない」という感覚が増加している．成長が著しい0歳台，1歳台において，成長の様子や運動発達の様子，心の発達面などさまざまな点で平均値や目安，隣の家やママ友の子どもの様子などと比べて悩む傾向が強まっている．
- 「発達が遅め，ゆっくりめ」「成長が小さめ（身体発育曲線の平均より下の数値である）」「おっぱいを飲んでくれない」「離乳食が完食できない」などの点で不安を感じ，どのように対応するべきなのか，練習させたほうがいいのか，などについて気になっているようだ．
- また「アトピー性皮膚炎」「食物アレルギー」に代表されるアレルギー疾患，アレルギー素因への関心・心配も頻度が高い．
- 母乳育児をしている母親自身が「食べていいもの・ダメなもの」，離乳食で「与えていいもの・ダメなもの」，子どもが病気やけがをしたときのホームケアや毎日の授乳やスキンケア，あやしなどの世話で「やっていいこと・ダメなこと」など，OKとNGをしっかりとジャッジした記述と特集への要求が増え，『たまひよ』編集部にはより細かい内容についての問い合わせが入ることもある．
- 有職の母親の増加は，祖父母の日常的な育児への協力にも支えられている．第1子出産の平均年齢が上がっているが，それは妊娠出産をしている女性の年齢層が広がっているということでもあり，祖父母側の年齢にも幅がでてきている．高年出産をした母親の祖父母は年齢が高いことが考えられるが，育児法の違いや価値観の相違による確執も微増傾向にある．

---

*7
「パパのママ化」
その反面，家事や育児をてきぱきとこなす父親の増加により「パパのママ化」という言葉が語られ，警鐘が鳴らされることもある．厳しく接し自立心や道徳心を教えていくことを父性とすれば，子どもをまるごと受け止め包み込むのが母性．その役割を父親と母親で分けるのでなく，入れ替わりながら各夫婦でバランスをとっていく必要がでてきているといわれる．

*8
厚生労働省「人口動態統計」によると，第2子の出産年齢は2012年で32.1歳，2000年で30.4歳，1990年で29.5歳．第3子の出産年齢は2012年で33.3歳，2000年で32.3歳，1990年で31.8歳．

*9
ベネッセ教育総合研究所「第2回妊娠出産子育て基本調査」（2011年）より．

*10
妊活
妊娠を考えて自分自身の体の状態を把握したり，知識を得る努力をする活動のこと．

早起き・早寝への関心，時短での育児を楽しむ

- 年々「早起き・早寝」ができている乳児が増えているようだ．2006年ごろから文部科学省が中心になって推進してきた「早起き・早寝・朝ごはん運動」の効果もあるのだろう．
- 「なかなか寝ついてくれない」ということへの困惑や，「寝かしつけ」の方法についての気がかりは読者から寄せられるが，「朝起きない」「夜更かしだ」という悩みは減少傾向にある．
- 睡眠時の快適な環境の整え方（室温，湿度や衣類，掛け物についても）についての情報をしっかり得ながら，帰宅が遅い父親を待たずに入浴の世話を終え，スムーズな就寝をさせている．
- レム睡眠，ノンレム睡眠などの知識や，夜ぐっすりと眠ることが子どもの脳を育てるという情報への関心が高く，「睡眠」の大切さの意識が向上し，実践をしている母親，父親が増えている．
- 子どもの「早起き・早寝」の生活習慣の実現により，子ども自身の健やかな発育や精神面での安定もさることながら，母親が子どもの就寝後や昼寝中に自分の時間を獲得できている[*11]．
- 母親が自分自身の趣味などの時間をもてることは，育児に自信をもち楽しむことへもつながっている．

情報の過多のなか検索するだけで考えない育児，ネットでつながる育児

- 乳幼児の母親のスマートフォン所有率は60.5%[*12]．妊娠・出産・育児における情報源について，「インターネット」「携帯サイト・配信サービス」が増加している．
- 妊娠・出産・育児の情報を得るために母親が利用したものについて聞いた2006年と2011年のアンケートを比較すると，2011年では雑誌，新聞は減り，インターネット，携帯サイト・配信サービスが増えている（❶）．
- 手のひらサイズのスマートフォンにキーワードを打ち込めば，時間をおかずにして答えが見つかり，その気になるキーワードからネットサーフィンを繰り返し，同様の悩みをもつ母親のコメントや同類の疑問にふれることができる．そこから何かしらの答えを導くことができる．
- 世代を問わずインターネット上の情報よりも，紙に印刷されている情報のほうに価値を求める母親・父親も存在してはいる．しかしながら子育ての確かな相談相手であるママ友・先輩ママとのつながりがインターネット上のサービスであることも多く，現代の育児中の母親にとってスマートフォン・PC（タブレット）は必須アイテムである．
- 情報の獲得が容易になったことで，母親たちは自ら考えることが減り，自分自身の子どもの様子を観察することを怠り，「似たような事例」とその流れ，解決策に頼っていることが増えているのではないか．「似たような事例」が見つからない場合，同テーマで深く調べ続けることにより，視野が

[*11] それは，家事・育児についてのさまざまな支援制度や有料のサービス，便利な家電や育児グッズの上手な活用によって家事・育児にかける時間，かかる時間の短縮が進んでいることも大きい．

[*12] ベネッセ教育総合研究所「第1回 乳幼児の親子のメディア活用調査報告書」（2013年）より．

❶ 妊娠・出産・育児の情報を母親はどこから得たか

	2006年	2011年
雑誌	92.6%	85.5%
新聞	42.8%	25.8%
インターネット	70.4%	81.6%
携帯サイト・配信サービス	19.6%	41.1%

(ベネッセ教育総合研究所「第2回妊娠出産子育て基本調査」〈2013年〉より)

❷ PC・スマートフォンサイト「たまひよnet」における育児中の母親の検索ワード

	0歳台			1歳台	
1	便秘	3,057	1	卒乳	525
2	離乳食	2,610	2	下痢	494
3	夜泣き	2,445	3	突発性発疹	467
4	下痢	2,274	4	夜泣き	455
5	母乳	1,857	5	発熱*	426
6	湿疹	1,814	6	熱*	383
7	寝返り	1,445	7	手足口病	339
8	鼻水	1,437	8	断乳	338
9	お食い初め	1,310	9	鼻水	292
10	熱*	1,288	10	便秘	282

2013年7月14日〜2014年7月20日の約1年間の集計値.
0歳台の続きは,⑪予防接種,⑫発熱*,⑬風邪,⑭げっぷ,⑮しゃっくり,⑯咳,⑰乳児湿疹,⑱乳腺炎,⑲嘔吐,⑳うんち
1歳台の続きは,⑪中耳炎,⑫嘔吐,⑬咳,⑭言葉,⑮歯磨き,⑯インフルエンザ,⑰離乳食,⑱つわり,⑲水ぼうそう,⑳ヘルパンギーナ
*母親は熱について「発熱」「熱」の2種類で検索している.0歳台では「発熱」と「熱」を合計すると「2,534」になり,全体の3位に.1歳台では「809」になり,全体の1位になる.

*13 ただし,スマートフォンやインターネットとの関係性においては,母親,父親の世代によって特徴があり,若い世代ほどネット環境を駆使している傾向がある.

狭まり思い込みが激しくなる傾向もあるようだ*13.

「たまひよnet」に寄せられる母親の疑問

- 妊娠週数別,生後月齢別の不安や気がかりに専門家がアドバイスしたり,その他の役立つ情報を紹介しているPC・スマートフォンのサイト「たまひよnet」の育児中の母親からの検索ワードについてふれる(❷).
- 0歳台と1歳台で,どちらも「便秘」「下痢」などのうんち系の悩みと「発熱」「鼻水」などの体調変化についての気がかりが多いようである.
- 0歳台では,「離乳食」「母乳」などの赤ちゃんの成長に直結する栄養についての気がかりも多く,それが1歳台では「卒乳」「断乳」などのやめる方向に関心が集まっている.
- 何よりも検索の実数が多いのが0歳台である.初めての育児に日々戸惑っている新米ママの様子が想像される.1歳の誕生日を迎えるころになると,さまざまな育児や世話をひと通り体験して,自信がでてきているのかもしれない.

情報の氾濫・多様化する意識・親の判断力

- 妊娠出産育児について,今までの情報に加えこれからも新しい情報が発信され,それらは育児雑誌やその他の育児書,そしてインターネット上でも見ることができ,ますます情報過多な状況になっていく.
- 妊娠出産育児の当事者たちの世代の広がりもあり,価値観はますます多様化し,さまざまな形,スタイルの家族が出てくる.親たちが,自らに必要な信頼できる情報をしっかりと選択し,育児に自信をもって向き合うことが大切であると考える.

育児と小児医療

相談スタッフの保護者への配慮と対応の実際

七木田方美 | 比治山大学短期大学部幼児教育科

子育てと子どもに対する意識の変化

- 2000年6月，ヒトゲノムの解読が発表され，ヒトゲノム情報はいまや新出生前診断や親子の鑑別に用いられるようになってきた．子どもは「神の子，仏の子」であり「地域の子ども」であったはずなのに，「遺伝子（DNA）の織物」になったのである．恐ろしいことである．そう思った矢先に，エピジェネティクス[*1]「エピ（後成）」「ジェネティクス（遺伝学）」というDNAの塩基配列によらない情報が生命にあることがわかってきた．人の命のためにあってほしいと思う科学は，遺伝的に規定されるだけではない現象を見いだしたのである．
- しかし，社会における意識がどんなに変わろうとも，いったん子どもを産んだ母親は，子どもが泣けば抱き，胸をあてがい，語りかけ，微笑みをかわしあう．まるで母親は，変わってはいけないことを本能的に察知しながら，バーチャルな現代社会のなかで，子育て制度にかろうじて守られながら，自らの人間らしさを取り戻しつつ子育てをしているようである．
- 本項では，「まずは目の前の相手を」知るために，子育て相談の現状をデータからみる．続いて，相談を受ける者の基本姿勢と相談の実際を考える．

データにみる子育て相談の現状

情報にさらされている現代の母親

- 保護者は雑誌やインターネットから膨大な情報を得ている．しかし，情報の取捨選択がうまくいかないために，わが子の姿よりも情報として得た「不安」を見て，目の前の子どもの行為を素直に読み取り，反応できない母親もいる．
- 情報ツールは「ググればあたる知恵袋」で，正しい知識，怪しい話，関連する内容など，パソコンを開けば次から次に見つかる．
- 子育てのそばにあるのはスマホにアプリであり，iPhone/iPadアプリで多くの育児関連カテゴリーを見つけることができる[*2]．

子育てのそばにいる者としての基本姿勢

▶ 蓄積された先達の知見と最新の情報とを，己の体験と感性でしっかり受け止めて消化し，保護者の思いに合致させる．

[*1]
エピジェネティクス
DNAの塩基配列（蛋白質をつくる設計図）に依存しない遺伝子機能の調節をいう．DNAのメチル化，ヒストン修飾などの後天的な修飾によって遺伝子発現を制御する（生体に変化をもたらす）．

気になる保護者の姿
保護者の話や就学前施設で支援をしている人の話を聞くと，気になる保護者の姿が浮び上がってくる．そこには，自分はダメな母親，存在価値のない自分だと責めつつ，わが子にはそうなってほしくないと保育者などの支援者を相手に衝動的になったり，子どものころの自分の不幸な体験に浸る母親がいる．自分のネガティブな経験を，子どもの人間関係に見つけ，まるで子どものように支援者を頼り，自分よりも自分のことで精神的に苦しんでいる姿がみられる．

[*2]
iPhone/iPadアプリ（2014年11月17日現在）
・子育て（1,131）
・赤ちゃんをあやす（32）
・育児・子育ての記事（57）
・幼児・子ども向け知育/遊び（982）
・子どものしつけ（38）
（http://app-liv.jp/lifestyle/kosodate）

地域における子育て相談の現状（広島市）

地域における子育て相談の現状として，広島市の「わくわく子育てベビーダイヤル」の相談について，❶にカテゴリー別の割合を，❷に「赤ちゃん・子どもに関する相談」の20位までを，❸に「ママ（自分）に関する相談」の10位までの内容を示す．

「赤ちゃん・子どもに関する相談」の内容では，まるで祖父母や身近な人と同じように電話で相談している．具体的な返答を聴くことで安心を得ているのであろう．また「ママ（自分）に関する相談」件数は子どもに関する相談件数よりも大幅に下回る．わが子のケアに心身のエネルギーを注ぎ，究極のケアであるセルフケアは後回しにしていることがわかる．

広島市東区における子育て支援の一環としての対面相談では，医師，看護協会，助産師，栄養士，子育て支援員が対応している．相談内容は「成長発達に関すること」（他児のおもちゃをとる，押したり叩いたり乱暴である，こだわりが強い，など），次いで「基本的生活習慣に関すること」（離乳を嫌がる，便秘，おむつがとれない，など）である．

❶ 広島市「わくわく子育てベビーダイヤル」カテゴリー別アクセスの割合

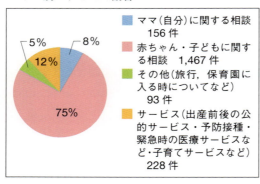

- ママ（自分）に関する相談 156件
- 赤ちゃん・子どもに関する相談 1,467件
- その他（旅行，保育園に入る時についてなど）93件
- サービス（出産前後の公的サービス・予防接種・緊急時の医療サービスなど・子育てサービスなど）228件

❸ ママ（自分）に関すること

順位	件数	内容
1	20	妊娠出産後のSEXについて
2	16	パーマはいつ頃までに？
2	16	つわりがひどくて辛い
4	14	マタニティブルーズとは
5	11	風邪薬を飲んでも大丈夫？
5	11	コーヒー，紅茶を飲んだらダメ？
7	9	お腹がはる
8	8	里帰り出産の注意
8	8	胎教について
10	7	高齢出産が不安
10	7	便秘がち

（広島市「ワクワク子育てベビーダイヤル」月別・項目別アクセス回数一覧より．平成25年4月～26年3月）

❷ 赤ちゃん・子どもに関すること

順位	件数	内容
1	136	頭を打った
2	102	便秘
3	78	発熱
4	65	誤飲（たばこやナフタリンを食べた）
5	53	ミルクを吐く
6	46	のどのゼロゼロ
7	45	夜泣きがひどい
8	42	寝ない
9	41	緑便
9	41	鼻づまり
9	41	げっぷが出ない
12	39	いきんで苦しそう
13	34	くしゃみとしゃっくり
14	31	カンが強い
15	30	目やにが出る
16	27	ミルクを急に飲まなくなった
17	25	頭の形がいびつ
18	24	乳房がしこる
19	23	下痢の時の離乳食
20	22	指しゃぶりがひどい

（広島市「ワクワク子育てベビーダイヤル」月別・項目別アクセス回数一覧より．平成25年4月～26年3月）

▶ 知識を求める保護者には知識を提供し，悩んでいる保護者には問題を考える時間を提供する．

保護者を知る

- 保護者を知ることは最も丁寧に行う．相手がどんな人かを知って，はじめて私たちは行動を起こすことができる．

目の前にいる親子をよく観察する

- 観察の方法として，インリアルアプローチの「SOUL」を ❹ に示す．
- とくに子どもは，「こうしたい」という肯定的な意図をうまく伝えられず，不適切な行動によって表現することがしばしばある．また，近年は，親自身がいじめられた経験や，十分に話を聴いてもらえなかったという経験をもつ．そしてコミュニケーションのツールがインターネットや携帯端末などによるノンバーバルなサインを伴わない間接的なものになっているため，伝え方，受け止め方が未熟な親もいる．目の前の相手の行為を，間違った行為，子どもじみた行動と決めつけないで，その行動の背景にどんな気持ちがあったのかを理解する（❺）．

> (A) 「心」と「行動」は表裏の関係
>   ひとの心 ≒ ひとの行動
> (B) 行為の意図
>   すべての行為には肯定的意図がある
> (C) 時には問題行動で訴える
>   「欲しいものがある」⇒ 駄々をこねる・クレームを言う
>   「やりたいことがある」⇒ 話を聴いたふりをする
>   とりあえず「はい」と言う
>   「みんなから注目されたい」⇒ 大声を出す，暴れる
>   「失敗がこわい，傷つきたくない」⇒ 嘘をつく，暴言を吐く

ラポール[*3]を結ぶ

- 保護者が相談スタッフに向けた言葉やしぐさ，声の調子などすべてから，何を求めているのかを探る．
- コミュニケーションのさまざまなマニュアル本が出版されているが，コミュニケーションの基本は乳児がいちばんよく知っている．乳児をよく観察すると，微笑み，まなざし，身体全体での同調など，相手の心をつかむノ

*3 ラポール
相談する母親と自分との間に，相互を信頼し合い，安心して自由にふるまったり，感情の交流を行える関係が成立している状態のことをいう．

❹ 観察の基本姿勢（SOUL：インリアルアプローチ）

Silence（静かに見守る）	場面に慣れ，自分から行動が始められるまで静かに見守る
Observation（よく観察する）	何を考え，何をしているのか，よく観察する．コミュニケーション能力，情緒，社会性，認知，運動などについて能力や状態を観察する
Understanding（深く理解する）	観察し，感じたことから相手のコミュニケーションの問題について理解し，何が援助できるか考える
Listening（耳を傾ける）	言葉やそれ以外のサインに十分耳を傾ける

❺ 子どものサインの出し方

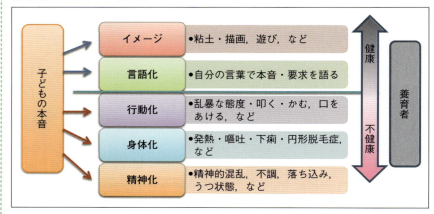

ンバーバルな行為にあふれている．

「聴く」―相手にどんな過去があり，今に至っているのかを知る

- すべての行為に「肯定的な意図」が隠されている．肯定的意図が意識されている場合もあれば，そうでない場合もある．そこで，双方が肯定的意図に気づくための対話が重要になってくる．では，たとえば次の質問にどんなふうに応じるであろうか．

> 「子どもは言葉も私の表情も理解できないから，叩いて教えるしか方法はないのです．そうしなければ将来，人に迷惑をかけるような大人になります」
> a.「そんなことないよ」と子どもをかばう
> b.「叩くのはよくありません」といけない行為を否定する
> c.「そんなこと，今から心配しないでいいよ」と母親の心配な気持ちをなだめる
> d.「どんなに言ってもうまくいかないと，そんな気にもなるよね」と同情を示す
> e.「叩いて教えるしかない，そう思うのですね」と行為の部分をそのまま返す
> f.「人に迷惑をかける大人になるかもしれない，そんなふうに思うのですね」と心配の部分をそのまま返す
> g. 無言（うなずきなど）

回答 a〜g についての解説
a, b：否定しているため，対応としては望ましくない．
c：自分の気持ちをわかってもらえないと質問者が感じ，対話が終わってしまう．
d, e, f：質問者が話を聴いてもらえたと考えられ，対話はさらに進む．
g：無言でも受け止めている姿勢が伝われば対話が続く．

- **言葉のベクトルの意識**：まずはその人から発せられた言葉の向きと強さを意識して受け止める．
  ▶「聴く」という行為は，その人について理解するための第一歩となる．知識をもって語る，諭すという働きかけや，論じる・主張するといった自己表出の前に，「話を続けていただけるように，ひたすら関心をもって興味深く聴きます．まずはそのまま丸ごと受けとめます」という姿勢が必要である．
  ▶キャッチボールを思い浮かべるとよいであろう．母親はピッチャー，聴き手のスタッフはキャッチャーである．スタッフに向けて投げられたボールが，バウンドしたり，うまく受け止められなかったりしても，身体全体で受けとめ，場合によっては相手に少しずつ近づき，やさしくボー

ルを返す感じである．そうすると母親の言葉のリズムが少しよくなり，心のうちにある出来事が何となく出てきて，繰り返されることもあるだろう．まるで言葉を陳列台に並べるように話しきったときには，硬かった表情や声が少し緩み，頬に赤みがさしてくる．十分に話しきったと思ったら，次はその陳列台に並んだものを母親と一緒に眺める．

▶言葉かけ技法としては，ミラリング*4，モニタリング*5，パラレルトーク*6，セルフトーク*7，リフレクティング*8，エキスパンション*9，モデリング*10などがある．技法は知っておくと便利である．

求めていることは何で，何を優先するといいのかを見極める

> ▶相談の答えは，その人がもっていることが多い．

- 心のうちを陳列台に並べると，すっきりするであろう．自分はこんなにも溜め込んでいたんだと，不安や悩みごとを客観視できる．すると，母親はおのずと答えを見いだす．パソコンのメモリ残量が少なくなるとフリーズしやすくなるように，心のうちにたくさんのことを詰め込みすぎて処理しきれず，その結果，心の身動きがとれなかったのである．また，誰かに話す，書く，といった言語表現は，記憶の外在化である．外に預ければ，優先順位の高いものから順に片づけ，低いものは後に回し，忘れてもいいことは忘れることができる．相談の答えの多くは，気づいていないか気づいていないふりをしているだけで，多くはその人がもっていることが多いものである．あせらず，待つとよいであろう．

- 目の前にいる母親と同じ人生を歩んでいる人は誰一人としていない．想像したこともないような人生を歩んでいる場合が少なくない．たとえば，胸に抱く子どもをしっかりくるんだまま，「こんな子どもを生んだ家族は幸せになれますか」という一言に，相談スタッフはどんな過去を想像できるであろうか．その親子の家族構成，母親の兄弟や親の状況などに思いを馳せながらも，つい，Yes，Noで答えたくなるが，発せられた言葉の意味をよく吟味すれば，母親がわが子を思い，家族の将来を案じていることがわかるはずである．

「心配の先取り」はしない

> ▶心配なことを本人が話すまで待つ．

- たとえば，母親がわが子の発達に心配を感じているようでもないのに，相談スタッフが先にその不安を口にすると，その母親は心配を否定したくなるであろう．同様に，母親の話を聞きながら，「すごいすごい」と，子どもをほめ続けると，心配しなければならないことについて，母親の口から自然と出てくることが多い．

- わが子に不安を感じ，子育てに苦労していながらも気丈にふるまい続ける母親には，ねぎらうと同時に，「私は，子どものことよりも，あなたのことが心配です」と添えるとよいであろう．

---

*4 **ミラリング**
相手の動作をそのまま真似る．

*5 **モニタリング**
相手の声や言葉をそのまま真似て返す．

*6 **パラレルトーク**
相手の行動や気持ちを言語化する．

*7 **セルフトーク**
自分の行動や気持ちを言語化する．パラレルトークと合わせて使うことで「あなたとわたし」の関係や共感性を積極的に知らせる．

*8 **リフレクティング**
発音や意味，文法，使い方などの間違いを，正しい言葉に直して返す．指摘や訂正は，発語意欲を失わせるので絶対にしない．

*9 **エキスパンション**
相手の言った言葉を意味的，文法的に広げて返す．

*10 **モデリング**
相手の言った言葉を使わずに，新しい言葉のモデルを提示する．

保護者への配慮を重視した対応の実際

当然のことを言わない

> ▶嫌なことは誰でも認めたくはない．
> ▶正論を言われると，言われた本人は心も口も閉ざすことが多い．

- 保護者は，わが子や自分が当然できて当たり前のことができなくて苦しいのである．「ほめなさい」も「たたくのはやめましょう」「DVDの見せすぎはよくありません」などがそうである．医療などの難しい知識はさておき，子育てにおいて正しいとされることは，保護者は耳にタコができるほど知っている．正論を言うほどに，「やっぱりこの人には私の気持ちはわかってもらえない」と思って心も口も閉ざしてしまう．
- 相談しにきた保護者が自分で自分をほめられるようにねぎらいの声をかける．そうすることで，自分を肯定できる大人へと母親を導くことができるであろう．

ネガティブな認識をポジティブな認識に変換する「リフレーミング」

> ▶ネガティブな出来事や思いの肯定的意図を探る．

- 「わがままばかりで手に負えません」「ちょっとしたことで泣きます．虐待していると思われるのではないかしら」という相談は絶えない．そんなとき，母親の気持ちを受け止めきった後，困った行為のなかに良い行為の意味合いを探りだし，肯定的意図をつかんで言葉で置き換える．
- 身体に関する相談では，ウンナ母斑やサーモンパッチなどのいずれ消えるであろう痣であれば，「おおっ，コウノトリのかみ痕」と言いながら，その部分をなでる．理由を話すと，保護者は必ずといっていいほど同じようになでる．なでていると，その部分はいずれ愛おしくなると思われる．
- 多指症や麻痺のある部分などの特別な心身の特性についても，周囲の価値がその子の価値観に影響することを念頭に入れ，そのときを見すえつつ，まずは母親がわが子に愛しさを感じられるように働きかける．

望ましい行為に気づかせる働きかけ「アンカリング」

> ▶支援の目的は，親の望ましい行動と行為を増やすこと．

- 保護者が気づいていなくとも，うまくやろうとしている場面があれば，すかさず「すごい」「よくやっている」とほめると，保護者は自分のふるまいを意識し，望ましいふるまいに気づくようになるであろう．
- 笑うことを忘れている保護者には，幸せなときを思い出すように働きかけることも効果的である．パートナーとのなれそめや，結婚式，わが子を初めて抱いたときなど，身体感覚に記憶されている喜びはなかなか忘れられないものである．不安や心配にとらわれていた自分から少し抜け出せば，楽な気持ちになれるであろう．
- また，どうすればいいのかわかっているが，ためらいがある保護者には，

ユーモアのセンスをもつ
- 医療現場に参画するクリニクラウンのように，楽しいと，心の荷をいったん降ろせるであろう．笑えば心の扉がぐっと広がるであろう．
- 家族の姿や親としての望ましいふるまいを思い描けないで苦しんでいた保護者に，親しまれているアニメなどを話題にあげると，表情が緩み，自分の家族像を言葉で描く突破口になることもある．

比喩表現をたくさんもつ
- イメージしやすいと行動を起こしやすくなるため，比喩表現をもつ．
- 「こだわりがあります」と言うよりも，「この子の興味の壺は大きくて深い．それを満たしてはじめて，次の壺を満たすんですね」と言うと，「こだわり」を魅力的に感じて子どもの興味の壺を早く満たそうと同じものに関心を向ける母親もいる．そうすれば，子どもはこだわりを通じて，とことん付き合ってくれる母親に好意を示し，人が好きな子どもになる．
- ADHD 児の場合は，子どもも保護者も自尊感情を下げている場合が少なくない．メディカル・スタッフがその専門性を活かして impairment（機能障害）をわかりやすい言葉でていねいに説明すると，保護者は disability（能力障害）が本人の努力不足ではないということに気づき，子どもの困った行為の肯定的意図を見いだせるようになる．

メッセージの多くは言葉以外で伝わる
- 医師やメディカル・スタッフが相手の本音を読み取ろうとしているように，母親も医師やメディカル・スタッフの対応のようすを敏感に察知している．たとえば，視線の向き，足の組み方，うなずき方，言葉の調子などから，さまざまな情報を読み取っている．「忙しそうなので話せない」「眉をしかめた」「わが子よりパソコンの画面を見て診察する」「うなずいてはいるけれど，この人は夜泣きの辛さを知らない」「首から上で話しているだけで，本音ではない」「病気（障害）だけ診て，わが子を見ていない」など，診察に行った母親から，ときおり聞く言葉である．
- 自分は母親が話しかけたくなるような対応と，心を開きたくなるくしぐさやふるまいをしているか，客観的に自分を眺めてみる必要がある．

最新の情報と蓄積された先達の知見
複眼的な視点をもつ
- ものごとの本質をつかむためには，「心のメガネ」が必要である．しかしメガネで片眼だけよく見えても，ものの遠近感がつかめなくなる．そこで，少なくとも 2 つ以上の視点をもって複眼的に目の前の事象や出来事をいろいろな角度から見れば，いま最も大切なのは何か，後回しにしていいものはどれかが判断できるようになるであろう．
- たとえば乳児が啼泣する場合，快不快の生理的な泣きなのか，発達的な意味があるのか，病気の有無はどうか，などの複数の視点をもち，泣き声に母親がどう反応しているかなどを観察し，そのうえで対応する必要があ

---

*11 ゲーテに，「ある人をそのあるがままに取り扱わず，その人がそうあるべきであったかのように扱うことが重要だ」という叡智の言葉がある．私たち支援者のまなざしが，その人を，子の母親としてかたちづくっていく手助けになれば，これにすぎる喜びはない．

ADHD：attention deficit hyperactivity disorder

る．さらに，その母親の家族構成なども考慮し，適切な言葉かけを行えば，母親は十分に納得するであろう．偏食についてであれば，発達の状態，口腔機能の状態，鼻腔の状態，離乳の状態，その他の感覚の状態，食に対する価値観などの視点から対応可能であろう．

プロの怖さも自覚しよう
- 専門家が見慣れた症状や聞き慣れた病名も，保護者には初めて聞く言葉であることが多い．往々にして，保護者が「恐れる」ということは，「知らない」ことに根ざしている場合が多いようである．
- しかし専門家でも，それぞれの職種で独特ともいえる見方があり，また限界もあることを肝に銘ずるべきである．そのため，医療者，保健師，保育士，栄養士，ソーシャルワーカーなど，それぞれの職種の先達の知見や新しい知見について常に学び，それぞれの体験・感性を生かしながら，目の前の個々の親子に合わせた対応・支援を行う必要がある．

発達障害に関する相談に対して

▶支援のゴールは，機能・形態的な異常（impairment）による困難性（disability）があろうとも，その子どもが自分で自分を肯定しながら生きられること（自己肯定感・有能感）である．

*12 詳細は，平岩幹男編．小児科臨床ピクシス2『発達障害の理解と対応』（改訂第2版）（中山書店，2014）を参照．

- 発達障害は近年，医療や保育などにおいても大きなテーマとなり，法制度の見直しや診断基準の改訂（DSM-5）がなされている[*12]．そのため医療者は，気になる子どもについては，早期に診断し療育機関につなげるようにしている．
- 支援方法も多様になり，それぞれの障害特性に応じた支援技術も向上している．そのため，支援者としてさらなる向上のために注意するべきこと，考えるべきことを以下にあげる．

- まず，子どもの両親が，親として，夫婦として未熟であるだろうことを理解する．
- 障害の軽重は，親子間のあり方でも決まることがある．
- 親は，どうすれば安心が得られるかに翻弄されていることがある．
- 今このときの支援をていねいに積み重ねることが，将来への支援に本当につながるかどうか．
- 感覚知覚の個別な過敏さおよび鈍麻さから生じることへの理解と共感．
- 次に会うこと，つなげること，約束することが大切．

- 医療者に対する親子の本当の問いかけは，「私たちに，ていねいに，おだやかな時を与えてくれる人は誰か」ということではないだろうか．それに応えられなければ，障害受容も難しいであろう．障害受容とは，諦観する（明らかにみる）ことである．障害受容ができなければ，医療者の対応は困難となるであろう．
- 人としての発達は，本質的に人と人との間で育まれるので，乳幼児期は子どもだけではなく，家族を含めた支援を心がける必要がある．

育児と小児医療

超少子高齢化時代の"子どもと家族"を支える

田原卓浩 | たはらクリニック

人口減少がもたらす成育環境の変化

- 出生数（❶）の減少傾向は，第2次ベビーブーム（1971〜1974年）以降継続しており[1]，2013年は102万9,800人と過去最低値を示した．
- 今後加速する人口減少（❷）による労働力低下は，わが国の経済（企業）の基盤を揺るがすことになる．2030年には，65歳以上の人口が全体の3割を超え，2055年になると働いている人と高齢者が1：1となる．つまり，今後"1人の労働者が1人の高齢者を支える「肩車」状態"に移行することになり，その過程で女性やシニアの活用への需要が加速度的に高まる．
- 女性の就業が拡充されると，労働力のみならず医療を含めた各種サービス業の開発・発展・進化，さらにはGDP（国民総生産）の上昇をもたらすと期待されている[2]．したがって，子育て世代の女性の就業を促すためには，母親が安心して子どもを預けられる環境整備が喫緊の課題であるが，依然として活路が見いだせていない．母親の就労には，官民一体となった育児支援体制の他にも，配偶者控除の取り扱いを含めての税制改革など多くの改善・解決すべき課題がある．
- 子どもを預かる「場」に目を向けると，満3歳から就学前の子どもを対象とする幼稚園の利用者は減少傾向にあるのに対して，0歳から就学前の子どもを対象とする保育所の利用者は増加している．1・2歳児の3割前後

❶ 出生数

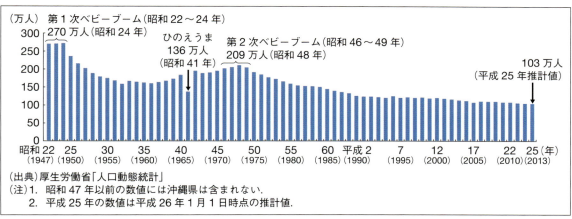

（出典）厚生労働省「人口動態統計」
（注）1．昭和47年以前の数値には沖縄県は含まれない．
　　　2．平成25年の数値は平成26年1月1日時点の推計値．

（内閣府．平成26年版 子ども・若者白書[1]）

育児と小児医療

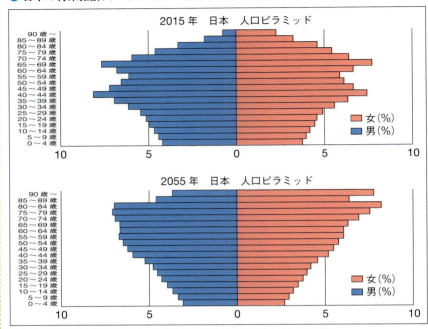

❷ 日本の将来推計人口ピラミッド（2015年と2055年）

国立社会保障・人口問題研究所　日本の将来推計人口（平成24年1月推計）
男女年齢5歳階級別人口，年齢構造係数および性比：出生中位（死亡中位）推計より改変

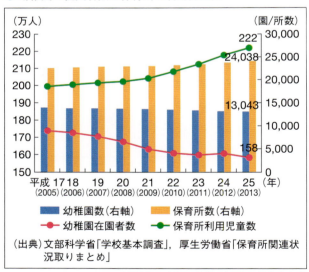

❸ 幼稚園の在園者数と保育所の利用児童数

（出典）文部科学省「学校基本調査」，厚生労働省「保育所関連状況取りまとめ」

（内閣府．平成26年版 子ども・若者白書[1]）

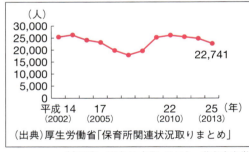

❹ 待機児童数の推移

（出典）厚生労働省「保育所関連状況取りまとめ」

（内閣府．平成26年版 子ども・若者白書[1]）

が保育所に通い，3歳以上児の大半が幼稚園か保育所に通っている（❸）．
- 多くの自治体で「待機児童ゼロ」をめざした取り組みが行われ保育所待機児童数は減少しているものの，依然として2万人以上が待機している（❹）[1]．「子ども・子育て支援法」による保育体系（❺）の整備・実施は基礎

❺「子ども・子育て支援法」による保育体系

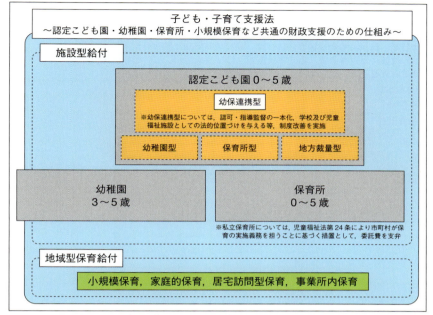

(http://www8.cao.go.jp/shoushi/shinseido/outline/pdf/setsumei1.pdf)

内閣府：子ども・子育て支援新制度のシンボルマーク

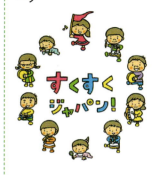

自治体である市町村による「子ども・子育て支援事業計画」に託されるため，2015年4月に予定されている本格施行後の実効性には自治体間の格差が生じることが危惧されている．

家庭の養育力への支援[*1]

- 国・自治体が展開している社会保障（❻）[3]は，医療費，生活費，乳幼児・児童の保護と育成など多岐にわたり，生涯支援としての"つながり"は制度化されている．
- 国民の健康支援の一端を担う医療サービスの利用実態を年齢層別の受療率でみると，0歳が最も高く，年齢が低いほど受療率は上昇傾向にある（❼）．
- 医療を受けるニーズ・医療機関を受診する頻度が高い乳幼児をもつ家庭での子育ての主役は依然として母親であり（❽❾），第1子妊娠前に働いていた女性のうち6割が出産退職しているのが現状である．改正を重ねた「育児休業法」（❿）[4]では，原則1年，最長1年半の育児休暇期間を認め，「国家公務員の育児休業等に関する法律」では育児休暇取得可能期間は3年までとされている．雇用保険法の改正（2014年3月）により休業開始時賃金の50％を上限に支給されていた給付金が，育児休業開始時から6か月間については67％に引き上げられている．
- とはいえ，育児休暇取得による経済的負担ならびに不安の解消には十分とはいえず，女性（母親）の就労率が伸び悩むことによる労働力率の"M字型カーブ"をなくすまでの道のりは遠いままである[5]．

*1
**家庭の養育力への支援
——小児科医が介入できること**

① アドボカシー（advocacy）
「子どもの代弁者」としての役割を小児科医と小児医療スタッフは果たすことができる．たとえば，夜中から具合のすぐれないわが子を夕方になってようやく受診させた場面では，「子どもの生命より大切なものはない」（親・保護者の都合で子どもの健康管理をおろそかにしてはならない）ことを理解できるように硬軟混ぜて説く．医療サービスの現場での「叱責」は好ましくないとはいえ，あえて「心を鬼にして」苦言を呈する勇気も大切である．

② 親（保護者）の孤立を防ぐ
子育て真っ最中の親（とくに母親）が孤立感に苛まれることに地域格差はない．気軽に相談のできる「子育て支援」の場は随所に設けられているが，医療機関が提供する「子育て支援」には健康医学・予防医学の味つけができる利点がある．健康な子どもを対象とした「おもちゃ美術館」，病児を対象とした「病児（病後児）保育」にも重要な役割が存在する．

❻ 家庭・児童（子ども）のための社会保障

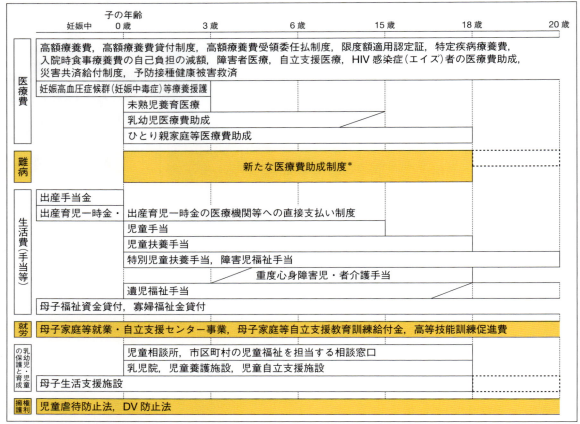

＊原図では小児慢性特定疾患治療研究事業，特定疾患治療研究事業となっているが，2015年1月から新たな制度に変更される．
（日本医療ソーシャルワーク研究会．医療福祉総合ガイドブック2014年度版[3]）

> 📖 **"子どもと家族"の健康への支援**
>
> ● 子どもと家族の心身の健康維持には，① 子どもを産み育てやすい環境，② 経済の活性化による雇用推進と労働環境の整備，③ 医療提供体制の機能強化，④ 安全な生活の確保（疾病対策・食の安全・安心確保など），⑤ 障害者支援，⑥ 情報政策の推進を主体とした支援が必要である．子どもと家族の健康と安全を守るためには医療提供体制を充実させ維持することが欠かせないことは周知のとおりであり，これからの人口減少をふまえて，医療機関の役割分担と相互の連携を地域の特性に合わせて構築することが求められている．
>
> ● 地域医療では，救急医療，小児医療，周産期医療，災害医療，へき地/離島医療，社会医療法人制度が根幹をなし，在宅医療の推進と医療安全の確保，適切な医療を選択してもらえるための医療情報提供の推進，医療人材の確保と質の向上などが地域医療機能を高めるための鍵となる．
>
> ●「難病の患者に対する医療等に関する法律」ならびに改正児童福祉法（2014

❼ 受療率の推移

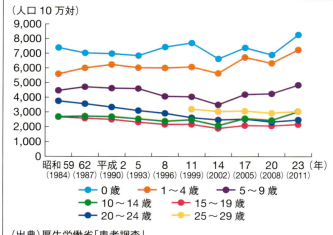

(出典)厚生労働省「患者調査」
(注)1. 受療率とは，人口10万人当たりの推計患者数．
2. 平成23年の数値は，宮城県の石巻医療圏，気仙沼医療圏及び福島県を除いた数値．したがって，平成20年と平成23年の数値は単純には比較できないことに留意が必要．
3. (2)の凡例の「患者調査」上の分類名は以下のとおり．
感染症等：「感染症及び寄生虫症」，神経・行動障害：「精神及び行動の障害」，耳等：「耳及び乳様突起の疾患」，呼吸器系：「呼吸器系の疾患」，消化器系：「消化器系の疾患」，皮膚等：「皮膚及び皮下組織の疾患」，損傷等：「損傷，中毒及びその他の外因の影響」，保健サービス等：「健康状態に影響を及ぼす要因及び保健サービスの利用」

(内閣府．平成26年版 子ども・若者白書[1])

❽ 6歳未満児をもつ夫の家事・育児時間（1日あたり）

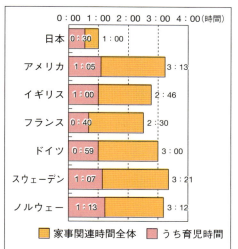

資料：Eurostat "How Europeans Spend Their Time Everyday Life of Women and Men"(2004), Bureau of Labor Statistics of the U.S. "America Time-Use Survey Summary"(2006), 総務省「社会生活基本調査」(平成18年)
※日本の数値は，「夫婦と子供の世帯」に限定した夫の時間である．

(内閣府．平成24年版 子ども・子育て白書. 2012)

❾ 父母の帰宅時間（2009年）

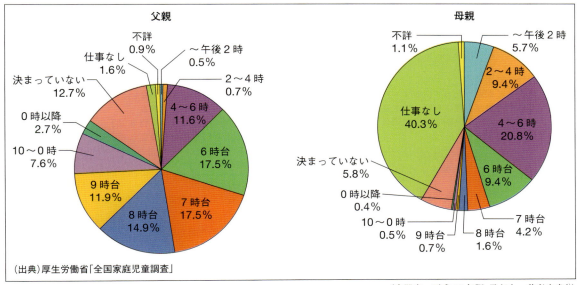

(出典)厚生労働省「全国家庭児童調査」

(内閣府．平成26年版 子ども・若者白書[1])

⑩ 育児休業法に関する主な内容

	制度	期間	内容
義務づけ	育児休業	子どもが1歳に達するまで	子どもが1歳に達するまで取得が可能．雇用の継続のために必要と認められる場合には，子どもが1歳6か月に達するまで取得できる（2004年改正時に追加）．父母がともに取得する場合には，子どもが1歳2か月になるまでの間に1年間取得できる（2009年改正時に追加）．＊対象となる労働者：有期契約労働者のうち「雇用期間が1年以上であり，子どもが1歳に達する日を超えて雇用継続が見込まれる」人は対象となる（2004年改正時に追加）．日雇い労働者は除外．
義務づけ	短時間勤務制度	3歳に達するまで	所定労働時間の短縮措置，これが困難な場合には，育児休業に関する制度に準ずる措置または始業時刻変更等の措置を講じなければならない（2009年改正時に義務化）．3歳から小学校就学に達するまでの子どもの場合は努力義務．
義務づけ	所定外労働の免除措置	3歳に達するまで	所定外労働（残業）が免除される（2009年改正時に義務化）．3歳から小学校就学に達するまでの子どもの場合は努力義務．
義務づけ	時間外労働の制限	小学校就学に達するまで	1か月につき24時間，1年につき150時間を超えた労働を制限できる（2001年改正時に新設）．＊対象となる労働者について規定あり．
義務づけ	深夜業の制限	小学校就学に達するまで	午後10時〜午前5時の労働を制限できる（1997年改正時に新設）．＊対象となる労働者について規定あり．
義務づけ	子の看護休暇	小学校就学に達するまで	子どもが1人の場合年5日，2人以上いれば年10日取得できる（2004年改正時追加，2009年改正時拡充）．
努力義務	始業時刻変更等の措置	小学校就学に達するまで	①フレックスタイム，②始業・終業時刻の繰り上げ・繰り下げ，③託児施設の設置運営，④③に準ずる便宜の供与，⑤育児休業に準ずる措置（1歳から3歳までの子）．

（稲川登史子．2014[4]）

⑪「難病の患者に対する医療等に関する法律」による医療費助成対象疾患の拡大

医療費助成の対象疾患が拡大

小児慢性特定疾病

要件
- 慢性に経過する
- 生命を長期にわたって脅かす
- 症状や治療が長期にわたって生活の質を低下させる
- 長期にわたって高額な医療費の負担が続く
- 診断基準がある

現行制度	514疾病	（対象人数約11万人）
2014年7月 新規対象疾患を決定	598疾病 に既存の疾患を整理 +107疾病	（対象人数約3〜4万人）
2015年1月 新規対象疾患の医療費助成を開始	705疾病	（対象人数約14〜15万人）

指定難病

要件
- 発病の機構が明らかでない
- 治療方法が確立していない
- 長期の療養を必要とする
- 患者数が人口の0.1％程度以下
- 客観的な診断基準が確立している

現行制度（特定疾患）	56疾病	（対象人数約78万人）
2015年1月 第1次実施分の医療費助成を開始	110疾病	（対象人数約120万人）
2015年春 第2次実施分の疾患を決定	+約190疾病	
2015年夏 第2次実施分の医療費助成を開始	約300疾病	（対象人数約150万人）

（日本医事新報 2014；No.4721：12）

年5月成立)を受けて,新たな難病対策が2015年1月から実施され,診断や治療方針の決定を行う「指定医」が創設される(⓫).この制度による個々の患者・家族の医療費負担の増減に関わる課題も指摘されているが,家族の経済的負担の軽減が体感できることが望まれている.
- 難病・慢性疾患を含めての疾患を患う子どもたちの医療に関わる人々が認識すべき「子どもの権利」は,国立成育医療研究センター病院により,「子どもの患者の憲章」[*2]として掲げられている.
- 小児医療という専門分野での優れた診断・治療への期待とともに,悩みながら問題に向き合う姿勢は子どもと家族にとって心強いはずである[6].小児医療提供体制の充実には,医師ならびに医療スタッフが家族に寄り添う姿勢を積極的に提示することが不可欠である.

[*2] http://www.ncchd.go.jp/center/rinen.html

超少子高齢化時代の小児医療と育児支援のあり方

- 2010年から「人口減少」に転じたわが国の将来を担う子どもたちを支えるためには国家としての経済的支援が不可欠である.
- 経団連がこの主旨の声明を公表(2014年11月)したことはこの観点からも意義深い.長期にわたっての「人口減少」を経験したことのない中高年層が果たして正しい舵取りができるかどうかは暗中模索の域を出ていないが,小児医療に限らず医療提供体制と育児支援に共通するキーワードは"地域"である.
- とりわけ小児医療サービスについては「子どもの成長と発達」を熟知した小児科医と小児医療スタッフがリーダーシップをとることができ,増加した育児支援サークルが「派閥内派閥」の様相を呈してマイナス効果を生み出さないように助言することのできる環境整備が喫緊の課題である.

文献
1) 内閣府.平成26年版 子ども・若者白書.東京:日経印刷;2014.
2) 多田和市.脱デフレ,少子高齢化,新メディア 3つの変化はイノベーションの好機.イノベーションへの挑戦.東京:日経BP社,2013. p.48-53.
3) 日本医療ソーシャルワーク研究会.医療福祉総合ガイドブック2014年度版.東京:医学書院;2014. p.216-34.
4) 稲川登史子.増える共働き世帯と育児休業法.保育白書2014.東京:ちいさいなかま社.2014. p.9-10.
5) 山田奈生子.子育てをめぐる環境の変化とその対策―「子ども・子育て関連新法」からみえてくること.田原卓浩編.小児科医の役割と実践―ジェネラリストのプロになる.東京:中山書店;2013. p.28-33.
6) 田中康雄.未就学児をもつ家族への助言.小児内科 2011;43:927-30.

参考文献
- 平成26年版 厚生労働白書.
- 前田正子.みんなでつくる 子ども・子育て支援新制度.京都:ミネルヴァ書房;2014.
- 平成26年版 少子化社会対策白書.
- 難病の医療費助成と医療提供体制、来年1月からどう変わる? 日本医事新報 2014;4721.

母子健康手帳の活用

中村安秀｜大阪大学大学院人間科学研究科国際協力学

海外における母子健康手帳の評価

- 妊娠したら母子健康手帳を受け取り，妊婦健診の結果を記入してもらい，赤ちゃんが生まれたら，子どもの体重や身長，予防接種の記録を書いてもらう．日本ではあたりまえの光景だが，妊娠中から幼児期までの健康記録をまとめた1冊の手帳をもっている国は世界でも数少ない．世界的にみれば，さまざまな形式の家庭用記録媒体(home-based records)が存在する[*1]．

- 妊娠・出産・子どもの健康の記録が1冊にまとめられていること，保護者が手元に保管できる形態であることを兼ね備えた母子健康手帳は，日本独自のシステムである．最近は海外において，母子健康手帳の有用性が高く評価されている．

- 2012年4月に，母子健康手帳が大幅に改正された．本項では，過去にさかのぼり母子健康手帳の原点を振り返り，現在の母子健康手帳の意義を考察し，グローバル時代にふさわしい母子健康手帳活用の未来像を考察する．

母子健康手帳の歴史—母子健康手帳は日本のオリジナル

- 日本で，妊産婦手帳が開始されたのは，いまから70年前の1942年(昭和17年)にさかのぼる．ドイツの「ムッターパス」にヒントを得て，厚生省令第35号「妊産婦手帳規程」が公布され，妊婦登録制度の発足と同時に「妊産婦手帳」がつくられた(❶)[1]．当時は，戦時中の物資の乏しい時代だったので，妊産婦手帳をもつ妊婦には，米や砂糖，出産用の脱脂綿などが特別配給された[*2]．

- 終戦後，1948年に厚生省告示第26号として「母子手帳」が定められた．妊産婦手帳が妊婦だけを対象としていたのに対し，母子手帳は母と子どもを一体として健康管理するという観点から生まれた．世界で初めて，母親と子どもを1冊の手帳で管理するという体制が始まったといえる．当時の母子手帳の表紙にはコウノトリが描かれ，わずか20ページだった．内容は，妊娠中の経過，産後の母の健康状態，誕生までの乳児の健康状態，学校へ行くまでの幼児の健康状態，乳幼児発育平均値のグラフなどがあった．また，配給欄[*3]の果たす役割は大きく，全20ページのうち6ページがこれにあてられていた[2]．

- その後，乳児死亡率(IMR)の減少に伴い，時代が要求するキーワードやニ

[*1] 米国や英国では，診察記録や成長曲線，予防接種歴を書き込む小児用の冊子が配布されているが，母親の健康記録はない．フランスでは，女性健康手帳と，新生児・小児健康手帳は別々に配布されている．中国の北京では，児童健康記録と予防接種記録が別々に配布され，最近実施されるようになった新生児スクリーニング検査の結果証明書が新たに配られ，多種類のカード類の管理が大変だといわれている．また，多くの発展途上国では，予防接種歴と子どもの成長曲線を合わせた小児健康カードが普及しているが，薄いカードなので紛失する場合も少なくない．

[*2] 「生めよ殖やせよ」のかけ声さかんな戦時体制下にあり，妊産婦手帳のなかの「妊産婦の心得」には，「丈夫ナ子ハ丈夫ナ母カラ生レマス．妊娠中ノ養生ニ心ガケテ立派ナ子ヲ生ミオ國ニツクシマセウ」と書かれていた[2]．

[*3] 食料，さらし，ガーゼ，ネルとの交換券が，母子手帳の普及に役立った．

IMR：infant mortality rate

❶ 母子健康手帳の変遷

1937年（昭和12年）	保健所法施行
1938年（昭和13年）	厚生省設置，母子保護法施行
1940年（昭和15年）	国民体力法施行
1941年（昭和16年）	人口政策確立要綱，国民優生法施行
1942年（昭和17年）	「妊産婦手帳」開始
1947年（昭和22年）	厚生省に児童局新設
1948年（昭和23年）	児童福祉法施行，優生保護法施行，「母子手帳」発行
1951年（昭和26年）	児童憲章制定
1961年（昭和36年）	国民皆保険実施，3歳児健康診査開始
1966年（昭和41年）	母子保健法施行，「母子手帳」から「母子健康手帳」に改称
1976年（昭和51年）	母子健康手帳　全面改正
1991年（平成3年）	母子保健法改正（母子保健事業の市町村への委譲）
1992年（平成4年）	母子健康手帳　改正
1999年（平成11年）	日本で初めての親子健康手帳配布（愛知県小牧市）
2000年（平成12年）	「健やか親子21」策定
2012年（平成24年）	母子健康手帳　改正

ーズには大きな変化がみられ，母子健康手帳の役割そのものも大きな変遷を遂げた．IMRが高い時代では，栄養失調や感染症の予防が母子保健の主要なテーマであった．その後，妊婦健診や乳幼児健診が始まり，母子健康手帳は健診の場で大いに活躍することになった．乳幼児の死亡率が減少するにつれて，子どもの発達や障害が大きな課題となり，母子健康手帳は障害の早期発見と早期介入のための手段として活用され，子どもの発達段階に応じた細かなチェック項目が盛り込まれた．IMRが5（出生1,000あたり）を下回った1990年代以降は，児童虐待の予防や子育て支援が大きな社会問題となり，母子健康手帳にも子育て支援の役割が期待されるようになった．このように，60年余の間に，母子健康手帳に求められている役割は大きく変化したといえる[3]．

- この間，とくに，1965年に母子保健法が施行された影響は大きかった．母子保健法第16条において，従来の母子手帳は母子健康手帳と名称が変わり，内容が充実された．妊婦健診についても血色素，血液型，尿検査の記入欄が設けられ，詳細な医学的記録としての性格が強まった[2]．その一方，保護者の記録欄を加え，妊娠・出産・育児に関する情報を充実させるなど，育児日誌的な性格も付け加わり，現在使われている母子健康手帳の基本形がこのときに確立されたといえる[3]．

母子健康手帳をめぐる新しい潮流―2012年の改正の意義

さまざまな取り組み

- 母子保健施策における自治体の裁量が拡大されるなか，各地でさまざまな新しい取り組みが行われている．「母子」という名称では，父親の存在を疎外しているというイメージを与えかねない．1999年に愛知県小牧市が全

国に先駆け，表紙に大きく「親子健康手帳」と書かれた手帳を発行した．現在は，手帳のタイトルを「母子健康手帳」から「親子健康手帳」に変える自治体が増えている[*4]．

- 母子健康手帳の対象年齢の延長も大きな課題である．従来の母子健康手帳では就学前の子どもが対象となっているが，これを延長して，小学校，中学校から20歳まで使えるように工夫した試みが，愛知県小牧市，茨城県常陸大宮市，沖縄県などの自治体ですでに実施されている．同時に，学校保健との連携を視野に入れた取り組みを行っている自治体もある[*5]．
- また，母子健康手帳という活字媒体と同時に，デジタル母子健康手帳[*6]を発行している自治体もある．いまの親世代は活字媒体ではなく，デジタル媒体になじみが深いといえる[*7]．

2012年改正の特徴

- 母子健康手帳をめぐる新しい動きを受け，2010年乳幼児身体発育調査の結果に基づき，乳幼児身体発育曲線と幼児身長体重曲線を改訂する機会に，母子健康手帳の改正が実施された．2011年の母子保健法施行規則の一部改正により，2012年4月から新しい母子健康手帳が使われている．今回の改正の特徴を簡単にまとめる．
- ハイリスク妊娠の増加や妊産婦健診の充実を受けて，妊娠・分娩の際のリスクに関する情報を追記し，妊婦健診の記録欄を充実した．また，妊娠中の母親の気持ちを書く欄をつくるなど，妊婦のメンタルケアにも配慮した．
- 首のすわり，はいはい，一人歩きなどの運動発達については，従来の「できる・できない」という回答方式を改め，いつできるようになったかを記録する形式に変更された[*8]．
- 生後1か月前後に便色の異常を呈する胆道閉鎖症などの疾患の早期発見のために，便色のカラーページが挟み込まれた．諸外国の母子健康手帳ではふんだんにカラー写真が使われているが，日本においてカラーページを正式に導入したのは，今回の改正が初めてである．
- これら以外に，母子健康手帳の長い歴史からみても，画期的な2つの改訂が任意記載項目で行われた．
  - ▶ 一つは，18歳までの身長と体重のグラフが入ったことである．子どもの成長発達は，本来は切れ目がないはずである．今回の改正により，18歳までの予防接種と身体発育の記録が母子健康手帳の任意記載に盛り込まれることになり，学童期に受ける予防接種や小中学校で受けた身体発育の記録を書き込むことができるようになった．
  - ▶ もう一つは，母子健康手帳に関する説明のページである．今回の改正では，「お父さんもお子さんの様子や自分の気持ちなどを積極的に記録しましょう．お子さんが成人されたときに，お母さん，お父さんから手渡してあげることも有意義です．」という文章が新たに追加された．育児を母親だけに任せるのではなく，父親に対する育児への関わりを呼びかけている．そして，最終的に母子健康手帳は子どもに渡すものであるとい

[*4] 父親の育児参加を促すために，父親向けの内容を手帳に取り入れるだけでなく，父親向けに妊娠や出産に関する知識や子育て情報などを記した「父子手帳」を配布している自治体もある．

[*5] 中央官庁において，厚生労働省と文部科学省という省をまたぐ連携には種々の困難が生じるが，自治体においては健康部局と教育委員会の合意さえあれば，学校保健と母子保健の連携が可能となる．

[*6] 電子母子手帳
2007年9月，香川大学NICU入院児を対象にデジタル母子健康手帳の運用が開始された．その後，行政では岩手県遠野市が「すこやか親子電子手帳」を運用している．デジタル母子健康手帳の単体での運用ではなく，現行の紙媒体の母子健康手帳との併用をめざし，予防接種や健診データとのリンクや体重身長曲線のグラフ化といったデジタルの利点を活かしている．最近では，母子健康手帳アプリなどが開発され，携帯，スマートフォン，iPadなどの電子媒体からアクセスできることで，保護者の能動的な参加が期待されている．

[*7] 香川大学医学部小児科では，WEB親子健康手帳「すくすく」を開発し，医師，看護師，両親の間の双方向コミュニケーション，行政と協力し地域で有用な情報の発信，発達時期に合わせたアドバイスなどを行っている．この香川大学のノウハウを応用して，岩手県遠野市では「すこやか親子電子手帳」が開発され，地域レベルでの活用が始まっている[4]．

[*8] 従来から，低出生体重児や障害をもつ子どもにとって，母子健康手帳に発達チェック項目があることにより，たえず平均値と比較されることが保護者に苦痛を与えていると指摘されていた．標準の発達ができているかどうかをみる発達チェックの機能から，一人ひとりの個性に合わせた発達の促進をめざす母子

う文言は，次世代へのメッセージと読み取ることもできる*9．

母子健康手帳を継続して活用する

- 妊娠，出産，子育てという母子保健の時期には，実にさまざまな保健医療サービスが提供されている*10．また，それらの母子保健サービスは，産院，保健センター，病院，診療所など種々の保健医療機関で実施され，産科医，小児科医，歯科医，助産師，保健師などの種々の専門職が関わっている．異なる場所で，異なる専門職によって実施されている母子保健サービスは，日本では母子健康手帳に記録されることで，その一貫性を担保できている（❷）．

母子保健における継続ケアとしての活用

- いま，世界的には母子保健に関する継続ケア（continuum of care）という発想が広まっている．時間的にも，空間的にも広がりをもつ母子保健サービスを，女性と子どもを分断することなく提供することにより，妊産婦死亡率，新生児死亡率，乳児死亡率などを低減しようという狙いがある．世界保健機関（WHO）やユニセフ，国際NGOや研究機関などが共同して，2005年にPMNCHを立ち上げた．妊娠・出産・新生児・小児に対する一貫した継続ケアを確保するために，世界では種々の試みが実施されている5)．
- この世界的な潮流からみれば，すでに60年以上も母子健康手帳を配布し続け，その普及率がほぼ100％という日本は，恵まれたシステムを有しているといえる．母子健康手帳を有効に活用するには，保護者と医療者の共同作業が必要である．乳幼児健診だけでなく，疾病で受診したときも，必要に応じて母子健康手帳に書き込むと，母子健康手帳を持参する率が次第に高くなってくる*11．

保護者の積極的書き込みを勧める

- 日本においても，育児雑誌などのインタビューによると，現在の母子健康手帳は基本的に医療者の視点からの記述が多いので，自分の気持ちを率直に書き込むことを躊躇している保護者も少なくない．「両親の気持ちを記入しておきましょう」といった項目に合わせ，母親や父親の気持ちを綴る育児日誌のような使い方も可能である．保護者に対して，積極的に母子健

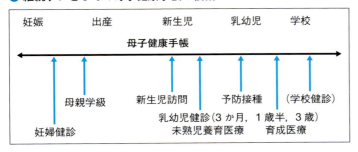

❷ 継続ケアとしての母子健康手帳の役割

健康手帳に，質的に転換したとみなすこともできる1)．

*9
母子健康手帳は母親だけのものではなく，家族全体で使い，最後は子どもの手に渡るのだという明確な意思表示をしたことは，今回の母子健康手帳が初めてである．「母子健康手帳は子どものものである」というコンセプトが，普及していくことを望みたい1)．

*10
妊娠中の健診，母親学級，出産，先天代謝異常症などのスクリーニング，新生児ケア，新生児訪問，産後のケア，乳幼児健診，予防接種，歯科健診などである．

ライフサポートブック

現行の母子健康手帳は省令様式と任意様式を合わせ約100ページになり，分量としてほぼ限界に近づいている．母子健康手帳に書ききれない情報を提供するために，母子健康手帳とは別の冊子を配布する自治体もある．「父子手帳」は多くの自治体で発行されている．それ以外にも，障害児を対象としたライフサポートブック「もやい」（久留米市），低出生体重児のための母子手帳「リトルベビーハンドブック」（静岡県のNPO，ポコ・ア・ポコ）など，各地で先駆的な取り組みが行われている．

WHO：World Health Organization

NGO：non-governmental organizations

PMNCH：Partnership for Maternal, Newborn and Child Health

*11
実は，日本では母子健康手帳の効用の科学的な分析を行う前に，ほとんど100％近い普及率を呈したために，十分な検証が行われていない．そういう視点からは，母子健康手帳の普及途上にある海外では，母子健康手帳の活用の意義を実証する機会であるといえる．

康手帳に書き込み，活用するように勧めることも重要な健康教育の一つである[1].

地域における小児保健の向上のために―未来像

東日本大震災と母子健康手帳

- 2011年3月11日に，東日本大震災が起きた．母子健康手帳に関する厚生労働省雇用均等・児童家庭局母子保健課の対応は，きわめて迅速だった．大震災3日後の3月14日には，母子健康手帳の交付については，被災者から申し出があった場合には，住民票の異動の有無にかかわらず，避難先の自治体において対応するようにという事務連絡を行った．

- ところが，実際には，予備の母子健康手帳もろともに市庁舎ごと津波で流された被災地もあった．岩手県陸前高田市では，津波で自宅を流された人が母子健康手帳の再交付を希望しても，市には母子健康手帳は1冊も手元に残っていなかった[1]．そこで，行政と民間企業の間を国際NPOが取りもつことによって，被災した母と子のニーズに迅速に応えることができた．陸前高田市では，2011年8月末までに，372件の母子健康手帳の再交付を行うことができたという*12．

> ▶母子健康手帳には，単に保健医療の記録として使われるだけではなく，母親や父親の思いが込められている．とくに災害時には，子どものいのちや成長の証しとしての意味合いがいっそう深まる．

健康教育教材としての活用

- 発展途上国では，出生後は，母子健康手帳は子どものものだと明言している国も少なくない．母子健康手帳は胎児時代からの子どもの健康記録であり，子どもの視点からみれば自分自身の成育史である．学齢期でも使用できる母子健康手帳の場合には，小中学校で受けた予防接種や身体発育の記録を子どもが自分で書き込めば，最高の健康教育教材になるであろう．また，高校や大学の授業のなかで，いのちの大切さを考える教材としても活用されている[7]．

母子健康手帳と小児科医の役割

- 1948年に母子健康手帳が発行されてからすでに60年余がすぎた．少子化の時代に，子どもを産み育てようと決意してくれた家庭に届く行政からの最初の贈り物が，母子健康手帳である．

- 子どもに関わる専門職としての小児科医の役割は，単に現存する母子健康手帳を上手に活用するだけにとどまらない．私たちのほうこそ，60年以上も母子健康手帳を使い続けてきたために，あまりにもあたりまえのものと見なしてしまい，そのすばらしい価値を忘れかけていたのかもしれない．

- 地域の実情やニーズに応じた，新しい時代にふさわしい母子健康手帳を保護者や行政とともに創造していくことは，未来を担う子どもたちへの最高の贈りものになるに違いない[1]．

インドネシアにおける調査

インドネシア西スマトラ州における母子健康手帳の活用の効果を明らかにすることを目的に行われた調査では，西スマトラ州のパダン・パリアマン県を介入群，タナ・ダタール県を対照群として設定し，介入前の1999年，介入後の2001年，対照群での配布後の2003年の3回にわたる横断的調査が行われた[6]．ロジスティック回帰分析では，母親の知識と母親の行動の間に相関がみられた．妊娠中の食事，適切な母乳哺育，妊婦検診の早期受診，破傷風の予防接種，小児の予防接種，ビタミンA投与などにおいて，母親の知識と保健医療行動やサービス利用度の間で高い相関関係がみられた．これらの結果は，単に母子健康手帳を持っているといった受動的な利用だけでは大きな行動変容を生じることはなく，手帳を読みよく理解するといった能動的な利用が行動変容と関連していることを示唆している．

*12
日本ユニセフ協会と協力して陸前高田市で支援活動を行っていたNPO法人HANDSは，震災の前年から博報堂生活総合研究所の「日本の母子手帳を変えよう」プロジェクトに協力していた．その縁を活かして，博報堂から急遽300部の真新しい母子健康手帳を陸前高田市に無償提供してもらった．

海外に広がる母子健康手帳

日本の母子健康手帳に触発されて，各国において文化や社会経済状況を反映したさまざまな取り組みが，国際協力機構（JICA），ユニセフ，NGOなどの協力を受けて行われている（❸）．ミレニアム開発目標の妊産婦死亡と乳幼児死亡の改善をめざす具体的なツール（道具）として，母子健康手帳が注目を集めている．

タイ

タイでは，日本の母子健康手帳にヒントを得て，1985年に保健省がタイ版母子健康手帳を開発した．当初はわずか14ページであり，表紙が薄いピンク色だったので，それ以後タイでは母子健康手帳のことを「ピンクブック」と呼んでいる．その後，1988年には全国レベルで配布されるようになり，保健省が印刷費を負担し，利用者に対する調査結果を参考にしながら，数年ごとに大幅な改正を行ってきた．すでに少子化が始まっているタイでは，子どもを産むことを決意してくれた女性への感謝の気持ちを込めて作成しているという．どのページにもカラーのイラストが盛り込まれ，利用者にとって楽しい母子健康手帳となっている（❹）．

インドネシア

インドネシアでは，インドネシア人医師が日本研修中に，日本の母子健康手帳のすばらしさに感動したことがきっかけとなり，インドネシア版母子健康手帳の開発が始まった．インドネシア政府は妊婦カードと乳幼児カード（体重と予防接種の記録が中心）をすでに普及させており，乳幼児の発達カードも新たに作成していた．しかし，それらのカードが別々に配布されているために，健診に3種類のカードを忘れずに持ってくる親はほとんどいなかった．

1994年にJICAのプロジェクトにおいて，母親が赤ちゃんを抱いている写真がピンク色の表紙を飾るという大胆なインドネシア版母子健

❸ 世界各国における母子健康手帳の普及状況

国・地域全体に普及
日本，韓国，タイ，インドネシア，ラオス，ブータン，東ティモール，オランダ，ユタ州（米国），パレスチナ，チュニジア，コートジボワール，セネガル，ニジェール，ブルキナファソ，ケニアなど

プロジェクトによる普及活動 （JICA，国際機関，NGOなどによる協力）
アフガニスタン，ベトナム，カンボジア，バングラデシュ，フィリピン，モンゴル，ミャンマー，ドミニカ共和国，ペルー，ブラジル，アンゴラ，ウガンダ，ガボン，ガーナ，カメルーン，ジブチ，マダガスカルなど

母子手帳の導入を計画中
インド，トルコ，ナイジェリア，ブルネイなど

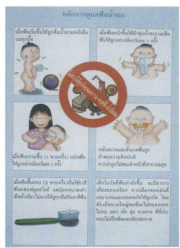

❹ カラフルで楽しいタイの母子健康手帳

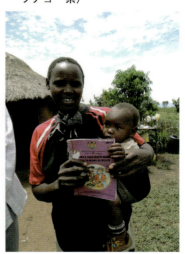

❺ 母子手帳をもって子どもの健診にやってきた母親（ケニア・ケリチョー県）

手帳が開発され，中部ジャワ州サラティガ市をモデル地区にした配布が始まった．インドネシアの母子健康手帳の特徴は，日本語の翻訳は一切行わず，インドネシアにすでにある既存のパンフレットやポスターを原図として活用し，インドネシア人が中心になって開発や普及に努めたことにある．また，多民族社会であることを考慮し，母子健康手帳の表紙は州ごとに異なり，地域色を強く打ち出した．

人口15万人の地方の小都市で始まった母子健康手帳モデル活動は，JICAだけではなく国連人口基金，ユニセフなど国際機関の協力も得て，10年後には人口2億4千万人のインドネシア全土に広まった．2004年には，保健大臣令により，インドネシアのすべての母親と子どもは母子健康手帳をもつ必要があり，助産師や医師は母子健康手帳に記録すべきであると定められた．

第8回母子手帳国際会議

2012年10月には，ケニア共和国ナイロビにおいて「第8回母子手帳国際会議」が開催され，アフリカ15か国，アフリカ以外から10か国，約300人が参加した．ケニア公衆衛生省が開催費用のほとんどを支出し，国の威信をかけて準備と運営に奔走した．文字通りに途上国が主役となった母子手帳国際会議は大盛況のうちに終了した．公衆衛生省の高官や病院の院長が，母子手帳のことになると，不思議なくらいに熱気を帯びて語り続け，「母子手帳はミラクルだ」という言葉を発していた．日本に留学した経験をもつケニア人小児科医が最初につくったケニア版母子健康手帳は，いまでは農村部のヘルスセンターでも見かけるようになった[5]．

思えば，途上国だった戦後日本が世界最高水準の乳幼児死亡率や平均余命を誇るようになった背景には，優れたシステムを編み出した先人たちの努力があった．とくに，母子保健分野には，母子健康手帳以外にも途上国に応用可能な取り組みが少なくない．その貴重な経験と知恵を世界に発信することもまた，重要な国際協力プロジェクトであろう．

JICA：Japan International Cooperation Agency

文献

1) 中村安秀．母子健康手帳―過去，現在，未来．小児科臨床 2012；65：1745-55．
2) 厚生省児童家庭局母子衛生課編．日本の母子健康手帳．東京：保健同人社；1991．
3) 飯酒盃沙耶香，中村安秀．日本の母子健康手帳の歩み．小児科臨床 2009；62：833-40．
4) 菊池幸枝，菊池永菜．産科医がいない地域での新たなチャレンジ．保健の科学 2012；54：170-4．
5) ユニセフ．世界子供白書2009「妊産婦と新生児の保健」．The state of the world's children．ユニセフ．2009．
6) Kusumayati A, Nakamura Y. Increased utilization of maternal health services by mothers using the Maternal and Child Health Handbook in Indonesia. Journal of International Health 2007；22：143-51．
7) 井上栄．母子手帳の活用―思春期・青年期の心を揺さぶる．小児科 2009；50：1961-6．

子どもの成長・発達と育児を見守る

子どもの成長・発達と育児を見守る

乳児期早期の心配・不安を知る

山田奈生子｜水天宮前小児科

産後1か月間の心配事

- 1999年から6年ごとに行われている全国調査によると，2011年に1か月健診で来所した4,020人の母親を対象とした調査結果では，母親の66%が睡眠不足で疲労感，24%が乳房トラブル，14%が育児放棄感や自信喪失感を経験していた．とくに，初産婦の16%が育児放棄感，26%が育児に自信がなかった．乳児の皮膚の心配35%，母乳量の心配34%，児の不眠が23%あり，全項目が初産婦に有意に多かった．
- 希望する育児支援は，子ども世帯の経済支援57%，夜間診療の小児科医の情報47%，無職でも利用できる一時預かり保育37%，出産施設からの情報提供36%，父親の柔軟な勤務時間33%であった．
- 初産婦は育児相談に関するニーズが22～30%と高く，経産婦は産褥・家事ヘルパーや一時預かり保育所など育児労働のサポートに関するニーズが18%と高かった．

産後12週までの心配事と不安

- 産後12週までの母親の心配事と不安に関する研究では，初産婦と経産婦で心配項目が異なっていた．
- 母親を初経産別，乳児を新生児期（生後2週目から1か月健診の前まで）と乳児期（1か月健診後から生後12週の間），の4群に分けて「心配あり」と答えた割合をまとめたものが❶[1)]である．
- 全国調査と同様に「心配あり」はほとんどの項目で初産婦に多かった．
- さらに初産婦では心配項目の個別性が低く，多くの母親が同じ項目について心配をもつ傾向があるのに対して，経産婦では心配項目が少なく個々で抱えている心配が違う個別性の高い傾向がみられた．

心配項目と不安との相関について

- 不安の軽減に効果的な指導内容を知ることを目的に，初産・経産，新生児・乳児の4群間の心配項目と不安の相関を検討したところ，心配事は①心配する頻度が高くかつ不安との相関がある心配項目，②心配する頻度は高いが不安との相関はない心配項目，③心配する頻度は低いが不安との相関がある心配項目に，さらに図には示されていないが④心配する頻度は低く不安との相関もない心配項目に分類された（❷～❺）．
- ❷～❺で右方に位置する心配項目は「心配あり」と答えた母親の割合が高い心配項目であり，上部に位置する心配事は不安との相関がある心配項目で

心配（事）と不安

"心配（事）"とは「母乳不足」や「皮膚のトラブル」などの具体的な事柄に対する気がかりや思い煩うことを意味し，"不安"はある特定の状態で感じる漠然とした不安定感で，緊張して何となく落ち着かない，ピリピリする，イライラするといった感情を包括する．育児不安は，育児困難や育児放棄，虐待につながるおそれがあり，育児不安の軽減を積極的に図ることは重要である．

❶「心配あり」と回答した母親の割合（%）

		初産		経産	
		新生児	乳児	新生児	乳児
	n	156	107	48	26
栄養・授乳	母乳不足	89.7	78.5	85.4	61.5
	授乳間隔	78.2	78.5	41.7	50.0
	飲み方のむら	70.5	72.0	47.9	53.8
	授乳時間	57.1	56.1	33.3	42.3
	ミルク量	80.1	57.0	47.9	46.2
	児の体重	55.8	43.9	52.1	42.3
	乳房トラブル	48.7	40.2	43.8	30.8
育児知識	予防接種	42.9	58.9	18.8	15.4
	外気浴	66.0	79.4	39.6	53.8
	離乳食	37.8	58.9	20.8	30.8
	ベビーカー	43.6	66.4	25.0	46.2
	お風呂	62.8	47.7	16.7	34.6
	抱き方	54.5	67.3	6.2	23.1
	衣類・環境	62.2	70.1	25.0	50.0
	消毒	28.2	35.5	6.2	19.2
	オムツ	30.8	29.0	6.2	0.0
子どもの啼泣	機嫌が悪い	44.9	50.5	18.8	30.8
	寝つきが悪い	57.1	69.2	22.9	38.5
	夜泣き	48.1	36.4	18.8	23.1
	泣いている理由	81.4	85.0	18.8	50.0
排気・嘔吐	排気	79.5	69.2	41.7	42.3
	嘔吐	56.4	51.4	31.2	23.1
新生児症状	臍	28.8	3.7	20.8	0.0
	黄疸	28.8	10.3	22.9	19.2
母親の生活	外出	58.3	57.0	50.0	50.0
	家事と育児の両立	69.2	60.7	43.8	38.5
	生活リズム	66.0	62.6	33.3	50.0
	睡眠不足	67.9	62.6	37.5	50.0
	家族関係	16.7	16.8	18.8	19.2
	友人	30.1	32.7	20.8	30.8
	母親の体重	48.7	55.1	39.6	46.2
産褥症状	悪露	54.5	33.6	41.7	30.8
	会陰の痛み	36.5	16.8	14.6	7.7
	尿もれ	14.7	14.0	12.5	23.1
児の身体症状	しゃっくり	84.0	79.4	43.8	46.2
	向き癖	51.9	51.4	31.2	30.8
	便	59.6	71.0	33.3	53.8
	尿	10.3	5.6	0.0	7.7
	目やに	44.9	29.9	35.4	42.3
	活発に動かない	13.5	12.1	4.2	19.2
	皮膚	80.1	91.6	52.1	73.1

（橋本美幸，江守陽子．2010[1]）

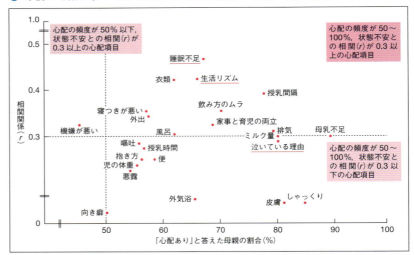

❷ 母親の心配が多い項目と状態不安との相関―初産・新生児（n＝156）

（橋本美幸，江守陽子．2010[1]）

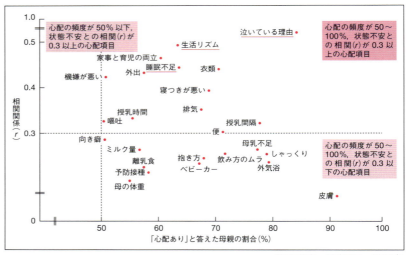

❸ 母親の心配が多い項目と状態不安との相関―初産・乳児（n＝107）

（橋本美幸，江守陽子．2010[1]）

ある．

乳児期早期の心配，不安への対応

- 乳児期早期の子育てには，わからないことや心配事がつきものである．日常診療では，単に親の疑問や心配に応えるだけではなく，親（とくに母親）の抱く不安の背景を理解して，子育てのサポートに繋がるような対応が求められている．
- 内閣府の「平成22年版子ども・子育て白書」では，「子どもを持つ上での不安」として「経済的負担の増加」が際立っており，「仕事と生活・育児の両立」，「出産年齢，子どもを持つ年齢」が続いている（❻）[2]．

乳児期早期の心配・不安を知る ● 47

❹ 母親の心配が多い項目と状態不安との相関—経産・新生児（$n = 48$）

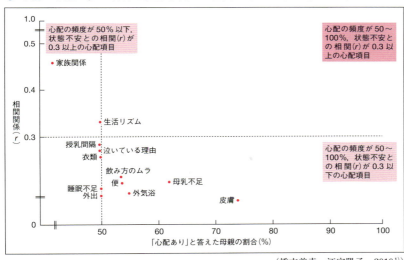

（橋本美幸，江守陽子．2010[1]）

❺ 母親の心配が多い項目と状態不安との相関—経産・乳児（$n = 26$）

（橋本美幸，江守陽子．2010[1]）

- 不安の要因として社会・経済的問題が推察される場合は，地域の関係諸機関との連携が重要となる．

初産婦への対応

- 初産婦では新生児期・乳児期早期の心配事の項目数が多く不安が高いが，一方で不安との関連のみられない項目も多くあげられている．そのため不安と関連する心配項目をいかに把握するかがポイントとなる．母親からの自発的な質問だけではなく，不安と関連のあった心配項目について意図的に情報収集を行い，「眠れず疲れている」「イライラして育児を放り出したくなる」「育児に自信がない」といった母親自身の生活や感情に目を向ける

❻ 子どもをもつうえでの不安

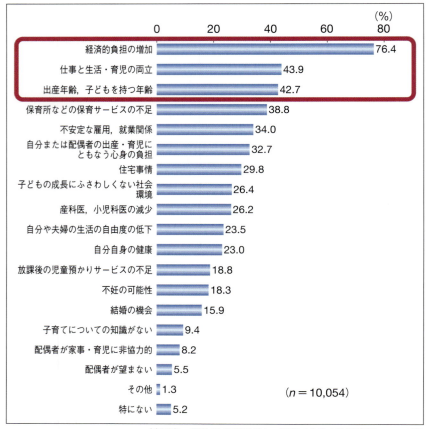

（内閣府．平成22年版子ども・子育て白書の検討状況について[2]）

必要がある．
- 初産婦の乳児期早期にとくに多くみられる心配事で不安と関連のある「泣いている理由」については，乳児の発達や行動の特徴を説明して乳児の「泣いている理由」を"通訳"して伝えること，母親から乳児への共感的でポジティブな対応を引き出すことで，不安の軽減が期待できる．
- 不安と関連のみられない心配項目は，「自分のやり方で問題がないのか」「インターネットなどから得た情報と実際のギャップがあるが大丈夫か」など，これで良いのかを確認したい項目と考えられる．受容的な態度で話を聞き，雑多な情報を整理して，母親の育児方法を肯定する働きかけが勧められる．

経産婦への対応
- 経産婦では初産婦のように母親の多くが同じ心配項目について心配をもつという傾向はみられず，新生児期で「心配あり」と答えた項目は少ないがそれらの項目の多くは不安と関連していた．「育児の経験者だから」との先入観にとらわれず，心配を感じている母親の訴えには注目するべきである．経産婦では，乳児期早期になると不安との関連はない心配な項目が増えて

電話相談にみる新生児期の心配事

保健同人社が法人契約をした団体の組合員および会員を対象に実施している電話相談から，生後1か月までの新生児についての相談内容を検討した．相談は24時間365日可能であり，通話料・相談料は無料，相談には保健師・看護師・助産師・管理栄養士・医師が3者間会議電話の仕組みを利用して対応している．

検討対象は2012年度に相談のあった120例である．

相談者の年齢は23〜73歳で，両親だけではなく祖父母からの相談もみられた．

相談内容は，前項の心配事との比較のために「育児・児の身体に関する心配」「病気の心配」「その他（保険，医療費についてなど）」に分類した（❼）．「育児・児の身体に関する心配」67例（55.8％），「病気の心配」50例（41.7％），「その他」3例（2.5％）であった．健康・医療情報に関する出版や相談サービスを行う企業の電話相談のため「病気の心配」に関する相談が多く寄せられる傾向を認めた．

「育児・児の身体に関する心配」

他の調査・研究と同様に皮膚の心配が最も多く，次いで臍，母乳・哺乳に関する心配であった．具体的な相談内容としては，顔に赤い湿疹，おむつかぶれ，母乳を飲んでもぐずる，授乳するとすぐ眠ってしまう，水分補給の目安，臍から少量の出血，黄疸が続く，目やにが出る，産院からの退院時に車で移動は可能か，などで，一般的な注意や対処法を説明し，受診の目安を助言したものが多かった．

母親が病気のため母乳哺育ができないという相談に対しては，状況を傾聴した．

「病気の心配」

鼻汁・鼻閉・咳の呼吸器症状に関するものが多く，対処法，経過を観察する際の注意点，受診の目安の助言を行っている．

発熱やけいれんの相談では，症状を検討して

❼ 新生児をもつ家族からの電話相談内容（120例）

相談内容		件数
育児・児の身体に関する心配（67例）	母乳不足の心配	1
	哺乳に関する心配	9
	外出	1
	児の不眠	2
	泣き	4
	嘔吐	6
	臍	11
	黄疸	6
	しゃっくり	2
	便	4
	目やに	2
	皮膚	19
病気の心配（50例）	鼻汁・鼻閉・咳	14
	体温・発熱	9
	先天性疾患	12
	外傷	5
	感染症予防	2
	検査・手術について	3
	その他	5
その他（保険，医療費についてなど）（3例）		3

受診を促し，受診先での医師への相談の仕方をアドバイスするなどしている．

一方，先天性心疾患や二分脊椎，停留精巣，母斑など，すでに診断された疾患について詳しい説明やセカンドオピニオンを求める相談もあった．

孫が血液検査，手術を勧められて心配だという祖父母からの相談に対しては，考えられる原因などを説明し，主治医や両親に相談するよう助言している．

上の子が水痘や感染性胃腸炎に罹患したため新生児への感染を心配する相談，上の子が児の脚や腹部を踏んでしまった，上の子がスプーンで児の眼を強く押したという外傷の相談もみられる．

いた．
- 経産婦の特徴として，新生児と生活リズムの異なる複数の子どもの育児に伴う疲労感や，上の子の赤ちゃん返りなど上の子の育児についての心配，これまでの自分の育児経験とは違ったことが新生児にみられた場合の心配や不安があげられる．
- 経産婦には，新生児だけではなく，上の子を含めた指導や配慮が必要といえる．

> ▶ 初・経産婦にかかわらず，「乳児(とくに新生児)の様子がいつもと違う」と家族が感じた場合の対処法や相談先を知ることができれば，心配の軽減に役立つであろう．
> ▶ 出生後に医療的ケアを受けた(受けている)新生児や，先天性疾患を有する新生児の家族は，疾患や医療行為に対する心配・不安を強く抱きがちである．心配事に丁寧に応えながら，家族が育児に前向きに取り組むことができるように支援していきたい．

文献
1) 橋本美幸，江守陽子．産後12週までの母親の育児不安軽減を目的とした指導内容の検討．小児保健研究 2010；69：287-95.
2) 内閣府．平成22年度版子ども・子育て白書の検討状況について．
http://www5.cao.go.jp/seisakukaigi/shiryou/0027-100420/pdf/

参考文献
- 島田三恵子ほか．産後1か月間の母子の心配事と子育て支援のニーズおよび育児環境に関する全国調査．第60回日本小児保健協会学術集会講演集．小児保健研究 2013；72：225.

子どもの成長・発達と育児を見守る

乳児期(出生〜1歳半)

吉田雄司｜よしだ小児科医院

これからの開業小児科医の役割

- 小児プライマリ・ケアの現場では最近，保険診療の割合が減少して，乳幼児健診や予防接種の業務が増加傾向にある．さらに園・学校医活動や出産前後小児保健指導(ペリネイタルビジット〈PV〉)，新生児医療施設，産科医，行政(保健師)と連携した虐待防止対策など，子育て支援の役割を担うことが求められている．
- 2013年4月より小児用肺炎球菌ワクチン，Hibワクチンが定期接種となり，2か月からのワクチン接種開始前に小児科医による情報提供が不可欠となった．したがって開業小児科医も，受診する児のワクチン接種のみにとどまらず，1か月前後の早期から成長・発達を観察することが可能となった．定型発達の児を数多く観察することによって，成長・発達に問題を抱える児の抽出が容易になる．
- 本項では，生後早期から1歳半までの子どもたちの成長・発達の特徴と見逃してはいけない項目を1か月前後，3〜4か月，6〜7か月，10か月，1歳6か月前後のkey month, key ageを中心に解説する．

PV：perinatal visit

乳児の成長・発達の特徴

- 正期産児では3〜4か月で出生体重の約2倍，1歳で約3倍，身長は1歳で出生時の1.5倍となるのが標準である．乳児期の栄養状態の判定はカウプ指数$\{[体重(g)/身長(cm)^2]\times 10\}$を用い，15未満を「やせ」，21以上を「肥満」と判定する．SGA児[*1]やlate preterm児(在胎34〜37週未満の後期早産児)では，正期産児とは異なる発育を示すことが多いので，在胎週数，出生体重・身長・頭囲を母子健康手帳で必ず確認する．
- 一般的に，生後6か月までは頭囲は胸囲より大きく，生後6か月から2歳ごろまでは頭囲と胸囲が等しく，2歳以後は胸囲が頭囲より大きくなる．
- 運動機能の発達は，粗大運動(移動運動)と微細運動(手の運動)を観察する．
  - ▶粗大運動の発達は原則として，頭部から尾側へ，中心から末梢へ，と向かう．したがって，多くの児では❶に示す順序をとるが，一部に正常発達のバリエーションと呼称され定型発達から外れるグループが存在することも熟知しておく．
  - ▶微細運動も粗大運動の発達に伴い，手を開く→手を握る→手でつかむ，の順に進む．

SGA：small for gestational age

[*1]
SGA児では在胎週数，出生体重，身長よりSGA性低身長症と判定されれば，3歳児まで詳細に身長の伸びを観察して将来の成長ホルモン補充療法の適応を考慮する．

❶ 運動機能(粗大運動)の発達順序

首のすわり(3〜4か月)
↓
寝返り(4〜5か月)
↓
お座り(7〜8か月)
↓
四つばい(8〜9か月)
↓
つかまり立ち(〜10か月)
↓
伝い歩き(10か月〜)
↓
一人立ち(11か月〜)
↓
一人歩き(12〜15か月)

- 厚生労働省による通過率（平成22年）の調査では，首のすわりを除いて，一人座り，つかまり立ち，一人歩きなどの運動機能通過率（p.215 ❸ 参照）や単語の獲得を示す言語機能通過率（❷）は，平成12年調査と比べてやや遅い傾向が認められた．
- 乳幼児健診の場で観察する種々の反射は中枢神経系の成熟レベルを反映して，新生児期の脊髄反射から，2か月以降の脊髄・橋レベル，6か月ごろからの中脳レベル（立ち直り反射），9〜10か月からの大脳皮質レベル（平衡反応）へと発達する（❸）．
- 外来で実施できる発達検査には，遠城寺式乳幼児分析的発達検査（0〜4歳8か月），津守・稲毛式乳幼児精神発達診断検査（0〜7歳），日本版デンバー式発達スクリーニング検査（0〜6歳）などがある*2．
- 早産児では，予定日からの修正月齢で判定することが原則である．

> ▶ 乳幼児健診の場だけではなく，日常診療においても乳幼児期のハイリスク因子（❹）の有無を常に確認する．
> ▶ 育児環境を含めて気になる点があれば，その後の成長・発達を注意深く観察することが重要である．

*2 筆者は市内の療育施設や行政レベルでの公的な発達相談で多用されている遠城寺式を利用して，粗大運動（移動運動），微細運動（手の運動），基本的習慣，対人関係，発語，言語理解の6領域を評価している．

❷ 一般調査による幼児の言語機能通過率

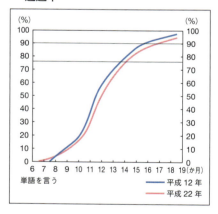

❸ 神経発達よりみた反射・反応と運動発達

中枢神経系の成熟レベル	該当レベルでみられる反射および反応	運動発達	月齢
脊髄	手の把握反射 陽性支持反応 逃避反射 交差性伸展反射 歩行反射 踏み直り反射	腹臥位 仰臥位	新生児
脊髄・橋	対称性緊張性頸反射 非対称性緊張性頸反射 緊張性迷路反射 モロー反射		2か月
中脳 （立ち直り反射）	頸立ち直り反射 体幹立ち直り反射 迷路性立ち直り反射 視性立ち直り反射 ランドー反射 パラシュート反射	四つばい 座位	6か月
大脳皮質 （平衡反応）	腹臥位および仰臥位における傾斜反応 ホッピング反応 シーソー反射	つかまり立ち つたい歩き 歩行 走る	9〜10か月 12か月 14か月 2歳

（前川喜平，2012[1])

乳児期（出生〜1歳半）

❹ ハイリスク因子と関係のある生育歴

家族歴：母親の年齢（35歳以上，20歳未満）
- 母親の喫煙，過度の飲酒
- 妊娠中の感染症（風疹など）
- 母親の精神状態（知的障害，精神病）
- 養育支援者がいない，ひとり親，経済的困難

新生児期：低出生体重児，仮死，先天異常
- 症状（無呼吸，チアノーゼ，ミルクの飲みが悪い，無欲状，けいれんなど）があったもの

乳幼児期：髄膜炎・脳炎，強い頭部外傷
- 症状（けいれん，意識障害，ミルクをうまく飲めないなど）
- 過去の乳幼児健診で異常

（吉田ゆかり．2013[2])）

各月齢の子どもたちの特徴と見逃してはいけないこと

1か月前後[*3]の特徴

- 在胎34週未満の早産児やリスクの高い先天異常，染色体異常の児は，管理された新生児医療施設でそのまま継続して経過観察されているが，2,000g以上のSGA児や後期早産児は，正期産新生児と同様に産科施設退院後は一般の開業小児科医が関わることが多く，短期・長期の有病率を考慮して，より綿密な観察が必要である．
- 正期産新生児の1か月時点での体重は，出生体重＋1kg，産科施設退院時より30〜40g/日の増加率が理想であるが，正確には出生後の体重減少による最低体重からの増加率，あるいは直近1〜2週間の体重増加率を求める．完全母乳栄養でこれが20g/日以上あれば，安易に人工ミルクは追加せずにその後の体重の動きをみる[3)]．一方，母乳栄養児でも50〜60g/日以上の体重増加を示す児では，橋本の提唱する過飲症候群の症状（多呼吸，鼻閉，溢乳，吐乳など）にも注意する[4)]．そして母乳栄養率を向上させるためには，産科医，助産師，保健師，小児科医とで母乳育児に関して共通の認識をもつことが必要である[*4]．
- 1か月児では，仰臥位にすると頭部が一方向に向き，同側の手足が伸展して反対側の手足が身体に引き寄せられて，フェンシングの姿勢（非対称性緊張性頸反射〈ATNR〉）をとる．典型的なモロー反射も確認する．
- 引き起こし反射では，頭部は背屈し，上肢は伸展，下肢は軽度に外転している児は正常である．腹臥位にすると，正常児では顔を一方に向けるか，短時間頭部をわずかに挙上するのみである（❺a）．同様に，水平抱き（ランドー反射）では頭部は軽く前屈または体幹と平行，体幹は軽度屈曲する．

見逃してはいけないこと

▶ 生後2週間から1か月ごろは育児不安が最も強く現れる時期であり，皮膚のトラブルや排便のことなど，医療者からすれば些細なことであっても，母親にとっては重大なトラブルとなる．小児科医療

[*3]
1か月健診は従来，出産した産科医院や総合病院で実施されるのが一般的であり，開業小児科医が1か月健診を含めて周産期の母子に関わることはきわめてまれであった．2か月からのワクチンデビュー前に小児科医によるワクチンの情報提供は不可欠であり，さらにペリネイタルビジットは1か月健診と同等の機能を有するため，実質的にはすでに小児科医による1か月健診に相当する．
生後2週間健診を実施している産科医院も増えているため，今後は産科側と連携して生後2週間から1か月前後に小児科医への流れが実現できれば，ワクチン接種のみにとどまらず，成長・発達を定期の乳幼児健診を含めて1か月前後の早期から長期間観察する機会が増えることが期待される．

[*4]
薬剤の母乳への移行を心配する母親も多いが，向精神薬の一部や抗がん薬などを除けば，一般的なかぜ薬や解熱薬，抗菌薬などは通常量を数日間服薬するだけでは母乳を中止する必要はない．

ATNR：asymmetrical tonic neck reflex

❺ 腹臥位の姿勢の発達変化

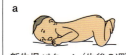
a 新生児パターン（生後3週）

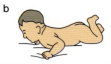
b 前腕支位（生後2～3か月）

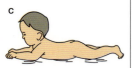
c 肘支位（生後3～4か月）

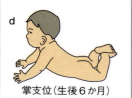
d 掌支位（生後6か月）

SIDS：sudden infant death syndrome

*5 日本では，国立成育医療研究センターに「赤ちゃんの頭のかたち外来」（形成外科）があり，個別に頭の形を計測しヘルメットを作っている（ヘルメットによる頭蓋形状誘導療法）．

*6 腹臥位は首のすわり，寝返り，お座り，這うことなど，運動発達の獲得に有利なため，当院でも1か月前後のペリネイタルビジットやワクチン接種のため2か月で来院した際に指導している．

チームは質問に対しては丁寧に答え，適切に支援することが大切である．

- 連携している産科医院で出生したすべての児の1か月健診を実施している門井は，1か月健診における母親の心配事について，14年間の経験を報告している（❻）[5]．
- 体重増加や皮膚のケアに加えて重要な点は，新生児期に見落とされた異常の早期発見，早期対応である．新生児期に見逃してはならない先天性心疾患，外科的疾患（鼠径ヘルニア，先天性肥厚性幽門狭窄など），整形外科的疾患（先天性股関節脱臼，内反足，筋性斜頸など）の判定に加えて，黄疸が持続していれば胆道閉鎖症との鑑別，ビタミンK_2製剤の服薬確認も忘れてはならない．
- 臍ヘルニアは1か月以降に顕在化することが多く，自然治癒した後もヘルニアの程度によっては臍輪に余剰皮膚を残す結果となるため，圧迫療法を実施している施設が増えている．
- イチゴ状血管腫も，発生部位や大きさによっては，レーザーなどの積極的な治療の対象となる．
- うつ伏せ寝が乳幼児突然死症候群（SIDS）の危険因子のため，覚醒時もうつ伏せをさせないことが多く，向き癖のある児に頭蓋変形（斜頭や絶壁頭）*5 を認めることがある．そのため米国小児科学会は最近，頭蓋変形予防のため遅くとも生後2週以内から体位変換を開始するよう勧告している*6．

❻ 1か月健診におけるおける母親の心配事

順位	心配事の内容	頻度(%)
1	顔や身体のブツブツ	25.6
2	ゲップが出づらい（いきむ，唸る，おならが多い）	13.3
3	鼻づまり	10.7
4	よく吐く	10.0
5	おしりかぶれ	9.0
6	授乳量がわからない	8.2
7	目やに	6.9
8	ゼイゼイする	5.2
9	便が出づらい	4.9
10	顔や身体のあざ	4.2
11	しゃっくりが多い	4.0
12	黄疸（皮膚や目が黄色い）	3.7
13	泣いて眠らない	3.5
14	向き癖，頭の変形	3.4
15	臍の心配事（出べそ，臍出血，臍肉芽）	3.0

愛育こどもクリニック1997～2011年（21,138人）の健診結果から．

（門井伸暁．2014[5]）

- 仰臥位，腹臥位での極端なそり返り，水平抱きで四肢がだらりと垂れ下がったり，体幹と下肢が伸展してそり返る，モロー反射の欠如，左右差，第2相がでない場合は，異常と判定して経過をみるとともに，必要があれば療育施設につなぐ．

2か月ごろの特徴

- 多くの児が生後2か月にワクチン接種のため初めて小児科を訪れる[*7]．その際には，必ず1か月健診以後の体重増加率を計算して成長・栄養の評価を行う．
- まだ首はすわっていないが，腹臥位では前腕支位（❺b）となり，重力に抗して頭を少し持ち上げ，四肢の動きは活発となる．
- 皮膚のトラブルが目立つ時期でもあり，アレルギーではないかと相談されることも多いが，スキンケアが大事であることを説明して保湿剤を適切に使用するように指導する．

3～4か月ごろ[*8]の特徴

- 身長・体重・頭囲・胸囲を計測し，発育曲線の作成とカウプ指数の計算により判定する．
- 正期産児では体重が出生体重の約2倍以上となり，身長は10cm以上伸びる．

[*7] 当院では，ワクチン接種前後の時間を利用してアンケート（❼）に答えてもらい，栄養法で修正できる点があれば母親とともに考える．また育児不安や家庭環境，経済的な問題などもアンケート結果から読み取れる．

[*8] 3か月を公的健診としている自治体もあるが，この時期には首のすわりが安定していない児が少なくないため，定型発達では大部分の児で首のすわりが確認できる4か月健診を採用している地域が増えている．

❼ 子育てアンケート（生後2か月・生後3か月）

予防接種に来て下さってありがとうございます．
これまでの子育てよくがんばってこられましたね．
子育てで何かお尋ねになりたいことはありませんか．
このアンケートがそのきっかけになればと考えて作っています．
お役に立てることがあるかもしれません．
どうぞよろしくお願いします．
また，このアンケートの内容は当院以外で用いることはありません．

（赤ちゃんのお名前：　　　　　　　　　　　）

赤ちゃんはかわいいですか	はい・いいえ
子どもと一緒にいると楽しいですか	はい・いいえ
夜，よく眠れますか	はい・いいえ
子育ては大変ですか	いいえ・はい
イライラすることはありませんか	ない・ある
赤ちゃんの世話で負担に感じることがありますか	ない・ある
困ったとき，相談する人はいますか	いる・いない
お父さんや他の家族は育児に協力してくれますか	はい・いいえ
夫婦や両親など家族関係に不安はないですか	ない・ある
子育てにおいて経済的不安はないですか	ない・ある
現在の栄養法は何ですか	母乳・ミルク・混合
その栄養法で何か心配はありますか	ない・ある

❽a 原始反射の消失時期

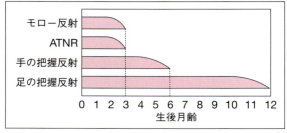

(吉岡博. 2007⁶⁾)

❽b 反応の出現時期

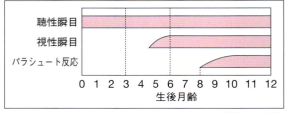

(吉岡博. 2007⁶⁾)

- 粗大運動では頸がすわり，腹臥位で肘支位が獲得され（❺c），寝返りができる児もいる．ATNRはモロー反射同様，生後3か月ごろには消失するが（❽a），脳性麻痺児では5～6か月以後も認めることがある．
- ❾は4か月児を対象とした発達診断学的手順である．首のすわりは引き起こし反応を用いて評価する．仰臥位の姿勢から体幹を床より45°引き起こした時点で頭部と体幹の軸が一直線であれば4か月レベルと判定する．微細運動では触れたものを握り，振ったり，なめたりする．はっきりと物を見て追視が180°でき，声かけに振り向いたり，あやすと笑うようになる．
- この時期の多くの母親は，体重の増加，首のすわりを心配していることが多い．

見逃してはいけないこと

- 身長が97パーセンタイル以上，3パーセンタイル以下，1か月健診より発育曲線のずれが大きい場合，太りすぎ・やせすぎの場合は，以下のように取り扱う．
  ▶低身長と判定された場合は7か月，1歳6か月，3歳児健診で経過を追

❾ 4か月健診における神経学的チェックの手順

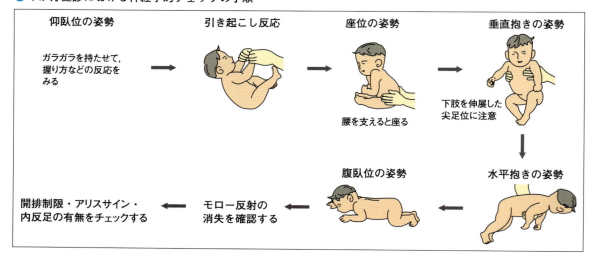

い，成長ホルモン分泌不全性低身長やSGA性低身長症（在胎週数・出生時の身長と体重で判断）が確認できれば，3歳以降での成長ホルモン補充療法も視野に入れる．
  ▶カウプ指数で21以上の肥満や15未満のやせがあれば，栄養法や哺乳量，飲み方や育児環境を聞き，指導し，経過を追う．
- 頭が大きすぎる，小さすぎる児では必要があれば精密検査をする．
- 4か月で首がすわっていない，身体が柔らかい，手足をつっぱる，モロー反射が残る，あやしても笑わない，音に反応しない，視線が合わないなど，発達に問題がある場合[*9]は，3〜4週後あるいはその他の予防接種時（四種混合やBCG）に再度確認する．
- SIDSを心配して，うつ伏せをしていない場合は，運動発達上，覚醒時のうつ伏せは大事であることを伝える．
- 養育環境（育児不安，育児経験の不足，支援者がいない，経済的問題など）も考慮しつつ経過を追うが，保健師や療育施設との連携も必要となる．

[*9] この時期に笑わない，視線が合わないからといって，自閉スペクトラム症の診断は困難である．

6〜7か月ごろの特徴

- 6〜7か月は，成長・発達の評価に重要なkey monthの一つである．
- 身長・体重・頭囲・栄養状態についての評価は，97パーセンタイル以上，3パーセンタイル未満を成長の偏りとして精密検査の対象とする．この時期の体重は10〜20g/日の増加，あるいは4か月健診から3か月間で約1kg程度の増加があればよい．この時期の身長の測定は誤差が出やすい．
- 神経学的には中脳・視床レベルまで成熟して立ち直り反射がみられる（❸）．
- 粗大運動では寝返りができ，腹臥位で肘支位から掌支位に進化し，両肘を伸展して手掌で体を支えるようになる（❺d）．手をつかない一人座りは，6か月で約30％，7か月で約70％ができるようになるとされている．両手掌で支持して自分で身体を起こし，一人座りできるのは8〜9か月以降に完成する．座位から児を左右に傾けると，頭部を垂直に保持する視性立ち直り反射を認める．ずりはいは6か月ごろから始まり，7か月で約50％ができ，四つばいは8か月ごろからできるようになる．パラシュート反応は定型発達では7〜8か月ごろから出現する（❽b）．
- 微細運動では手を伸ばして物をつかむ，つかんだ物を持ち替える，片手で顔にかけた布を取る（布かけテスト）ことができる．
- 家族に話しかけるような声をだしたり，喃語が出てくる．人見知りもこのころから始まる．
- あやしたり挨拶をしたりして，視線が合うかを確認する．眼前30 cmからペンライトで追視の確認，角膜反射，瞳孔の色をみる．

見逃してはいけないこと

- 標準の発育曲線から急な上昇や下方の曲線にかけ離れていく場合は異常と考える．
- 発達に気になる点があれば経過観察とし，1〜2か月後に再診する．運動発達の遅れが疑われる場合は疾患の鑑別が必要である（❿）．お座りができない，立たせたとき足で体重を支えない，膝の上でピョンピョンしない，

❿ 乳児期運動発達遅滞の鑑別疾患

非定型運動発達遅滞
・良性筋緊張低下（有意な筋力低下なし，知的発達良好，1歳半までに独歩）
・シャフリングベビー（座りばい，四つばい・立位の遅れ）
・後弓反張のみがめだつ乳児（背ばい，難聴）
一過性ジストニア（周生期異常，一過性の肩のひけや頸部・体幹のそり，下肢伸展尖足位）
精神運動発達遅滞
神経筋疾患
脳性麻痺
脳腫瘍・脳変性疾患

（吉田ゆかり．2013[2]）

*10
粗大運動だけが遅れ，他に明らかな神経学的異常がなければ，10か月ごろにはキャッチアップする良性筋緊張低下症も考えられる．

*11
空腹やのどの渇き，おむつの汚れ，暑すぎ，寒すぎ，便秘など，原因となりそうなことがあればそれに対応する．

*12
発達のkey ageではなく，公的事業として1歳児健診を実施している地域は少ないが，1歳になってMRワクチンを接種する時間帯を利用して同時に成長・発達が評価できる．
生後2週〜1か月ごろに次いで母親に育児不安が増してくる時期である．

SD：standard deviation

おもちゃに手を出さない，物を口に持っていかない，あまり声を出さずに動きが鈍い，などに注目する*10．

● 精神遅滞や発達障害は乳児期に運動発達の遅れを呈することが多いが，診断は困難である．発達を促す関わり方など，具体的な指導をして経過を追う．

● この月齢になると夜泣きが増えて，母親の睡眠不足が育児不安を助長することがあり，乳児健診や日常診療の場で相談されることがしばしばある．原因はわからないことが多いが*11，外遊び・入浴時間など生活リズムを点検し，家族の協力も促すとともに，2, 3歳までに必ずなくなることを伝える．

9〜10か月ごろの特徴

● ほとんどの児で安定して座位が保持でき，四つばいからつかまり立ちができるようになる．
● 10か月になるとパラシュート反応が全例にみられる．
● 微細運動では母指と示指で積み木をつかめる．
● 「ママ…」「ババ…」「タッタッタ…」など母音に子音がかぶさり，破裂音が出てくる．

見逃してはいけないこと
● 鉄不足になりやすい時期であり，離乳食の進み具合を確認する．鉄欠乏性貧血があると易感染性や知的発達に影響するので，顔色や眼瞼結膜の色調などを観察して，疑わしければ検査をする．

12か月ごろ*12の特徴

● 身長・体重は出生時のそれぞれ1.5倍，3倍となる．3パーセンタイル以下の極端な低身長があればSDスコアでも評価する．
● 粗大運動では，つたい歩き，一人立ち，一人歩きできるか，ホッピング反応があるか，微細運動では，指先で小さなものをつかめるかを観察する．
● 「バイバイ」に反応して，「おいで」「ちょうだい」「ねんね」などのことばの理解も進む．

見逃してはいけないこと
- つかまり立ちしない，パラシュート反応の欠如や左右差があれば運動発達の問題がある．ホッピング反応がでなければ，一人歩きは困難である．

1歳6か月ごろ*13の特徴
- 厚生労働省の平成22年の調査では，1歳6〜7か月の体重は男児で8.7〜12.5kg（平均10.4kg），女児で8.1〜11.8kg（平均9.8kg），身長は男児で75.6〜85.9cm（平均80.6cm），女児で73.9〜84.2cm（平均79.2cm）で，いずれも平成12年調査よりやや減少している．
- 1歳6か月〜7か月未満では，100%近くの児で一人歩きができ（p.215 ❸ 参照），通常はhigh guard歩行からlow guard歩行になる．
- 微細運動では積み木を3，4個積める，小さなものを母指と他の指で対向させてつまむことができ，自発的になぐり書きもする．
- 90%以上で「ワンワン」「ママ」など1語以上の発語があり（❷），多くは5語以上の有意語が出る．絵を見せて「ワンワンはどれ？」「バナナはどれ？」などと質問して指さしができる．「ゴミ箱にポイしてきて」「おもちゃを持ってきて」などの指示が理解できる．

見逃してはいけないこと
- これまでの健診ですでに低身長を指摘され，1歳6か月でも身長が3パーセンタイル以下の場合は，母子健康手帳の出生時の身長・体重の記録を参照してSGA性低身長症の可能性がないか，SGAでなければ成長ホルモン分泌不全性低身長症などを考慮して，3歳児健診までの成長率を細かく観察する．
- 太りすぎ，やせすぎの場合は離乳完了時期の確認，基本的食事，偏食の有無，食事状況を，基本的生活習慣では，睡眠，食事，排便，遊び，テレビの時間，保育園児では園での状況などを聞き取る．低身長，やせを認める児のなかには，内分泌疾患以外に虐待やネグレクトの例もあるので，児の養育環境にも注目する．
- 1歳6か月で歩かない，両手を上げたままのhigh guard歩行，転びやすい，後ずさりしない，などは運動発達遅滞を疑い神経学的な評価を行う．ポイントは，平衡感覚と筋トーヌスをみることであり．平衡感覚の評価には前後左右のホッピング反応の有無を観察する*14．
- お座りまでの運動発達は定型的でも，はいはいをしないで座位で移動するshuffling baby（「座りばい」する子）は大部分2歳までには歩行ができるが，この群の子どもたちのなかには自閉症などの発達障害も一部含まれるため，ことばの遅れも認める場合は単に正常発達のバリエーションととらえずに，より慎重な対応をする．
- 積み木が2個以上積めない，積み木をつかめない，つかみ方がおかしい，左右差がある，鉛筆を持たせてもなぐり書きをしない場合は，軽度の脳性麻痺，片麻痺，精神発達の問題がある．
- 「おはよう」「こんにちは」のあいさつに反応しない，「ワンワン」「ブーブー」などの意味のあることばが3つ以上出ない，「おもちゃ持ってきて」「ゴミ

*13
このころになると感染症で来院することが増えてくる．またMRワクチン，水痘ワクチン，おたふくかぜワクチンの初回接種，四種混合（DPT-IPV）などの追加接種も加わり，健診以外での受診が多くなるので，児の養育環境や発育・発達をチェックする機会も増えてくる．

IPV : inactivated poliovirus vaccine

*14
ホッピング反応が不完全であれば一人歩きできない．筋トーヌスの異常をこの時期に初めて判定されることは少ないが，脳性麻痺や筋・骨系統疾患を示唆する徴候である．痙性歩行，両側対麻痺，片麻痺，ジストニア歩行，失調歩行を認める場合は，小児神経専門医や療育施設へすみやかに紹介する．

*15
1歳6か月ごろの家族の心配事はことばの遅れが第1位である．

*16
明らかな知的障害や多動は気づかれても，この時期に自閉スペクトラム症を早期に正確に判断するのは困難であり，共同注意（他者の視線を見ながら，同じ対象物に視線を向ける現象，すなわち，相手が見ている物に注意を向けること）があっても発達障害は否定できない．

「ことばの発達」を促すには

遊びのなかでことばを広げることが大切であり，楽しく遊ぶ経験を増やす，子どもを笑わせる，テレビ・ビデオ・DVDの視聴時間を減らす，子どもの好きな本を毎日繰り返し読む（絵本の読み聞かせ），など日常生活のなかでできることをわかりやすく説明する．
ことばや単語を無理に繰り返し言わそうとせず，子どもの注意・興味に合わせたことばかけをする，子どもの興味のレベルに合わせて楽しんであげる，などを助言する．

箱にポイしてきて」などの指示がわからない，などは，ことばの遅れ[*15]として対応する．新生児聴覚スクリーニングで正常と判定されていても，聴覚に問題がないかを判定する．有意語がなくても指さしができ指示がわかるようであれば，表出性言語遅滞を疑い，3〜6か月以降に再度ことばの獲得状況を確認する．

- 周囲に関心を示さない，簡単なお手伝い（親のまね）をしない，親などが指さししたものを一緒に見ない，視線が合わない，多動がある場合は，知的障害や自閉スペクトラム症などの発達障害が強く疑われる[*16]．
- 気になる子どもの場合は「様子をみましょう」だけでは保護者の不安は解消されないので，専門の医療機関に紹介する場合も含めて，次回の診察までに家庭でできる「ことばの発達」を促す具体的な働きかけを指導する．

おわりに

- 育児不安が最も強い生後2週間から1か月ごろのペリネイタルビジットや1か月健診から始まる"健診ロード"，生後2か月からのワクチンデビュー，その後の乳児健診（3〜4か月，6〜7か月ごろ）を含めて，1歳6か月までにワクチン接種を加えると，頻回に親子と対面することになる．さらに発熱やかぜ症状，皮膚のトラブルなどのために来院する機会があり，児の成長だけではなく，母親の育ちをつぶさに観察できることは小児科医としての喜びでもある．
- 1歳前後では，歩かない，ことばが出ないなど，再び育児不安が増してくる．身体発育，運動発達，ことばの発達レベルを評価するだけではなく，家族の抱えるさまざまな問題や育児不安を，小児科医と小児科医療チームが受け止めることが重要である．
- 児の栄養や基本的生活習慣上の問題があってもすぐに母親の養育態度を否定せず，これまでの子育てを労い，母親に寄り添う共感的な態度で接しながら，修正すべき点は指導することではなく，一緒に考えていくことである．そして支援の必要な家族には地域の医療・療育・福祉資源の情報とその活用について助言し，地域全体の子育て支援ネットワークに組み入れることが大切である．

文献

1) 前川喜平．写真でみる乳幼児健診の神経学的チェック法．東京：南山堂；2012．
2) 吉田ゆかり．6〜7ケ月健診．小児内科 2013；45：486-9．
3) 佐藤和夫．外来での扱い方―体重増加不良・過剰．周産期医学 2007；37：109-12．
4) 橋本武夫．過飲症候群．周産期医学 2012；42：444-6．
5) 門井伸暁．1か月健診の意義―小児科医の立場から．外来小児科 2014；17：19-24．
6) 吉岡博．乳児の発達の見方のエッセンス．改訂第2版．東京：診断と治療社；2007．

参考文献

- 柳澤正義．小児科外来診療のコツと落とし穴③ 乳幼児健診．東京：中山書店；2004．
- 水野克己．お母さんが元気になる乳児健診―健診を楽しくすすめるエビデンス＆テクニック．大阪：メディカ出版；2010．

子どもの成長・発達と育児を見守る

幼児期前半（1歳半〜4歳未満）

門井伸暁｜愛育こどもクリニック

📄 人格形成，生活習慣への影響に注意する

- 1歳半から4歳未満の幼児期前半は，親の愛情や友達とのつながりを感じながら，人としての温かい心を育む大切な時期である．とくに親や養育者から受けた絶対的な愛情は「世の中には自分を受け入れ，愛してくれる人がいる」ことを子どもの心に刻み，「愛してくれる人を悲しませるような行為はやめよう」という，道徳心や社会性の芽生えとなる．
- また，健康的な生活習慣，すなわち早寝早起き，規則正しい食生活，定期的な運動などによって将来の健康を約束する生活リズムを培う大切な時期でもある．
- この時期に親や家族の機能不全があると，子どもの人格形成と生活習慣はともに大きな影響を受け，時として肥満や成長障害などの疾患に帰結することがあるので，小児医療に従事する者は，子どもだけでなく，親や家族にまで注意を払わなくてはならない．

📄 成長と発達の特徴

1歳半〜4歳児の成長

- 出生時体重3.2kgが1年で約3倍へと急速に増加するが，それ以降の増加はほぼ一定になり，2歳時には11.5〜12kg，3歳時には13.5〜14kg，4歳時には15〜16kgとなる．
- 身長は，出生時50cmが1年で1.5倍の75cmになり，それ以降は1〜2歳までの1年間で約10cm，2〜3歳の1年間で約8cm，3〜4歳までの1年間で約7cm伸びて，4歳時の平均身長は男児・女児とも約100cmとなる．
- この時期は，大柄，小柄といった個人差がめだつ時期であるが，身体計測値が母子健康手帳の男児・女児別幼児身体発育曲線（❶）のカラー範囲にあれば正常域内（3〜97パーセンタイル）である．
- 実際の診療では計測値を身体発育曲線にプロットして，成長が正常範囲内で推移していることを確認する．

> ▶成長の失速や急加速を認めた場合には，精査のための対応が必要となる．
> ▶その原因を突き止めることによって，早期診断・早期治療が行えるので，成長の状態を経時的にチェックすることが大切である．

❶ 幼児身体発育曲線

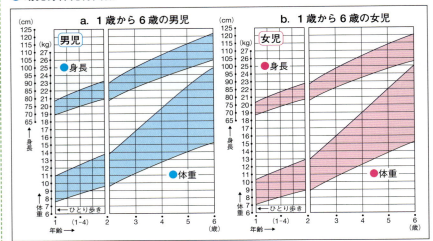

（平成12年厚生労働省調査）

1歳半～4歳児の発達[1]

- 幼児期前半の発達を，運動，言語，社会性に分けると❷のようになる．
- 乳幼児期は，母親や父親など特定の大人との間に，愛着関係を形成する時期である．乳幼児は愛情に基づく情緒的な絆による安心感や信頼のなかで育まれながら，さらに複数の人との関わりを深め，興味・関心の対象を広げ，認知機能や情緒を発達させていく．
- また身体の発達とともに，食事や排泄，衣服の着脱などの自立が可能となり，食事や睡眠などの生活リズムが形成される時期でもある．
- さらに，幼児期には，周囲の人や物，自然などの環境と関わる体験を繰り返すことで，徐々に自らと違う他者の存在やその視点に気づきはじめていく．遊びによる体験活動を中心に，道徳性や社会性の原点をもつことになる時期である．

> 乳幼児期における子どもの発達で重視すべき課題
> ▶愛着の形成（人に対する基本的信頼感の獲得）
> ▶基本的な生活習慣の形成
> ▶道徳性や社会性の芽生えとなる遊びなどを通じた子どもどうしの体験活動の充実

各年齢の子どもたちの特徴

「なんで？」「どうして？」と聞き返してくる

- 言葉がある程度使いこなせるようになると，大人の話に「なんで？」「どうして？」と聞き返してくるようになることがある．知識を得たいというより，会話を楽しみたいという気持ちの表れなので，正確に答えるよりも，会話が弾むように応対するのがよい[*1]．

*1 たとえば，「なんで，おふろはいるの？」には「お母さんは気持ちいいから．○○ちゃんは？」と言葉のやりとりを発展させる方向で応対すると，子どもの話したいという気持ちに応えることになる．

幼児期前半（1 歳半〜4 歳未満）

❷ 乳幼児の発達（18 か月から 4 歳まで）

	運動	言語	操作	食事・排泄	社会性
18 か月〜	・片手を支えられて階段を上る ・音楽に合わせて全身を動かす	・欲しい物の名前を言う ・「ママ」「ブーブー」など，意味のあることをいくつか話す	・積み木を 2〜3 個重ねる ・自分でコップを持って水を飲む	・食物以外は口に入れなくなる	・大人の反応を見ながらいたずらする
2 歳	・走ることができる ・両足でピョンピョンする ・自分でボールを蹴る	・「ワンワン来た」「マンマちょうだい」など二語文は話せる ・いちいち「ナアニ？」と聞く	・本のページを 1 枚ずつめくる	・食卓で他人の物と自分の物を区別する	・テレビや大人の身振りの真似をする ・玩具をめぐって友達とけんかする
3 歳	・手を使わずに一人で階段を上る ・三輪車を踏んで動かす ・ブランコに立って乗る	・ボク，ワタシなどと言う ・名前を呼ばれると返事をする ・「これは何？」「どうして？」と盛んに聞く	・クレヨンなどで丸を描く	・昼間のお漏らしがなくなる	・他の子に「〜しようか」と誘いかける ・友達とけんかするといいつけにくる
4 歳	・階段の 2，3 段目から飛び降りる ・片足でケンケンをして飛ぶ ・でんぐり返しをする	・経験したことを話す	・正方形を描く ・片方の指を数える ・ハサミで簡単な形を切り抜く ・衣服の着脱ができる	・食事は自分でだいたい食べる ・おしっこを一人でする	・友達とごっこ遊びをする ・友達を自分の家に誘ってくる ・自分が負けるとくやしがる

（文部科学省．幼児期運動指針[1]などより抜粋）

発達のあと戻り

- トイレでおしっこができるようになったと思ったら，その後は失敗が続く．昨日できたとしても今日できないのが，子どもの発達の仕方である．
- ある能力を獲得するには，失敗がつきものなので，焦らないで見守るようにする．日中のおしっこは 3 歳くらいまでに失敗しないでできるようになれば大丈夫である．
- 3 歳児は母親への依存・愛着と友達集団への参加という 2 つの大きな力に挟まれた葛藤状態にあるため，心理的に「赤ちゃん返り」現象が起こりやすい[*2]．多くの子どもたちは自我の成熟によって「赤ちゃん返り」を解消する[*3]．

各年齢の子どもたちの見逃してはいけない項目

低身長[*4]

- 成長障害が出現した時期によって，その原因特定が可能になることがあるので，成長曲線による出生後からの経時的な観察が必要である．成長に重要な要素として，栄養，成長ホルモン，性ホルモンが関与している．
- 乳幼児期には身長の SD スコアは大きく変化するが，3 歳を過ぎると変化

*2
とくに，弟や妹が生まれて母親の関心が赤ちゃんのほうに移ると，敏感に察知し，急に母親に甘えだしたり，抱っこをせがんだり，指しゃぶりが激しくなったりすることがある．

*3
自分も甘えたいというサインなので，手が空いたときに抱きしめたり，お話をしてあげたりすると，子どもの欲求を満たすことになる．

*4
低身長
身体発育パーセンタイル曲線で 3 パーセンタイル以下を低身長と定義する．

SD：standard deviation

が少なくなる．6歳以降に低身長を指摘された子どもの多くは，3歳の時点ですでに低身長であったことが確認されている．これらの子どもでは乳幼児期に，栄養に関する問題点[*5]が多くあげられている．したがって，3歳時点で低身長を指摘された子どもは，精査と注意深い経過観察が必要である．

- 現在，❸に示した疾患において成長ホルモン治療の保険適用が認められている．

SGA性低身長症

- SGAで出生した小児が，2歳までにキャッチアップしない場合には，小児期を通じて低身長のまま経過することが知られている．健常小児よりも早く思春期に入る傾向があり，多くは成人身長も低身長に終わり，成人の低身長の約20%を占める[*6]．
- プライマリ・ケアの現場でも，SGAの子どもには注意して経過を追うことが勧められる．

肥満[*7]

- 本来は体脂肪量の測定によるべきであるが，一般には身長と体重の関係を標準体重と比較することによって肥満度を計算する．

$$肥満度(\%) = (実測体重 - 標準体重) \div 標準体重 \times 100 (\%)$$

により，±10%以内を正常，+10～20%を過体重(overweight)，+20%以上を肥満とよんでいる．

- 標準体重は性別，年齢別，身長別に設定されているので，それがわからない場合は，男女別肥満度判定曲線(❹)に身長と体重をプロットする．
- 身長に比較して明らかに過体重あるいは体重増加傾向が持続しているときは，食習慣や生活習慣の見直しを行うべきである．なぜなら，幼児肥満の25%は成人肥満となり，早期介入によって改善されやすいことが証明さ

*5
哺乳力が弱かった，よく吐いた，離乳食を食べなかった，興味を示さなかったなど．

❸ 成長ホルモン治療の保険適用疾患

- 成長ホルモン分泌不全性低身長症
- ターナー症候群
- プラダー・ウィリ症候群
- 慢性腎不全に伴う低身長症
- 軟骨無形成症・低形成症
- SGA性低身長症

SGA : small for gestational age

*6
わが国でも，SGA性低身長症の成長ホルモン治療のガイドラインがあり，対象となるSGAの定義は「出生時の体重および身長がともに在胎週数相当の10パーセンタイル未満で，かつ出生の体重または身長のどちらかが，在胎週数相当の−2SD未満であるもの」で，このうち暦年齢2歳までに−2SD以上にキャッチアップしなかった場合に適応となる．

*7 肥満
エネルギーの供給と消費のバランスがプラスに傾いた結果，生体の燃料である脂肪が過剰に蓄積した状態を肥満という．

❹ 肥満度判定曲線

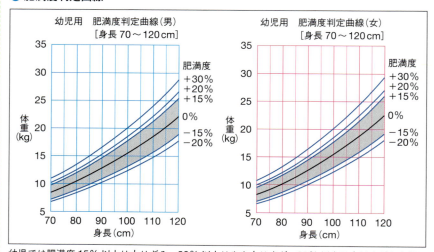

幼児では肥満度15%以上は太りぎみ，20%以上はやや太りすぎ，30%以上は太りすぎと定義している．

れているからである.
- 幼児期は食事,運動,睡眠などの生活習慣の基本が身につく時期であり,この時期の生活習慣がその後の肥満形成と関連があることが知られている*8.
- 肥満を予防するためには,❺のような対策が考えられる.

予防接種の確認
- 接種期間が限定された定期接種をすませているか,母子健康手帳でチェックする*9.
- 1期麻疹・風疹混合ワクチンは1歳から2歳未満で1回,水痘ワクチンは1歳から3歳未満までの間に3か月以上の間隔をあけて2回,3歳になったら日本脳炎の接種を勧奨する.
- Hib・肺炎球菌の追加接種がすんでいるかの確認も大切である.

*8 たとえば,テレビ視聴時間が長く睡眠時間が短いと,7歳での肥満と関連する.また朝食を食べない子は3歳で睡眠時間が短い,夜食頻度が高い,テレビ視聴時間が長い,などの肥満形成につながる生活習慣との関連が認められている.

*9 接種時期を逃してしまうと,自己負担で有料になってしまうことがあるからである.意図的な遅れは少なく,うっかり忘れが多いので,母子健康手帳を見る機会があったら,教えてあげるとよい.

❺ 肥満予防対策

家族への指導
- 幼児期の肥満には疑いなく親や養育者が関係しているにもかかわらず,当の大人たちは子どもの肥満についてまったく気にしていないことが大きな問題点である.したがって,肥満傾向にあることを指摘して,食生活や生活習慣を見直すことが治療の第一歩となる.
- 家庭での食習慣のチェックポイントを❻[2)]に示す.

健康的な食事
- まず,好きなものを好きなときに好きなだけ食べることをやめさせ,食事は決まった時間に規則正しく3回食べるように指導する.
- よくかんで時間をかけて食べると満腹中枢が刺激を受けて,過食を予防する.
- ファストフードは,高カロリー,高脂肪,高果糖という食品としての欠点を併せ持っているので,極力食べさせないようにする.
- 飲み物をジュース,牛乳,スポーツドリンクからお茶や水に替えてみるだけで,摂取カロリーが減少する.
- 調理方法では,揚げるよりは焼く,炒めるよりは煮るで,油分の摂りすぎを防ぐように工夫する.
- 祖父母が食事やおやつの世話をしてくれている場合は,「いっぱい食べなさい」「食べさせないとかわいそう」「好きなものを食べなさい」などと,過剰に食事が与えられていることがあるので注意を要する.

運動
- 肥満している子どもは,日常生活で運動量が少なく,エネルギーの消費が低下している可能性がある.幼児期には,家族そろって戸外で遊ぶ,車でなく公共の交通機関を使って歩く,エレベーターでなく階段を使う,などで,日常生活で体を動かす習慣をつけるとよい.
- 歯磨き,洗顔,パジャマを脱ぐ,食器を下げる,手を洗う,上着やカバン,おもちゃや本を片づけるなど,自分でできることを徐々に増やしていくとよい.
- テレビを視聴している時間,ゲームをやっている時間が長い子どもは運動量が少ない可能性がある.

睡眠
- 睡眠時間が短いと肥満になりやすいことが多数の研究で示されている[3]・*10.
- 成長ホルモンやメラトニンは眠っている間に分泌されるので,乳幼児では午後8時から翌朝の6時までの10時間が睡眠時間として必要である.

*10 **睡眠不足が肥満に結びつくメカニズム**
エネルギー消費や食欲を調節するホルモン(レプチンとグレリン)の変化によって過食,食品嗜好の変化(甘いもの,脂っこいものが好きになる),エネルギー消費量減少などが生じると考えられている.

❻ 家庭での食習慣のチェックポイント

1. 一緒に食事している？
2. 一緒に食事の準備・片づけをしている？
3. 食べ物へ感謝している（命をいただきます）？
4. 朝ごはん，毎日食べている？
5. いろいろな食品（5つの基本食品：主食，副菜，主菜，乳製品，果物）食べている？
6. 野菜毎日食べている？
7. 脂肪，摂りすぎていない？
8. お菓子，食べ過ぎていない？
9. 嫌いなものも食べている？
10. よく噛んで食べている？

（児玉浩子．2007[2)]）

❼「子どもとメディア」の問題に対する提言

1. 2歳までのテレビ・ビデオ視聴は控えましょう
2. 授乳中，食事中のテレビ・ビデオ視聴はやめましょう
3. すべてのメディアへ接触する総時間を制限することは必要です．1日2時間までを目安と考えます．テレビゲームは1日30分までを目安と考えます
4. 子ども部屋にはテレビ，ビデオ，パソコンを置かないようにしましょう
5. 保護者と子どもでメディアを上手に利用するルールをつくりましょう

（日本小児科医会）

❽ 虐待が疑われる子ども（年少児）の特徴

1. 身体面
以下の状態が複数存在，あるいは反復して出現する
- 外傷（痕），火傷（痕），骨折，中毒，その他の事故
- 小円形の火傷痕
- 硬膜下出血

2. 行動・精神面
- 過食，異食，盗食
- 過剰で無差別な対人接近行動
- 痛みに無反応

メディアとの関わり
- 脳が発達する段階には，人との関わりが大切であり，じかに触れ合うことによって，情緒，知性，社会性が形成される．
- 1999年に米国小児科学会が，2004年には日本小児科医会と日本小児科学会が，子どもとメディアに関する提言（❼）を行っている．
- テレビ・ビデオの長時間視聴は人と関わる大切な時間を奪ってしまい，幼児期の言語発達や正しい生活習慣の形成の障害になることが報告されている．したがって，プライマリ・ケアの現場では常日ごろから保護者に対しての啓発が必要であり，待合室にメディア漬け予防啓発ポスターを掲示したり，リーフレットを配布することなどが必要である．

虐待を見逃さない
- 2000年に施行された児童虐待防止等に関する法律により，通告義務が課されたことで，通告件数は増加し続けている[*11]．
- 児童虐待が疑われる子どもの特徴（❽）は外傷，骨折，熱傷，反復する事故であり，命の危険があるので見逃してはならない．
- 虐待を疑ったら，子どもの安全を確保するために，入院を前提として二次医療機関への情報提供をする．入院している間に関係機関と連携して対応を協議するのがよい．

*11 人口1万人あたりの児童虐待発生率は，0～5歳において19.4であり，乳幼児期に最も多い．

家族から寄せられる質問

かみつき

「友達をかんでしまうので，どう対処したらよいでしょうか？」

- かみついたことのある子どもの保護者に尋ねると，ひどい時期は2歳前半までで，治ったきっかけは「言葉の獲得」であったという[4)]．
- 2歳前半なので言葉はしゃべれて，「やめて」「だめ」や「貸して」は言えるの

に，言葉だけではおさまらず，苛立って「かみつき」行動にでてしまうという，子どもなりの理由がある．言葉を話すことができても，自分の言葉が相手に伝わったといううれしい体験が積み重ならないと，「かみつき」はおさまらないとされている．
- したがって，その現場でしっかり叱ることはもちろん大切だが，ただむやみに叱るだけではなく，かみつき行動に至った状況を理解してあげて，「でも，だめよってお口で言ってね」としっかり目を見て話す．
- 2歳前半は，言葉を介して友達との関係を深め，友達が好きになるような気持ちを育んでいくことが大切である．

言葉の遅れ

> 「2歳の息子，少しずつ成長しているけど，他の子と比べると「ブー」とか「マー」とか言うだけで，心配です．発達には個人差があると育児書に書いてあったけど，いったいいつまで待ったらいいのでしょうか？」

- このような質問を受けることが臨床の現場ではしばしばあり，母親の困惑を身近に感じている．とくに，いつまで待ったらよいのか，待っている間に何かできることはないのか，という訴えには，きちんと応える必要がある．
- 一般的に，1歳半ごろに意味のある単語を数語，2歳で二語文を話せるようになっていれば，言葉の遅れは心配ないといえる．これから外れても，1～3歳は個人差が大きい時期なので，話せなくても，
  ① 「パパはどこかな？」と聞くと父親のほうを見るなど，言葉の意味がわかっている様子がある
  ② 名前を呼ばれると振り向く，電話やチャイムの音に気づいている様子がある
  ③ はっきりした言葉になっていなくても，「アーアー」「マムマム」といった声を出している

  などの場合は，追いつく可能性が高い．
- 次のサイン，
  ① 人と目を合わせない
  ② こだわりが強く，よくパニックを起こす
  ③ 運動が苦手で，見本を見せても真似しない
  ④ 生活習慣が身につかず，気が散りやすい

  などがある子どもには，特別な働きかけが必要と考えられるので，地域の「相談窓口」「経過観察」などにつなげるとよい．
- 言葉の遅れをきたす原因を頻度順に ❾ に列記する．
- 言葉を教え込むのではなく，幼稚園や保育園など集団生活のなかで対人関係を伸ばすことにより言語能力を高めていくとよい．
- 経過をみる場合には，どう「話しかけ」を増やすか，具体的に「いつ」「どんなふうに」（❿）を保護者に示すことが大切である[5]．

❾ **言葉の遅れをきたす原因（頻度順）**
① 発達性言語障害[*12]
② 精神遅滞
③ 発達障害（自閉症など）
④ 難聴
⑤ 環境性

[*12]
発達性言語障害
知的には正常範囲であるにもかかわらず，発語や言語理解が遅れる状態を示す．しかし，後に追いつき，ほぼ正常になるものをいう．

⓾ じょうずな「言葉がけ」のアドバイス

1.「いつ」話しかけたらよいか

① 世話をしながら話しかける
たとえば，パンツをはかせながら，「こっちの足だよ」とか「あれあれ，足ひっかかっちゃったね」とか「はーい，はけました」など

② 体を動かしながら話しかける
たとえば，シャンプーするときには，「おめめつぶって」，体を洗うときには「後ろ向いて」，パンツをはかせるときには「足あげて」など

③ 毎日のあいさつは大事な教材
たとえば，「オーハーヨー」とか「コ・ン・ニ・チ・ワ」とかなるべく楽しそうに，リズムをつけて，1日に何回も経験できることなので，言葉を覚える手始めとして最適

④ リズムをとりながら話しかける
たとえば，階段をのぼりながら「ヨイショ，ヨイショ」「トン，トン，トン」，ボールを投げて「ボーン」，転がして「コロコロ」など

⑤ 動作の始めと終わりをはっきりさせるような言葉がけをする
たとえば，歯磨きをするときには，「さあ！ 歯磨きするよ」そして「はい！ お～しまい」

⑥ 子どもが注目しているものについて話す
たとえば，絵本をめくっているときには，「あ，ミッキーいたね」とか「ミニーいたね」とか

2.「どんなふうに」話しかけたらよいか

① 届かせようという気持ちで，本気で，話しかける
「この子は話して聞かせれば，必ずわかる子だ」という信頼をもって話しかける

② にこやかな話しかけが有効
にこやかな話し方をすると，聞き手に「快い」という情動を引き起こし，聞こうとする気持ちを引き出すことができる

③ 名前を呼ぶときは歌うように，音を長く伸ばして
名前と楽しい行為を結び付け，呼名に対する反応性を高める．たとえば，「よしおー」と音を長く伸ばして呼ばれるときは，その後に続く言葉は「おやつだよー」とか「ごはんだよー」

④ 子どもの気持ちをいったん口に出して言ってあげる
たとえば，帰りたくなくてもっと遊びたいときには，「おもしろかったねー」「まだ帰りたくないよねー」ととりあえず子どもの今の気持ちを言ってあげる．そして，「また今度あそぼうね～」「この次来るまでとっておいてあげるから」とおだやかに言い聞かせる

⑤ ダメといわないで，他の言い方を探す
「食べなきゃだめ」ではなく「食べようね」
「走っちゃだめ」ではなく「ここに座っていようね」
「取り上げちゃだめでしょ」ではなく「返してあげようね」

⑥ わかりやすい話し方をする
「お外に行くから，おしっこして，靴はくのよ」ではなく，「お外に行くよー」「おしっこ，出る？」「靴はこうねー」ひとつずつ確かめながら話す

⑦ ジェスチャーや実物など視覚に訴える
「おいで」と言いながら手招きしたり，「お空に，ヘリコプター飛んでるよ」など，指さしたりする

⑧ 体にタッチするなどして，注意喚起してから話しかける
言葉だけで話しかけても振り向いてくれない子どもには，肩などをトントンたたいたり，手を取ったりして，注意をこちらに向けてから話すと，よく見て，聞いてくれる

⑨ 子どもの行動を言葉にして言ってあげる
子どもがくしゃみをしたら，「クション！ くしゃみ出ちゃったねー．お鼻拭こうか」

⑩ 子どもの出す音を繰り返す，言葉を少しだけ付け加える
子ども「ブーブー」大人「自動車だよ」よりも，子ども「ブーブー」大人「ほんとだ！ ブーブーだね，ブーブー」

(中川信子．1998[5])

少食な子

- 幼児期の食べることに関わる相談で多いのは少食である．この時期は行動が活発になるので，落ち着いて食べられず，食欲は乳児期よりもむしろ低下し，毎回食べる量にむらがでてくる．
- 少食の相談があったら，1週間を通しての食事量と食べ方を記録してきてもらい，それが必要な摂取量になっているかを確認する．
  - ▶問題がない場合には，母親に心配しないように伝えると，育児不安が解消される．
  - ▶不足している場合は，1日1回のおやつを含めた1日4食で，バランスがよいメニュー*13 を勧めるとよい．
- 食事に時間がかかり，なかなか咀嚼しないという相談には，テレビを見ながら食事をしていないか，自分で食べているか，食べさせてもらっているか，子どもの食欲を把握しないで必要量以上を強制していないか，食事が子どもにとって居心地の悪い場面になっていないか，などを検討する．原因が取り除かれると，環境に起因した少食は改善することが多い．

*13 たとえば，おかずを真ん中に挟んだのり巻きやおむすび，野菜，肉，魚をのせたピザなど

文献

1) 文部科学省．幼児期運動指針．
   http://www.mext.go.jp/a_menu/sports/undousisin/1319771.htm
2) 児玉浩子．小児のメタボリックシンドロームの対策．日医誌 2007；136：s266-9.
3) 有坂治．小児肥満の現状と問題―特に生活習慣との関連について．臨床栄養 2007；110：812-8.
4) 西川由紀子．かかわりあって育つ子どもたち．京都：かもがわ出版；2013.
5) 中川信子．健診とことばの相談．東京：ぶどう社；1998.

幼児期後半（4〜6歳）

子どもの成長・発達と育児を見守る

川上一恵 | 小児科 かずえキッズクリニック

幼児期後半は公的健診がない時期

- この年齢の子どもは，ほとんどが保育園か幼稚園に所属しているので，少なくとも年1回行われる定期健診で医師の診察を受けるが，成長発達を評価する公的な健診は3歳児健診以後就学児健診（就学半年前）まで行われない．
- なんらかの相談を目的として来院する場合もあるが，本人またはきょうだいの受診のときについでに質問したり，診察室を出ようとするときにドアノブコメントとして放たれたりする．
- 感染症に罹患した，予防接種を受けに来た，などで外来を訪れたときには疾患だけを診るのではなく，発育発達を含め総合的に診察し，保護者が質問や相談をできるくらいの時間的な余裕をもちたい．

幼児期後半の発育発達

身体発育 ❶ *1

- **3歳**：身長 90 cm，体重 13 kg
- **5歳**：身長 100 cm，体重 16 kg
- プロポーションの評価は，標準体重を用いる方法，BMIを用いる方法があるが，いずれにも一長一短ある．BMIは計算が容易であり，日常診療

❶ 年齢ごとの身長（cm）

男児

	−2SD	−1.5SD	mean	+1.5SD	+2SD
3歳	86.3	88.1	93.3	98.6	100.3
4歳	92.4	94.4	100.2	106.1	108
5歳	98.1	100.3	106.7	113.2	115.3
6歳	103.7	106.1	113.3	120.5	122.9
7歳	109.9	112.5	120.1	127.8	130.3

女児

	−2SD	−1.5SD	mean	+1.5SD	+2SD
3歳	85.4	87.1	92.2	97.3	99
4歳	91.9	93.8	99.5	105.2	107.1
5歳	97.8	99.9	106.2	112.5	114.6
6歳	103.4	105.8	112.7	119.6	121.9
7歳	108.8	111.3	118.8	126.3	128.8

*1
身体発育評価
2012年（平成24年）度からの母子健康手帳には，2010年の乳幼児身体発育調査による乳幼児身体発育曲線が掲載されている（厚生労働省のホームページ http://www.e-stat.go.jp/SG1/estat/List.do?lid=000001085635 からダウンロード可能）．一方，乳幼児の身体発育や栄養状態の評価，医学的診断については，関係学会の見解等をふまえ2000年の調査結果（日本小児内分泌学会ホームページ http://www.jspe.umin.jp/medical/taikaku.html よりダウンロード可能）を用いることとされている[1]．
身体発育曲線において，−1.5 SD以下は要観察，−2 SD以下は低身長に該当する．

BMI：body mass index

BMI＝体重（kg）/身長（m）^{2}

❷ 上田式 子どもの発達簡易検査（USDT）[2)]

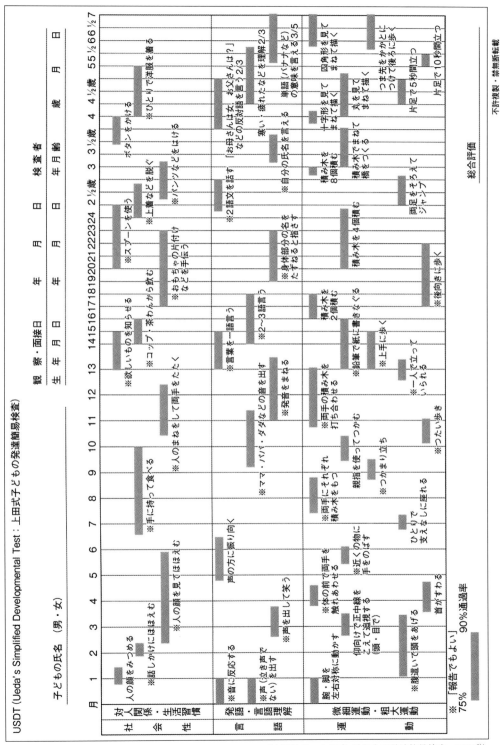

（上田礼子．上田式 子どもの発達簡易検査．2011[2)]）

では使いやすい．幼児期後半ではBMI 13〜19にほぼ97％の児が含まれる．
- 乳歯列が完成する．6歳では，永久歯（いわゆる6歳臼歯）が萌出する児もある．

運動発達（❷）[2,3]
- **3歳**：両足でジャンプをする．階段は足を交互に出して上がれる．短時間であれば片足立ちができる．衣服を着る．ボタンをかける．クレヨンを持って絵を描く．円を描ける．
- **4歳**：四角を描ける．同時に2つの行動ができる（例：歌をうたいながら着替えをする）．○と線を組み合わせて人を描く．一人で排泄の後始末ができる．
- **5歳**：階段を連続して昇降する．安定して片足立ちができる．ケンケンができる．大きなボール（直径20〜30 cm）を投げたり，蹴ったりする．鉛筆を親指，人差し指，中指で握る．一人で衣服の着脱ができる．小さいボタンをはめる・はずす．ファスナーを上げる・降ろす．箸を使える．家や車を描ける．生活の流れを理解し，自ら行動することができる．文字や記号へ興味をもつ．

言語発達
- **1歳半**：発話する語彙は約50語．1日1語増加．
- **3歳**：語彙は1,000語．年齢や名前を聞かれると答えられる．90％の児は二語文を話す．
- **4歳**：
  ▶同年齢児と会話（言語によるコミュニケーション）をしながら遊ぶ．
  ▶正確な構音の習得が可能となる．物語の理解には絵本や紙芝居など視覚的補助が必要．
- **5歳**：会話を通じて集団行動を行う．形容詞，副詞を使って修飾表現を覚え，自分でも使おうとする．表現も複雑となる．時制の認識（数日前と昨日，明日と数日後など）は不十分．好きな食べ物，嫌いな食べ物，好きな遊びなどは言えるようになる．日常生活用品の用途を説明できる．視覚的補助なしに，大人の話す長い物語や言葉遊びを楽しめるようになる．文字に興味をもち始める．
- **6歳**：語彙は6,000語に達する．助詞を正確に使う．正確な日本語の構音で発話する．

心の発達
- **3歳**：子どもどうしやその親など，家族以外の人とのつながりができてくる．言葉を使ってコミュニケーションを図ることができるようになる．あいさつができる．してはいけないこと，ほめられることが理解できるようになる．自分と他人を区別するようになり，所有の意識がでてくる．欲しいおもちゃや外出したいなど社会的欲求がでてくる．好き嫌いがはっきりし，それを主張するようになる．
- **4歳**：同年齢児と会話するなかで相手が自分とは異なる考えや気持ちをも

っていることを知り，また自分の考え・気持ちを相手に伝えることを意識的に行うようになる．

その他の発達
- 3歳：
  - ▶視力は1.0以上となる．
  - ▶昼間の排便，排尿はコントロール可能になっている児が多くなる．
- 5歳：鼻をかめる．

日常診療において見逃したくない所見と対応

低身長
- 診察のたびに身体計測を行うことは理想であるが，忙しい日常診療においては全例に行うことは困難である．常に年齢を意識して子どもを診る，診察室内の家具との相対的な関係からおよその体格を知るといったことを心がけると，低身長を見逃す危険性は減少する．小学生であれば「学校で背の順に並ぶと前から何番目？」というような質問もよい．
- 2歳までの成長には栄養が影響するが，3歳以後は成長ホルモンにより身長が伸びるため，幼児期後半以後に身長のSDスコアが低くなってきた場合には，成長ホルモン分泌不全症などの内分泌疾患が疑われる．また，この時期に急に成長速度が上がってきた場合には思春期早発症を疑う．

SD：standard deviation

弱視，斜視
- 診察室では，児を椅子に坐らせ，医師と向かい，お互いの両目がきちんと合うかを見る．ここで明らかに両眼視していない様子がみられたら，ペンライトを見させ，片眼を遮蔽し，少しして遮蔽を解除したときの網膜反射により斜視の有無を確認する．意識が明瞭なときには斜視がみられず，疲れて眠くなったときに斜視が出現する間欠性斜視もあることを覚えておきたい．
- 視力については，3歳で1.0に達し，大人とほぼ同等に見えることになる．診察机上の絵本や絵カードを見る様子や，「○○はどれ？」と壁面飾りなどから探せるかを観察してもよい．
- 斜視により両眼視ができずにいると，一側の視力が発達せず弱視になる．斜視を発見したらすみやかに専門医に紹介する[*2]．

難聴
- 難聴児に前庭障害[*3]や運動発達障害が高頻度に合併する．運動発達の遅れ，不器用さがみられるときに安易に発達障害とせず，難聴がないか確認する．
- 児の後ろから一側耳の脇で指をこすり振り向くかどうか，静かに穏やかに（ささやき声で）話しかけ聞き返しがあるかでスクリーニングすることができる．聞き返しが繰り返しみられるときには，難聴を疑うとともに精神発達の遅れにも注意したい．

う歯
- 咽頭所見をとるときに，歯の状態（汚れ，う歯）もチェックする．重症のう

[*2]
日本弱視斜視学会ではホームページに「弱視・斜視を専門とする医師の一覧」を掲載している．
http://www.jasa-web.jp/index.html

[*3]
両側前庭機能障害では，頭部の動きと同じに眼球が動くことによる視界のぶれ，日常活動における頭部，体幹の保持が困難，暗所での動作（歩行など）が困難といったことがみられる．

歯や10本以上のう歯が認められるときには，睡眠や食事の時間が一定していない，おやつを何度も食べるなど生活習慣の問題がないか，保護者に確認をし，必要に応じて指導を行う．
- 保護者が子どもの口の中に関心がなく児童虐待（とくにネグレクト）である場合にも，多数のう歯や重症う歯が認められる．

歯並びや咬合の異常
- 4歳以後も指しゃぶりを続けている場合，開咬（前歯がかみ合わず隙間があく），上顎突出（出っ歯），交差咬合（上下のかみ合わせが左右にずれる）などの影響がでる．上下の歯の間に隙間があいてくるとその隙間に舌を押し込んだり，嚥下の際に舌で歯を強く押し出すような癖がでることがある．それにより，サ行，タ行，ナ行，ラ行などが舌たらずな発音になる*4．
- 指しゃぶりへの対応として，声かけや一緒に遊ぶ子どもとのふれあいを大切にすること，子どものしてほしいことやしたいことを満足させる*5 ように心がけるように指導する．単に「指をしゃぶってはだめ！」と禁止するのではなく，絵本やおもちゃを手渡したり，遊びに誘うなど関心を他のことに向けさせ，指しゃぶりの機会をなくし，指しゃぶりを忘れさせるようにする．

発達障害
- 近年，小学校に入学後，授業中に立ち歩く（離席する）子ども，相手の気持ちを読めない子どもの問題が注目されるようになり，一般の人々に「発達障害」という言葉が浸透した．
- 小学校に入学する前に発達障害を発見し，適切な療育や就学指導を行うことを目的とし5歳児健診が提唱されているが，制度として全国一斉に行われているわけではない．日常の診療に5歳児健診のエッセンスを取り入れることで，発達障害をスクリーニングすることが可能であるとともに，適切な指導を行えば軽症の場合には一般のクリニックで対応可能である[5]．

観察のポイント
- 待合室では，座って静かに待っていられるか，母親との関わりなどを観察する*6．
- 診察室に入ってくるとき，母親と手をつないで入ってくるか，歩き方や姿勢，椅子に座るなど指示に従って行動できるかなどを観察する．
- 子どもを椅子に座らせたら目を合わせてあいさつをする．❸を参考にしながらいくつか質問をし，しっかりと応答できるかをみる．児が通う園の行事予定を把握している場合には，それについて質問してもよい*7．
- 子どもが悪戯をしたり，動き回ったりしているときに，保護者がどのような言葉をかけているかを観察する*8．
- 子どもがあいさつをできたとき，簡単な指示に従えたときにはきちんとほめ，そのときの子どもの表情を観察する．

---

*4 咬合に異常があると急性中耳炎のエピソードが33%多いという報告もある[4]．

*5 ここで「子どものしてほしいことやしたいことを満足させる」というと，「甘やかす」ととられがちであるが，「甘えさせる」ことである．保護者には「甘やかすことと甘えさせることの違い」を考えるように言い添えるとよい．

*6 クリニックのスタッフに見てもらうとよい．

*7 例：お遊戯会では何をするの？運動会のかけっこどうだった？

*8 例：ずっとガミガミ叱り続けている．何も言わず放置している．

幼児期後半（4〜6歳） 75

❸ 5歳児健診における質問項目

- 「なんていう保育所（幼稚園）ですか？」
- 「何組ですか？」
- 「〇組の先生の名前は何ですか？」
- 「〇園のカレーはおいしいですか？」
- 「お母さんのカレーはおいしいですか？」
- 「（〇園のカレーとお母さんのカレー）どっちがおいしいですか？」
- 「帽子って何をするものかな？」
- 「クツって何をするものかな？」
- 「お箸って何をするものかな？」
- 「時計って何をするものかな？」

（小枝達也編．2008[4])）

対応

- 幼児期後半には，弟妹が誕生し家族内でのパワーバランスが変化していることがある．弟妹の世話で母親との関わりが少なくなったときに「叱られてもいいから母親の注意を向けさせたい」「母親じゃなくても誰でもいいから注意を向けさせたい」と悪戯や乱暴な行動，多動といった問題行動をとることがある[*9]．このような場合には，上手にできたことや良い行動をそのつど認め，ほめるようにする．難しい場面では望ましい行動を事前に教示しておき，指示が守れたときにほめるようにする[*10]．

- 子どもは予定の急な変化や未知の事象に対応できない．多くの子どもは加齢とともに対応できるようになるが，発達障害が疑われる児では年齢が上がっても困難である．いずれの場合でも，周囲の大人は予定を明確にして，口頭もしくは絵や文字を使って，それを伝えるようにする．事前に予定を伝え，それをこなすことができたらほめることを忘れない．

- このような対応を心がけても，落ち着かない，パニックを起こす，園で他の子どもとのけんかやトラブルが多い，こだわりが強いなどの行動が続くときには，発達障害を診ることのできる医師や地域の療育施設へ紹介する．「療育施設に行くことは，児にレッテルを貼ることではなく，児のもつ能力を伸ばすためである」というように伝えると，比較的スムーズに受診してもらえる[*11]．

よくある質問と対応

食

「しっかりかめません」

- 幼児期後半は，第二乳臼歯が萌出して乳歯列が完成し，食物をかみ切る前歯とすりつぶす臼歯の役割分担が明確となり，さらに咀嚼筋の筋力が発達するため咀嚼効率が高まる．
- 近年，食事に費やす時間が短く，軟らかい食べ物を好み，飲み物を飲みながら流し込むように嚥下する子どもが増えている[*12]．また，歯は萌出後5年程度の期間，う歯をつくりやすい時期といわれ，幼児期後半はまさに

[*9] 保育園や幼稚園では，これを発達障害の疑いとしていることがある．

[*10] 保護者や周囲の身近な大人の目が自分にそそがれ，肯定的にとらえられていると理解したときに，子どもの行動は良い方向に変化するものである．

[*11] 日本小児神経学会ではホームページに発達障害診療医師のリストを掲載している．
http://child-neuro-jp.org/visitor/sisetu2/images/hdr/hattatsulist.pdf
日本児童青年精神医学会でもホームページに認定医リストを公開している．
http://www.child-adolesc.jp/nintei/ninnteii.html

[*12] 1995年に小学5・6年生を対象に行われた調査（日本学校保健会，1995）では，食事中に飲み物をよく飲むと答えた子どもが55％であり，2005年の調査（厚生労働省，2005）でよくかまないという保育園児が20％であることなどから，現代の子どもはよくかまないだけでなく，飲料を飲んで流し込むような食べ方をする傾向にあることが推測されている．

- 乳歯のう歯ができやすい時期である．う歯による痛みのためにうまくかめないこともある．
- 咀嚼力を高めるためとはいえ，ガミガミと注意されながらの食事は苦痛である．まず，食事は楽しい時間であるように心がける．食事に要する時間は，あまり短すぎず長すぎない30分程度をめやすにすることが勧められる．
- 一度に口にたくさんの食物を詰め込んでしまうためにうまくかめない，乳児の哺乳と同じように舌を動かし食べ物のエキスだけを吸ってしまう，かまずに丸呑みをするといった原因をつかみ，少量ずつ口に入れる，顎関節を動かす咀嚼，口唇を閉じての嚥下という一連の動作を指導する．
- 食事中には，牛乳やお茶をおかないことも流し込みを防ぐために必要かもしれない．しかし最も大切なことは「空腹」である．

「食べものの好き嫌いが激しくて困ります」

- 食べ物の好き嫌いに個人差がでてくるのもこの時期である．極端に偏った食の好みは，自閉傾向，発達障害，食物アレルギーなどがかくれている場合もあり注意を要するが，咀嚼力の未熟さや食事中の嫌な体験などから「嫌い」ということがしばしば認められる．
- 空腹で食事に臨むこと，調理の仕方(刻み方や味付けなど)の工夫，一度にたくさん食べることを強要せず，少量でも摂取できたらほめるといったことを積み重ねて徐々に食べられるようにする．

行動

「目をパチパチさせますが，チック[*13]でしょうか？」

- 頻繁に瞬きをする，首をふるといった動作がみられると，「チックでしょうか？　何かストレスがあるのでしょうか？」と聞かれることがある．保護者には，チックは親の育て方や本人の性格に起因するものではないことを伝える．チックをやめさせようとすることは治療効果がない．
- 近年，子どものアレルギー疾患が増え，幼児期後半にはスギ花粉やハウスダストを抗原とするアレルギー性結膜炎がみられる．眼に違和感を感じるために瞬きが増えている場合もあるので，アレルギー性結膜炎への注意も必要である．

「幼稚園では一言もしゃべりません」

- ある特定の場面や人物の前では話すことができないことを場面かん黙(選択的かん黙)という．集団のなかで緊張感や不安が強いことが背景にある．無理にしゃべらせようとせず，安心できる環境を提供し，自信をもたせるようにする．

「どもるのですが，治せますか？」

- 話の流暢性を失った状態をどもる(吃音)という．「ほ，ほ，ぼくは…」とか「ぼーーーーくは」というように音や音節を繰り返したり，音をひきのばし

*13
チック
自分の意志とは関係なく突発的に起こる素早い身体の動きや発声である．以前は心因性の疾患と考えられていたが，現在は生物学的基盤をもつ疾患とされている．3〜10歳ごろの男児に多くみられる．幼児期後半のチックは，95％が何もしなくても1年以内に消失する．

たり，言葉の最初の音が出にくかったりする．2～5歳児の3～5％，女児より男児に多いとされる．言語発達がさかんな時期にうまく言えなかったときに叱責されたり，言い直しを強要されたり，からかわれたりして悪化するが，多くは1年以内に消失する．
- 乳幼児期から学童期(低学年)の時期には，周囲が吃音について神経質にならず，会話を楽しむようにすることが大切である．

「飽きっぽく，じっとしていられません」

- 幼稚園で一つの遊びにじっくり取り組めず移動を繰り返す子，式典のときにじっとすわっていられない子は，しばしば「ADHDではないか？」と言われ，小児科を受診する．
- 2歳児が一つのことに集中していられる時間は10分程度で，少しずつ伸びていき，小学1年生で約40分(学校の授業は40～45分)．
- 5, 6歳でじっとしていられない場合に考えられることとして，座っていることを教えられていない(しつけの欠如)，座っているべき状況を理解していない(低い理解力)，自己コントロールができないといったことが考えられる．理解力が低い，自己コントロールができないといった場合には，精神発達遅滞(知的障害)，発達障害などが疑われるが，診断を下すことが第一ではなく，園や学校での生活が良好に送れるように対処することが求めらる．具体的には，いま行うべきことを明確にし，今後の見通しをもたせる(スモールステップで目標を与える)．

ADHD：attention deficit/hyperactivity disorder

「園でお友達をぶったと苦情を言われました」

- 元気の良い男の子だけでなく，最近は女の子でも「お友達をぶつ」という問題を抱えることがある．
- 2, 3歳までの言語表現が未熟な児では，言いたいことがうまく伝えられないときにぶつ，かむなどの乱暴な行動をすることが多くみられる．集団生活を始めるまでに，他者をぶってはいけないということを教えられていなかった児も少なくない．また，正義の味方としてのヒーロー，ヒロインが出てくるテレビ番組の影響か，「○○ちゃんが悪いことをしたからヒーロー(＝正義の味方)である自分がやっつけてあげた」と自身の暴力を肯定的にとらえている子どももいる．
- 幼児期後半であれば，理由を説明する力も育ってきているので，問題が発覚したときに頭ごなしに叱るのではなく，理由を聞き，適切な対応をしたい．

生活

「携帯型ゲーム機やタブレット端末をほしがります」

- 子どもの生活に携帯型ゲーム機やタブレット端末は必須ではない．これらを使うことの弊害を数値化して示されたデータは少ない．しかし，他者との関わり方の基礎を学ぶ幼児期後半に，誰とも会話せず，一人だけの時間をすごすことは社会性の成長に影響することが危惧される．

●幼児期後半の子どもにとって，仮想空間での遊びより実体験を伴う遊びのほうが望ましい．与える場合には，「1日○時間まで」といった約束を守らせるようにする．

文献

1) 乳幼児身体発育評価マニュアル（平成24年3月）．平成23年度厚生労働科学研究費補助金（成育疾患克服等次世代育成基盤研究事業）．
2) 上田礼子．上田式 子どもの発達簡易検査．東京：医歯薬出版；2011．
3) 上田礼子．USDT（上田式子どもの発達簡易検査）手引書．新潟：竹井機器工業株式会社；2010．
4) Niemela MT, et al. Pacifier as a risk factor for acute otitis media：a randomized, controlled trial of parental counseling. Pediatrics 2000；106：483-8．
5) 小枝達也編．5歳児健診――発達障害の診療・指導エッセンス．東京：診断と治療社；2008．

 知恵の実

氏より育ち

　この言葉は，生まれた家柄よりも育つ環境がその人の人格をつくる，という意味に用いられることが多い．あえて専門用語を用いて表現すれば，遺伝子情報よりepigeneticsのほうが，子どもの精神発達には大切だということになろうか．

　子どもの性格は育った家庭環境によってつくられるということに，誰しも異論はないであろう．一方，親から受け継いだ才能や性格が，子どもの発達に少なからぬ影響を与えるということも理解できる．すなわち先天的な要素と後天的な要素が重なって，一個の人格が形成されるということになる．

　容貌，身長，知能，運動能力などは先天的な要素が強く，性格，体重，人格，知識などは環境要因の影響が強いと感じる．しかし，同一の遺伝子をもつ一卵性双生児でも，これらの特徴は異なる．同じ遺伝子をもっていても，個々の環境により，遺伝情報発現のスイッチの入り方が異なるからであろう．

　ところで，子どもの性格を形づくるのは，生まれた後の成育環境だけであろうか．私は子宮内環境も無視できないと思う．乳児期からおとなしくて手のかからない子，どうにも扱いにくく手のかかる子がいる．歩きだすころになると，用心深い子，活発で走り回る子など，どうしても出生後の環境の影響を受けただけとは思えない．生まれたときに，すでにこのような性格をもっていたと思うのだ．

　胎児の成長に影響を与える因子として，タバコ，アルコールなどの薬物，母体の栄養状態などがよく知られている．これらの因子は当然，脳の発達にも影響を与えるはずだ．子宮内環境が子どもの性格形成に影響を与えていても不思議ではない．

　小児科医は，出生後の成育環境だけでなく，出生前の環境も産婦人科医と協力して，改善するよう働きかけなければならないと思う．

　「氏より育ち」――この語は，江戸時代後期に始まった「いろはかるた」の一種「京都かるた」に含まれる．この言葉の英語訳はいくつかあるが，なかでも秀逸なのは，「Nurture is above nature」である．

安次嶺　馨（沖縄県立中部病院）

子どもと家族の個性と育ちを支える

子どもと家族の個性と育ちを支える

育児不安
― 見つけ方とその対応

吉永陽一郎｜吉永小児科医院

育児不安の定義と意味のあいまいさ

- 日本では1980年代初頭から、育児不安に関する研究が進められるようになり、当時、牧野により「子どもの現状や将来、或いは育児のやり方や結果に対する漠然とした恐れを含む情緒の状態または無力感や疲労感、或いは育児意欲の低下などの生理現象を伴ってある期間持続している情緒の状態、或いは態度」[1]と定義づけられた。しかしこの不安の程度にはかなりの幅があり、またその不安を判定する尺度も、その後研究者によりさまざまなものが用いられている。
- 育児上の現実的な疑問や相談などの心配事もあるが、育児に不慣れなことからくる不安感、育児に対する疲労感、拒否感など、いわゆる育児ストレスといわれるものも含まれる。
- また、始まりはささいな心配であったものが、次第にうつ状態に至り、より深刻な心の不安定さを表すこともある。
- このように、研究者間でも定義づけが統一されていないため意味があいまいであるにもかかわらず[*1]、社会的関心が高く、育児不安という言葉は多くの場面で使われる。マスメディアや小児科関連学会等の演題でも取り上げられ、母子保健に関わる者が育児支援に関わる必要性について繰り返し伝えられる。育児指導が育児支援へと姿を変えてきた背景には、育児不安に対する社会的責務が少なからずあった。
- 本項では、育児に関して、うつ状態を含む母親への対応、または、まだうつ状態までは至らないまでも、より深刻な精神状態になりかねない不安への対応を考える。

*1
育児不安に関しては、
① 子どもの授乳や睡眠、排泄などに関する具体的な心配事
② 育児にまつわるストレス
③ 育児だけでなく家事や生活の総体からくる母親の生活ストレス
④ 母親が育児に関して感じる疲労感、育児意欲の低下、育児困難感
など研究者によってそのとらえ方が異なったまま研究がなされてきた[2]。

育児不安の要因・背景

- 庄司[3]は育児不安に関連する要因として①～⑤を挙げている。
  ① **育児そのものの特徴**：乳児の養護に絶えず配慮しなければならず、主な責任はもっぱら母親に課せられる。しかも初めて育児を経験する人（育児に関する未経験や未熟性）が増えている。身体的、精神的に負担がかかり、また長い期間を要する。
  ② **母親自身の性格特徴**：心配性であるなど。
  ③ **母親をとりまく社会的要因**：少子化、核家族化、父親の不在など。
  ④ **母親の就労状況**：就労しながら育児をしている母親が増えており、職場で育児に対する理解が低いなど。

❶ 育児不安の要因

分類	内容
母親側の特徴	年齢 職業の有無・職業観 性役割分業意識 生活の充実感・趣味の有無 理想と現実の認識 自己注目傾向
子ども側の特徴	子どもの気質・育てやすさ 子どもの数
家族関係	核家族・複合家族 夫婦関係・夫婦の会話 夫のサポート
ソーシャル・サポート	友人 社会的サポート 近所づきあい・家族以外の人との会話

(吉田弘道, 2012[2])

⑤ **子ども側の要因**：出生順位，子どもの年齢（月齢），低出生体重児など．
- その他に，学歴偏重社会で時間をかけて子どもらしく育つことができなかった成育歴をもつ者が親になり[*2]，子どもの育て方がわからないこと，情報過多のなかで特殊な情報と普遍的な情報が混同されること，指導する者の主観や方法によってはかえって不安をつのらせてしまう可能性などが指摘されている[4]．
- 育児不安に影響する要因の研究は多くあるが，問題は，そのような状況のなかで，子育てに関するやりがい，自分の育児が子どもの育ちに良い結果をもたらしているという達成感，自分が十分にそれをやり遂げられるという確信を持ち続けられるかどうかということであり，それはセルフエフィカシー（self-efficacy，自己効力感）と言い換えてもよいだろう．
- 育児不安の要因を吉田は，母親側の特徴，子ども側の特徴，家族関係・夫婦関係，ソーシャル・サポートの4つがあげられるとし，❶のようにまとめている[2]．

育児不安の発見

育児不安のスクリーニング
- 乳幼児健診の場で，育児不安の発見を主な目的としている施設や地域は多い．一般にはスクリーニングは問診にて行われるが，独自の問診票を使っているところや母子健康手帳を活用することもある．また，日本語版エジンバラ産後うつ病自己評価票[*3]を使用しているところもある．

話を聞く姿勢
- 「あなたの話を聞く用意がありますよ」という信号を出し続けることが重要である．「親身になって，自分の話を聞いてくれそうだな」という印象をもってもらって初めて口にできる相談事がある．いつでも聞いてもらえると思えれば，追い込まれることなく，次の機会に相談する余裕をもてる．

[*2]
育児に正解はない．受験で解答テクニックを身につけたマークシート世代の親にとって，正解が見つからないことはそれだけでストレスとなる．

[*3]
Edinburgh Postnatal Depression Scale (EPDS)
10項目の質問から成り，4段階(0, 1, 2, 3)で評価する．自己記入式であり，数分で書き込める．9点以上は産後うつの疑いと評価する．

- 相手の話を聞くことが難しい状況では，後日，話を聞く機会を約束し，できる限り予定の変更をしない*4．

具体的な文例を用意しておく

　スタッフの誰もが気になる母子に時々出会う．同じ思いを抱いているものの，かける言葉につまる場合がある．ひとり親家庭，外国人の親，知識が豊富な親などに自分の個性を生かしてかける言葉を，ふだんからいくつか用意しておくとまごつくことがない．

　「何か変わったこと，気になることがありますか？」という質問は月齢を問わず常に行っている．しかし出産後1か月未満の時期は育児に対する気構えがまだ強い時期であるためか，この問いでは育児による睡眠不足や，基本的なことがうまくいかないという心理的な負担を聞き出すことができない．相手の答え方，答えの内容から家庭での育児の内容をうかがい知るには，open-ended question が有用であることも知っておきたい．

「出産前に想像していたものと比べて，育児の大変さはどうです？」
「育児は，だんだん大変になってきましたか，楽になってきましたか？」
「おじいちゃん，おばあちゃんはどこにお住まいですか？」
「お父さんはいつも何時ごろ帰ってきますか？」
「育児に関してはいつも誰に相談していますか？」
「お母さんが最後に自分の洋服を買ったのはいつですか？」
「上のお子さんはこの子に対してどうですか？」
「お母さん，昨夜は何時間寝ましたか？」

育児支援の実際（❷）

- 育児不安の発見から対応までを育児支援と総称することが多い．育児支援のあり方を以下に紹介する．

育児の負担を軽くして，時には母親役を肩代わりする

- 子どもをしばらく預かってくれる人や施設，子育て補助金や助成制度，家事負担を減らす方策など，育児のみでなく日常生活で母親の負担を軽減する．行政の育児支援の施策などを利用することも考慮に入れる．
- 医療の場では，必要に応じて地域の保育園，託児所，病児保育施設など，子どもをしばらく預かってくれる人や施設の情報提供をすることになる．その地域で，育児や家事の手伝いができる人，助成金など，公共の施設や施策内容について説明できるように日ごろから準備しておきたい*5．

母親が安心して育児できるように情報や相談窓口を整備する*6

- 母親のストレスや不安に寄り添い対応できる場の確保が必要である．いつでも相談できるサークルや施設，話を聞いてくれる人の存在が求められる．

---

*4 診察室よりもゆっくりと話ができる相談室などに場所を移動したり，看護師などスタッフがまず対応することもよい．しかし，話を聞くことが難しい状況下では，後日，時間が長くとれそうな日時を約束することもある．その際にはできる限り予定の変更を繰り返さない．

ひとり親家庭

ひとり親家庭は，母子家庭では家計，父子家庭では家事が悩みの第一にあげられる．これらの困惑が続けば，二次被害を子どもにもたらすことがあり，支援が必要な家庭も多い．ひとり親家庭は社会から孤立しやすく，他の親子と交流できる場所や機会を紹介する．

外国人の親

公益財団法人母子衛生研究会編集による多国語で書かれた母子健康手帳が母子保健事業団(http://www.mcfh.co.jp/)から入手できる．妊娠，出産から乳幼児健診，予防接種に有用である．

知識が豊富な親

専門的な知識をもっている保護者は，治療方針の要望をもって来院することが多く，診断と疾病の状況，治療方針を順序立てて説明する．訴えを途中で遮ったり，頭ごなしに否定することはドクターショッピングをきたすだけで役に立たない．

❷ 育児支援

① 育児の負担を軽くして，時には母親役を肩代わりする
② 母親が安心して育児できるように情報や相談窓口を整備する
③ 母子の愛着形成を支援する
④ リフレッシュ（母親の気分転換）
⑤ 親を守る，子を守る

- 育児不安外来などを設定したり，通常の診療でもやや長めの時間を相談に当て，対応する場合もあるだろう．母親を対象にした講演会，地域の広報誌，自院のホームページやメールサービスを用いるのも効果的である．

母子の愛着形成を支援する[*7]
- わが子をかわいいと思う気持ちにも，支援を必要とする場合がある．母乳育児支援，抱っこの勧め，子守唄や手遊び歌，また絵本の情報提供など，広い意味では愛着形成支援の試みともいえる．
- 日ごろからこれらの試みを自院で行うことは容易ではないが，その意義を理解し，地域の人的資源を活用したい．

リフレッシュ（母親の気分転換）・リラックス（母親の息抜き）
- 育児をする本人にも，また支援する者にも，「母親であればこうでなくてはならない」という理想像があるが，ともすれば犠牲的，禁欲的な考え方になりがちである．友人と会ったり，短時間でもパートの仕事を始めるようになって，子どもに当たらなくてすむようになる人もいる．育児をする母親にも，リフレッシュが必要なことに理解を示す．

親を守る，子を守る
- 毎日のように児童虐待のニュースを聞く時代である．自然でない親子の様子に気づき，声かけをし，寄り添う[*8]．どうしても必要となれば，地域のネットワークと協働して支援し[*9]，場合によっては親子を別々に保護する．

📄 育児不安対応の実際

プレネイタルビジット，ペリネイタルビジット
- プレネイタルビジット（出生前小児保健指導），ペリネイタルビジット（周産期小児保健指導，育児等保健指導）として，産前または産後（生後）間もなく小児科医に会い，話を聞くことで妊産婦の育児不安解消に努めている地域がある．生後2か月のワクチンスタートの前に接種指導できることや，日常診療よりも時間をかけて話せるために大きな安心感を与えることができるなど，その利点が評価されている．
- 地域の産科医の理解や協力が必要であり，実現できている地域は限定されている．しかし，このようなシステム構築が困難な地域でも，その指導のあり方や，指導ガイドラインは参考にすることができる（❸）[4]．

不安に寄り添う
- 相手の心配事を聞きながら，思いつくたびに自分が正しいと思われる結論を伝えたのでは解決にならない．まずは母親の訴えをよく聞くことが重要で，このことは簡略化できない．時には，訴えながら母親自身が解決策にたどり着いていくことも経験する[*10]．
- 心配事が表面に出て，初めて実際的な育児不安への対応が始まる．そのためにはこの人になら何でも話せるという気持ちをもってもらい，そのうえで時間をかけて（一度の面談に時間をかけ，またその後も面談を重ねる），親としての成長をサポートしていくことが求められる．

[*5]
福岡県久留米地区での育児支援の施策
- 乳幼児の医療費の自己負担額を支給する制度（久留米市は12歳年度末まで）
- 児童センターでの一時預かり，病児保育（3病院）
- 手助けをしてほしい人に，手伝いができる人を紹介する「ファミリーサポートセンター」
- 保育園での休日保育（3保育園），子育て支援ボランティアの紹介
- 産前産後や家事・育児ができないときに，子どもと一緒に遊んだり，育児の世話，留守番，家事を行う「エンゼル支援訪問事業」

[*6]
- マタニティ教室，プレパパママ教室，離乳食教室，栄養相談
- 子育ての心配を相談する「ゆったり子育て相談会」「パパママ気持ち楽々相談」
- 耳鼻咽喉科医と言語聴覚士による「ことばの相談」
- 発達に心配があったり，育てにくさを感じる子どもたちの両親へ保健師や心理相談員が行う「親子のびのび教室」「きになるお子さんの相談」
- 双子，三つ子の両親への「ツインズクラブ」

[*7]
親子の愛着形成
- ブックスタート
- 親子で出かけられるさまざまな催し「地域子育て支援センター」「子育て交流プラザ」「児童センター」や校区のコミュニティセンターなどでの子育てサロン

[*8]
親を守る，子を守るフォローの仕方
子どもの健康状態や親の言動から自然でない様子に"気づく"ことから始まる．
- 子どもの健康状態を確認し，改善し，良い状態を維持する．
- 親の支援者になり，共感し，孤立しないこと，孤立していると感じずにいられるように寄り添う．
- 親がストレスであると感じていることが解決できないか，一緒に考える．時には関係機

関や他の人の援助を必要とする．地域により環境状況が違うため，自身の診療地域での医療者としての経験が必要である．
- 育児全体の改善を図る．親の子ども時代の物語に戻ることもある．

上記でもうまくいかないとき，または同時に，子どもの入院，児童相談所や児童養護施設などとの連携が必要になることもある．時には親子を離すことが必要である．

*9
医療者としての関わり
- 地域の各種乳幼児健診
- 地域の要保護児童対策協議会への参加，実務者会議やケース会議：市や教育委員会，児童相談所，警察署，民生委員，幼保連盟などと連携する
- 児童相談所の嘱託医
- 児童虐待事例検討専門委員会（久留米児童相談所）
- 現在進行中の対応事例を，精神科医，臨床心理士，弁護士，小児科医の4人に相談する会

*10
実際的な育児上の相談に訪れた場合も，時間をかけて母親の話を聞いていくうちに，夫婦問題や嫁姑問題，精神的な不安定さなど，より根本的な悩みについての話が始まることもある．このような悩みは，質問に対し簡潔に回答を提示しているだけでは聞き出せない．

❸ **小児科指導ガイドライン（大分県）**

1. 確認事項
(1) 妊娠週数・生後日数を確認する
（妊娠28週から生後56日まで）
(2) 里帰り予定の有無と連絡先を確認する

2. 主な指導事項
(1) 栄養
　① 母乳と薬剤・嗜好品について
　② 母乳不足の判断について
(2) 育児環境
　① 受動喫煙について
　② 部屋の温度・湿度について
(3) 生活上の注意点
　① うつぶせ寝と乳幼児突然死症候群
　② チャイルドシートについて
　③ テレビについて
(4) 乳幼児健診・予防接種
(5) こども医療費助成制度
(6) 育児支援事業
(7) 小児救急医療
　① 地域の小児救急医療システムについて
　② 大分県こども救急医療電話相談について

（石和　俊．2011[5]）

- 不安を表現できるように環境を整備し，雰囲気をつくり，応対を考え，「私はあなたのそばにいることができます」というメッセージを伝えることが重要である．自分をわかってくれる人に出会える機会があること，いま抱えている不安が永遠に続くものではないことを認識するだけで，気分が楽になることは多い．

母親を認める
- 実際に行われている育児の方法が理想的とはいえなくても，その家族の努力をまず認める．家庭の中にある不安の原因を探してそれを取り除こうとするよりも，その原因もその家庭の特質であり，母親がそのことを承知しながら育児を続けていくことを見守る．
- 「がんばって」という励ましよりも「がんばっているね」と認めることのほうが，その後の信頼関係を良好なものにし，また自己効力感を生むことにもなる．そのうえで「ここだけちょっと考えてみましょう」と軌道修正を助言する．
- 不安に対する理解を示さずに「そのくらい大丈夫」「気にしすぎ」という紋切型の答えは役立たない．

理想を身近なところにまで引き下げてくる
- 育児不安とひとことで言っても，その内容や程度は個人差がある．母親自らが抱いた理想の母子像と，現実の自分とのギャップで育児不安をきたしている状況が少なくない．だからといって，新しい育児情報を次々に学習すれば解決していくことばかりではなく，知れば知るほど不安を助長させ

る場合もある．本人が実行できる具体例を示すことが重要である．
きちんと対応する姿勢を示す
- 質問して得られた答えにはなんらかのリアクションを示しておく必要がある．悩みに対する具体的な解決策が即答できなくてもかまわない．しかしその問題を解決するためにどうしたらよいかを一緒に考えることは決して省略してはならない．尋ねられたことにはなんらかの反応ができるように，ふだんから各質問への返答，自施設で実践可能な方策，紹介先を整理しておくとよい．
- 確実な解決策が見当たらない場合は，「それは大変ですね」と，訴えに共感を示したうえで，「こういうふうにやってみてはどうでしょう」「この人に連絡してみたらどうでしょう」などと，医療者の正直な気持ちのあり方を示しておく．

育児支援のあり方

- 支援する人とされる人，それぞれに単独や複数のさまざまな形態がある（❹）．
- 集団での出会いから個人的な対応の機会を得たり，また個人的な相談で他の母親と出会える場を紹介されたりと，それぞれが連携し，機能していることが望ましい．

❹ 支援の形態

1対1の支援
特定の家族の育児不安や，疾病のケアに特定のスタッフがあたる．不安への対応や健診の基本をなす支援のあり方である．育児不安を抱えた家族が，安心して自分の心配事をゆっくりと話せるような態度，環境整備，時間の設定が望ましい．疑問や不安に対し，ゆっくりと時間をとって話を聞き，不安に寄り添うことを重視した姿勢が望まれている．
1対多の支援
特定の家族に，複数のスタッフ，あるいは複数の職種がグループで支援にあたる．他のスタッフの意見で軌道修正をすることができ，また職種により専門的な支援も可能である．しかし特別な場合を除き，多くの職種を揃えることは難しく，そのため地域のさまざまなスタッフと連携をとることが必要になる場合が多い．近年全国各地で，より密接な地域連携への努力がなされている．
多対1の支援
複数あるいは多数の家族を相手に，1人のスタッフが支援を行う．集団健診や講演など，多数を相手に育児や疾病に関する教育，啓発活動を行うことも含まれる．その場での指導で終わることなく，いつでも相談にいける身近な存在として家族に認識してもらう機会でもある．育児書などのメディアやホームページを使っての努力も行われている．ただし，ホームページには独断的な情報が流れていたり，育児書によって記載内容が異なることが指摘されており，かえって不安をあおる結果になることもある．
多対多の支援
複数の家族が，自分たちの心配や不安を持ち寄って，家族どうしで話したり，その場にさまざまな職種のスタッフが参加して交流する．母親どうしであればこそ聞けることもある．家族どうしの意見の交換に，専門家がアドバイスを加えることも可能である．いろいろな意見をもとにスタッフは支援のあり方を検討したり，家族は身近な話し相手を見つけたり，その後のグループ活動につながったりと，多角的な支援のきっかけになることがある．

サンドイッチ忠告法

相手のことがわからないままで育児の様子を軌道修正するのは容易ではない．どうしても忠告する必要を感じたときには，話し方を工夫する．一例として，ほめる言葉の間に忠告内容を挟む，サンドイッチ忠告法を利用するとよい．「お母さん，よくがんばってますね．大変でしょう．だけど，お母さん，たばこ吸ってますね．赤ちゃんの病気の原因にもなるし，ぜひやめたいね．でもよくがんばってるなあ」「すくすく育ってますね．ちょっとお風呂での洗い残しがあるから，もう少し清潔に気をつけたほうがいいかな．でも順調に育って，お母さんがんばってるようですね」

もちろん，重大な病気や緊急性のある虐待などを疑ったときは，その後の医療に確実につなぐことを遂行し，途切れのない医療・支援を優先する．

そばにいる人は誰？

育児不安への対応の基本は「私のそばにいてくれる人は誰？」という質問への答えである．夜泣きや家庭問題，母親の特質など，はっきりと答えのでない悩みや相談もある．画一的な解決策というものはない．家庭に合った工夫を母親と一緒に考えながら，定期的に面談し，その時期を乗り越えていくまで「そばにいますよ」と伝えつづけることが必要である．

育児不安への対応として，育児支援が今後ますます重要視されていくだろう．しかしその際，解決策を情報伝達して完結するのではなく，家族のそばにいる「あり方」なのだと筆者は考える．

文献

1) 牧野カツコ．乳幼児の母親の生活と〈育児不安〉．家庭教育研究所紀要 1982；3：34-52．
2) 吉田弘道．育児不安研究の現状と課題．専修人間科学論集 心理学篇 2012；2(1)：1-8．
3) 庄司順一．育児不安．保健の科学 1998；40：289-92．
4) 加藤満子ほか．育児書の記載内容の比較検討．チャイルドヘルス 1998；1：43-8．
5) 石和 俊．ペリネイタルビジット．日本小児科医会会報 2011；41：8-12．

Question & Guidance

育児不安

❓ 保護者からのQuestion
子どもがなかなか寝ついてくれず，イライラします．叩いたりしてしまいそうで不安です．

❗ 医療者からのGuidance
- **まず保護者の努力を認めてほめる**：頭ごなしにたしなめたり，指示したりせず，努力を認めることで，どんなにがんばってきたのかわかっているという印象を保護者に与える．ほめることは難しいが，まず，悩んだこと，困ったこと，そんな時間を過ごしてきたこと自体をほめたい．睡眠不足，いらだつ気持ちを抱えながら育児をがんばっていることをほめるのである．
- **不安が自分一人だけでないことを伝える**：より良い育児，スムーズな育児を考えれば考えるほど，その理想とのギャップに悩み，試行錯誤を繰り返し，無力感やいらだちに変わっていくものである．育児は思いどおりにはいかないこと，これまで多くの同じ思いを抱いている母親に会ったことを伝える．いらだちが当たり前であることを認めて，そのうえで考え方，対応の仕方を伝える．とくに，産後間もない時期は，精神疾患のきっかけになる可能性もある母親もいるので，対応には注意を要する．これまでの努力を認め，気分の変調が特別なものでないと伝える．
- **そばにいることを伝える**：うまくいかない育児のことを遠慮なく話すことができる相手がいて，次の予約日を約束し，相談者と会うことが保証されていれば，そこまでがんばろうという気持ちになるのではないだろうか．次に会う約束があれば，その日まで手を上げずにいられるのではないか．とくにひとり親家族の場合，地域から孤立しやすく，子どもと親だけの密室状態は，児童虐待とも関連が心配されている．ひとり親であることの負担やストレスを表現できる場所であることを話すとよいであろう．
- **ゴールがあることを伝える**：子どもの気質で泣きやすい子がいる．いずれそんな日は終わることを伝える．昼間の時間が活動的になれば，夜間の睡眠の様子も変わってくる．早く結果を出したい母親の場合は，育児の困難さやストレスを話す機会自体をショートゴールとして，それをつなぎながら育児困難の期間を乗り越えていく場合もある．
- **考え方のコツを伝える**：いずれ終わると伝えながら，その間，試してみる価値のある方法を提案する．以前に会った家族が試した方法，書籍やインターネットから得た情報などを示すが，子ども側のことを変えるというよりも，その状況が変わらなくても，母親が夜の睡眠以外に休息（昼寝）をとるなど，母親側の環境整備を提案することが即効的である．
- **地域資源の利用について伝える**：母親の様子から，育児崩壊の危機，虐待の可能性などを感じたときには，親子ともに逃げ場所を提案する必要がある．託児施設，ファミリーサポートシステム，ベビーシッターなど，育児の負担を軽くする方策を考える．児童相談所の協力が必要な場合もある．

✅ 医療者の確認事項
- ☐ 出産前に想像していたものと比べて，育児の大変さはどうですか？
- ☐ 育児はだんだん大変になってきましたか，楽になってきましたか？
- ☐ 育児を手伝ってくれるのは誰ですか？ 何を手伝ってくれますか？
- ☐ 育児に関する悩みはどこで相談していますか？
  （○○市の子育てサポートセンターを知っていますか？）
- ☐ 育児のやり方は何を参考にしていますか？

❤ 医療者としてのアドバイス例
- 育児はなかなかうまくいきませんよね．こんなはずではなかったのにと，多くのお母さんがそう感じられるようです．
- よくがんばっていらっしゃいますね．何をする気にもなれないときもあるでしょう．そんななか，よくがんばってこられましたね．
- どうやったらスムーズにできるか一緒に考えましょう．いつでも私のところへ話しに来てください．

子どもの気質・個性

宮田章子 | さいわいこどもクリニック

子どもの特性と育児

- 親にとって乳児の気質を知ることは，とてもうれしい発見であり，楽しく不安な作業でもある．また，知ることによって育児の負担が軽くなり楽しむことができる．子どもが出してくれるサインに注意を払い観察できるようになると，行動が予測可能となり，適切に対応するための心がまえができる．
- たとえば，穏やかで静かに一人で遊ぶことが好きな児がいれば，まわりに起こることをよく見ているが，欲求が少なく食べるとすぐに眠ってしまう児もいる．また，易刺激性で，睡眠が不規則，睡眠時間も短い，手足を常に動かして，ごくごく飲んで，急いでがつがつ食べる児もいる．これら例をあげた3人の乳児はどの子が優れている，どの子が異常というわけでなく，違う気質をもっているが特別な子どもではなく正常で健康な乳児である．
- このように人は同じでなく生まれたときからそれぞれの特性をもっているため，育児の仕方もそれに合わせてさまざまなやり方で育てていくことを伝えていくことが育児相談においても重要である．
- 生まれる前や生まれた後に母親が得た育児情報が，実際の育児と大きくかけ離れたときに，母親は悩み困惑することが多い．そのときに得られた育児情報はすべて正しいわけでなく型にはめることはできないこと，子どもの気質はさまざまであること，その気質が母親に影響し母親の気質は子どもに影響することを伝え，子どもと自分に合わせて育児知識を修正していく必要があることをアドバイスしたい．
- 一方で，通常の気質の違いである正常乳幼児か，著しい気質の偏りとしての自閉症スペクトラム障害（ASD）であるかの区別は，乳幼児期では判断することが困難な場合も多い．手のかかる子どもには，注意をしながら医療者側の経時的なフォローが必要で，安易に「大丈夫」とか「気にしないで」という言葉がけをしてはいけない．

子どもの気質

3つのタイプ

- 子どもの気質を，①扱いやすい子，②気むずかしい子，③エンジンのかかりにくい子の3つのタイプに大まかに分類することが多い．これらの分類はわかりやすく簡便だが，子どもの全体像をすべてとらえているわけ

❶ **Thomas & Chess による気質の 9 カテゴリーと 3 タイプ**

9 カテゴリー

activity	活動性	身体運動の活発さ
approach/withdrawal	接近/回避	積極的/消極的
rhythmicity	規則性	睡眠・排泄など身体機能の規則正しさ
adaptability	順応性	環境変化への慣れやすさ
threshold	反応の閾値	感覚刺激に対する敏感さ
intensity	反応の強さ	反応の現れ方の強さ
mood	気分の質	親和的気分/非親和的気分
distractibility	散漫性	外部刺激への気の散りやすさ
attention span/persistence	注意の範囲/持続性	注意の長さ/集中性

3 タイプ（類型）

		頻度
easy child	環境に慣れやすく扱いやすい子	約 40％
difficult child	環境に慣れにくく扱いにくい子	約 10％
slow to warm-up child	エンジンがかかりにくい子	約 7％
other	その他	

ではない．さらに 9 つの気質のカテゴリーで考えるとより子どもを理解するのに有用であるといわれている（❶）．

- **扱いやすい子（easy child）**：たやすく環境に適応し，いつも活発で，やや激しい気性であるが，新しい環境や人に簡単に適応できる．イライラするような状況に遭遇したときも不安は少ない．養育者はこの子はいつもうれしそうととらえている．

- **エンジンがかかりにくい子（slow to warm-up child）**：ネガティブな気分ももっていることがあるがいつもではない．不慣れな環境と人々にゆっくり適応していく．初対面の人や新しく友達をつくるとき，新しい場面に遭遇するときは躊躇して恥ずかしがる傾向がある．時に不安になり身体症状[*1]が出たり，母子分離が難しいときがある．しかし時間が経つにつれて，慣れてくると新しい環境を受け入れられるようになっていく．養育者は性急な気持ちをもたず，無理な母子分離をしないで子どもの気持ちをしっかり受け止め見守ることが必要である．

- **扱いにくい子（difficult child）**：否定的で激しい反応をする傾向がある．乳児期はせわしなく騒がしく，幼児期はかんしゃくを起こしやすくて気難しい．時に唐突で頑固で，新しい状況に適応しにくい．学童期になると，学校での適応に問題をもつことが多く，教師から指摘を受けることもある．彼らは通常より多くの行動上の問題をもつことが多く，子と親との関係性の歪みが出現しやすい．

- これら 3 つのタイプの気質のうち，親が最も心配と訴えるのは，慣れにくく扱いにくい子どもたちである．ネガティブで気性の激しい子どもは適応が難しく，挑戦的で反抗的となる．それに対し，ほとんどの親は圧倒さ

*1
- 爪かみが出てきた
- なかなか寝つけない
- 夜泣きがひどくなった

など．

れ，不当感や怒り，罪の意識を感じてしまう．また，親が野心的で子どもに過度の期待と強制をし，一方で子どもがのんびりで温厚な気質の場合，親は失望・挫折し，そして怒りを感じ，家族内の葛藤を引き起こすこともある．
- 子どもとの相互反応が悪循環となり，成長とともに大人の期待に反して子どもの反応がエスカレートすることがある．しかし，子どもと親の関係が直接の原因ではなく，生まれつきの気質に起因していることが理解できると，理想の育児を追うのではなく，子どもにとって気持ちが楽になるような育て方に変える努力をするようになる．
- ただし，ここで重要なのは，単に気質からくる特徴をもった子どもと，他の問題に起因している同じ特徴の子どもとの鑑別である．たとえば，慢性の疾患，ストレスなどは同様の行動を起こすことがあるので，十分な観察と見立てが必要となり，とくに発達障害圏（自閉症スペクトラム障害など）との鑑別は容易ではない．

親にアドバイスできること

- 親と子どもの気質の不一致がある場合，その現実を認識し，受け入れると解決していくことがある．気質が異なることを認識させ，それを緩和する必要があることを伝える．しかし原因は互いの気質の相違からくるものであって，子どもも親も悪くないことを強調しておく．子どもの気質に合わせ，親自身の反応や期待度の調整ができるようにアドバイスをする．個別に対応できるよう教科書的な育児方法を変更し，許容度を増やし適応力を養う必要のあることを伝えていく．
- 子どもの行動が，通常の気質の範囲を超え，制御が困難であることを認識したら，親や周囲の大人たちにさらなる努力が必要になってくる．しかし乳児期ではあまり子どもを客観視せず，あるがままに感じそれに呼応することにより，親と子の双方が一緒に変化し改善がみられることも多い．
- 学童期になって気づき，関係を改善しようとしてもなかなか難しく，乳幼児期の早い時期から取り組むことによって，子どもも適応でき，感情の表現が上手にできるようになる．
- また，努力の成果を急がず，数週間，数か月で困難であると決めつけないことを伝える．子ども自身も違和感，失望感を感じ，それがさらにネガティブなイメージにつながって，互いにさらなる努力をしなくなり，親子の感情的な葛藤につながる可能性がある．

自閉症スペクトラム障害との鑑別

ASD：autism spectrum disorder

- 子どもがもし自閉症スペクトラム障害（自閉スペクトラム症）（ASD）であっても，親が認識することは簡単ではない．ASDの症状のなかには，他のタイプの発達や行動に問題をもっている場合や，正常の子どもにもみることができるものもある．また，一部のASDには症状をほとんど認めないこともある．他の子どもたちからのASDの子どもを区別しやすくするための月例別のいくつかの例をあげる．

> ### 扱いにくい子に対するアドバイス
>
> ① 気質に反映した子どもの行動を親が十分に認識する．
> ② 中立の客観的な評価をして対処し，感情的・本能的に反応しない．
> ③ 子どもの一部の行動であるととらえず，気質はもって生まれたものであって，子のせいでも親のせいでもないことを伝える．
> ④ 子どもをとりまく課題や問題に優先順位をつける．一部は重要で注意に値するが，それ以外は無視し，棄却できるものもある．
> ⑤ 目の前の一瞬一瞬に焦点を当て，将来についての展望は行わない．
> ⑥ 子どもに期待することをあげ，価値観を認識し，それが現実味を帯びて適切であること．そして，子どもが良いことをしたら，ほめて励ます．
> ⑦ 親自身の気質と行動を感じることにより，子どもがどんなふうに困難感を感じているかを考えてみる．子どもに寄り添うためには親自身がどのように適応できるかを考える．
> ⑧ 差し迫ったリスクの高い状況を予測し，それらを回避または最小限に抑えるようにする．これが難しい状況であることを受け入れ，ベストを尽くす．
> ⑨ 子どもから少し離れる時間をもち，双方の問題を解決できる方法を探してみる．
> ⑩ どうしても困ったら，子どもの行動の専門家やかかりつけの小児科医に助けを求める．

- **生後12か月**
  - ▶ASDでない子ども：名前を呼ぶと振り向く．
  - ▶ASDの子ども：名前を繰り返し呼んでも振り向かないか，他の音刺激では反応する．
- **生後18か月**
  - ▶ASDでない子ども：単に言葉がゆっくりな子どもは，言葉を使えない代わりに指さしをしたり，身振りや表情で表現する．
  - ▶ASDの子ども：言葉を使えないことへの代償の表現はせず，オウム返し，テレビの中の台詞や以前聞いたことのある言葉を繰り返してしゃべることがある．
- **生後24か月**
  - ▶ASDでない子ども：絵を母親のところに持ってきて見せ，一緒にうれしいことを共有しようとする．
  - ▶ASDの子ども：シャボン玉の容器のふたを開けてと言って母親のところに持ってくるかもしれないが，母親の顔は見ず一緒に遊んで喜んだりはしない．

気質に関する解説

気質と個性の言葉のルーツは違うことを知っておきたい

- 保護者への説明の際に，よく使われる言葉として気質や個性があるが，医学的・心理学的言語としての定義を検索してみると，「気質」の研究は多くみられ，とくに発達心理学研究の領域や母子関係の研究などで重要視されている．
- 一方「個性」という言葉の学問的定義は見当たらず定義は曖昧である．「個性」に相当する英語はindividualityであり，「他の人と違った，その人特有の性質・性格」という意味である*2．
- 欧米で使われるindividualityは，これらの意味に加え，他から離れ個人でいること(being individual)の意味が強く，それを維持するために個性が必須となる．「個性」という言葉を育児アドバイスや教育目標に掲げるような使い方はされてはいない．民族性や文化が多様な国では，人間は本来みな個人個人が異なるという文化で，個性という言葉をあえて使わなくても，だれもが個性的になることは当然の結果であるという認識である．
- このように日ごろ気楽に使っている言葉も，背景に大きな差異があることを認識して，育児相談に科学性をもった視点で望めるよう保護者への説明の際に意識しなければならない．

気質(temperment)の概念

- 1950年ごろまでの研究では，気質とは遺伝的要素をもった個人の情動的・情緒的な性質の特徴的な現象であるとされていた．新生児でもよく泣くタイプやあまり泣かないタイプ，敏感なタイプや鈍感なタイプがあることから，多くの研究者はそれを発達初期からの個人差を生得的で生物学的な基礎をもつ「気質」という概念でとらえ，遺伝的な要因の影響が強く環境的要因によってあまり変化しないと考えていた．
- しかし，その後，乳児の気質研究の引き金となったThomas & Chessの研究(1977)は，気質とは生物学的に決定されたものだけでなく，発達の過程でその現れ方や特徴が環境的要因の影響を受けるという，発達を気質と環境の相互作用でとらえようとする新しい視点で，気質を行動のスタイルあるいは様式という用語に読み替え，生物学的に決定されたものとはみなさないとしている*3．

気質研究の動向

- 子どもの発達は子どもの気質が能力と環境の諸条件と調和するときに生じるというThomasの理論は今なお受け入れられ，その考えを踏襲した研究が続いている．
- 気質を把握する手法として，質問紙や構造化された面接手法を使った研究が乳児領域で行われ，さらに気質と発達・愛着との関係の研究，母親の精神状態と気質といった育児不安やストレスの関連の研究が増えている．
- 気質はいつ安定するか，すなわち固定化されるのかの研究には，乳児期だけでなく幼児期，児童期にわたる長期の縦断研究の必要性があるものの，

---

*2 わが国では「個性」という言葉は学問を離れた領域，すなわち一般社会で使用されていることが多く，一部「気質」と同義に使われる場合もあるが，「個性を育てる～」「個性を重視した～」といったようなキャッチフレーズで育児や教育領域の企業に商業主義的に使われることも多い．

*3 Thomas & Chess の研究
1956年からAlexander Thomas, Stella Chessらはニューヨーク縦断研究を実施し，140人以上の生後2，3か月の子どもの詳細な行動特徴のデータを定期的に集め，乳幼児初期における子どもの行動パターンにはっきりした個人差がみられること，乳児期初期にみられた個人差が生後2年間あるいはある程度安定性を保っていることを報告し，乳幼児の示す行動特徴を9カテゴリーに分類し，さらにそのカテゴリーの組み合わせから子どもの気質を3タイプとそれ以外に分類した（❶）．

研究手法や長期間のフォローアップの困難性のため，まだ十分な検討はなされていない．発達障害やその二次障害などを考えるうえでも縦断研究は今後の重要な課題である．

気質と児の発達・発達障害

- 乳児期初期の気質のカテゴリー（❶）と言語発達の間にはいくつかの有意な関連性を認めるものがあるといわれ，カテゴリーの内容は発達障害児（ASD）の行動特徴として取り上げられる用語と類似しており，発達障害と関連が深い行動様式と言語発達の関連性の相関を間接的に示す可能性があるともいわれている．
- 一方，タイプ（❶）と言語発達とのはっきりした相関は認められないともいわれている．

気質と母親の育児不安，うつの関係

- 気質自体が環境に影響を与え，さらに気質に影響を与えるという意味は，新生児の気質の特徴が親の反応を引き出し，それがさらに児に影響を与え新たな性格を形成していくことを示している．
- 育児をするうえで否定的感情をもつときの子どもの気質とは，思いどおりにならないと激しく感情を表す子やよく騒いで大騒ぎをする子など，扱いにくさを示すような子どもの場合である．このような場合には，養育者は日々の育児のなかで対処できないため陰性感情や否定的な感情が生まれる．
- また児の神経質さや生活の規則性の乱れで，睡眠の安定が得られず食事のリズムが安定しないときは，養育者は育児に対して拒否的となる．たとえば子どもが difficult child で泣きやまないでいるときに，母親にその現象がその子の気質であるという認識がなければ，子どもにも自分にもネガティブな感情を抱き育児不安が増強する．器質的難しさと母親のうつと関連があることも研究によって示されている．
- 反対に，母親が子どもの気質がわかっていると，子育てに不安が減り自信をもって育児ができることにつながる．育児相談などで，母親へ望ましい関わりについて適切な援助をするためには，児の気質の特徴をアセスメントしてから行うことが重要である．

自閉症スペクトラム障害の乳幼児の気質とそうでない子どもの気質の違いはいつわかるか？

- 生後6か月時の気質での差異を判別することは非常に難しく，12〜18か月にかけては，気質の極端な偏りを認める場合，アイコンタクトや遊びや行動をみる視線の違いなどで判別できることがあるが，差異はごくわずかなことが多い．

自閉症スペクトラム障害の早期のサイン

1. 社会性の欠如
- スキンシップを嫌う
- 乳児期に極端におとなしいか，逆に非常に機嫌が悪く泣いてばかりいる赤ちゃん
- 視線が合いづらいかまたは合わない
- 両親のあやしに反応が薄い
- 両親の指さしや向ける視線に目を向けようとしない
- 興味を示したものを親に見せるなどの関心の共有動作が少ない
- 場に応じた表情の表出が少ない
- 他の人が考えたり感じているかもしれないものを認識することが困難
- 他の人への関心（共感）が低い

2. コミュニケーション障害
- 15か月までに有意語がない．24か月になっても二語文が出ない
- 言葉の意味を理解せずに他の人の言うことを正確に繰り返す（parrotingまたは反響言語）
- （車のクラクションや猫の鳴き声のような）音に応答するが，名前を呼ばれていることに反応しにくい
- 「自分」として「あなた」などの言葉で自己を表現する（代名詞の反転）
- コミュニケーションに興味を示さない
- 会話を開始または継続することが少ない
- ごっご遊びの人々や実際の生活を表現するためにおもちゃに興味を示さない
- 数字，歌，マークなど，特定のサインの記憶力が高い
- 獲得した言葉を失う退行現象がある

3. 行動特徴（stereotypic，常同性，限定的な行動）
- 揺する，指をクルクル回す，または手をひらひら，ぴょんぴょん跳ぶなどの常同行動
- 順序，儀式が好き
- 日中はいくつかの行動を繰り返しやって夢中になる
- おもちゃの全体像でなく一部で遊ぶことを好む（たとえば，おもちゃの車の車輪を回転させる）
- 意味を理解できないのに，非常に早い時期から字が読めるなど特異な能力をもっている
- 感覚異常．過敏または異常に鈍感（におい，音，光，触覚，痛みなどの知覚）
- ものを見るときの視線の使い方が異常（たとえば，異常な角度から目的物を眺める）
- 興味の対象が狭いか非常に特異

参考文献

- Thomas A, et al. The Dynamics of Psychological Development. New York：Brunner/Mazel；1980〔林雅次監訳．子どもの気質と心理的発達．東京：星和書店；1981〕
- 稲垣由子．乳幼児期における心の育ち．母子保健情報 2006；54：47-52．
- Your Child's Temperament
  http://www.healthychildren.org/English/ages-stages/gradeschool/Pages/Your-Childs-Temperament.aspx

Question & Guidance

子どもの気質・個性

❓ 保護者からの Question

生後15か月ですが，興味をもっておもしろそうにおもちゃで遊んでいたと思っていると，突然かんしゃくを起こして大泣きをします．どうしてなのかわからないまま，こちらもイライラして，お互いますますエスカレートしてしまいます．うちの子だけ特別なのでしょうか？

❗ 医療者からの Guidance

- このころの幼児は，言葉がではじめ要求を少しずつ言葉にできるようになってくる．危ないなどの見通しがないのに，周囲にとても興味をもち，活発に動き始め社会性が芽生えるときである．自分で何でもやろうとする，決めようとするエネルギーがあり余って制御できないため，しばしば動きも感情も度を超すことも多い．たとえば，洋服を着替えさせようとすると怒って抵抗する．おもちゃの積み木を積もうとして上手に積めず崩れてしまったとき叫んだり，大泣きをするなどである．どんな気質でもこの月齢ではよくみられる反応であるが，とくに difficult child のグループに入る子どもの場合はその反応が強く出るため，養育者の困難感が増強する．
- 生後15～18か月ころは，子どもの心の成長のうえで重要な月齢であり，同時に両親もそのことを学ぶべき大切な時期である．子どもがなぜかんしゃくを起こすのかは，子どもが発する言葉に頼らず行動を観察していると理解できる場合が多い．
- かんしゃくのきっかけが意志と反する強制や行動の不成功であることなので，両親に子どもをよく観察すること，心の反応は年齢に応じて変わっていくことを伝えることで有効なアドバイスとなる．具体的には，行動を待つことで回避できるし，行動の不成功によって子ども自身が思いどおりにならないことを学習していると理解すること，子どもの要求を養育者が理解できる簡単な会話で代弁することなどで子どもも落ち着き，養育者のいらだちは軽減すると思われる．
- また，かんしゃくがあまりにひどいときは養育者を母親から，父親または祖父母などに一時的に代わる．疲弊している養育者は子どもから空間的・時間的に離れることで，自身がリフレッシュすることができる．
- しかし，その後2年たっても感情の制御ができないか不良である場合，気質という範疇から逸脱していると判断したときは，器質的な障害または母子関係の構築不全などを疑い，専門機関への紹介や社会的な介入が必要である．

> ✅ **医療者の確認事項**
> ☐ 一緒に遊んであげているとき，どんなときに遊びをやめさせたり「だめ」と言いますか？
> ☐ 子どもがかんしゃくを起こしたとき，なぜそうなったのか，そのきっかけと理由がわかりますか？
> ☐ お子さんは言葉だけよりも，ジェスチャーや表情をつけたほうがよくわかりますか？
> ☐ あなたのお子さんは頻繁にかんしゃくを起こしますか？

💗 医療者としてのアドバイス例

- お子さんはお話しをするようになったと思いますが，単語が出ていてもまだ十分に意志を伝えることは難しいので，かんしゃくが起きる前の子どものちょっとした表情の変化や動きを観察し敏感になってみてください．すると子どもがどうしたいかを感じることができ事前に心の準備ができます．
- この子が特別だということでなく，どんな子どもでも年齢を経て気持ちの抑制や意思表示の仕方を学んでいきます．
- 子どものしたいことを想像して代弁してやること，そのときにはなるべくシンプルな短い文章で伝えると子どもは理解でき，気持ちを表現してもらって満足し落ち着くことが多いです．
- それでも頻繁にかんしゃくが起きるようなら，世話を家族に手伝ってもらい一時的に子どもから離れてみましょう．少しリフレッシュができると，また育児をする元気が出てきます．
- しかし，この状態が3歳を過ぎても同じようなら専門機関に相談することも考えましょう．

家族の養育力

藤野　浩 | 藤野医院

- 近年，児童虐待や子どもの貧困など，子どもたちが被害を被る事件，事故を非常に多く目にするようになった．愛され，守られるべき存在である子どもたちが何故にそのような被害に遭わなければならないのであろうか．そこには，子どもをとりまく養育環境の変化が大きな要因となっている．
- 養育とは「子どもの生命を守り，心身の発達と健康を増進し，そして社会の中で生き，生活していけるように育てること」であり，本項では子どもにとって最も密接な環境要因である家族の養育力について考えてみたい．

育児をとりまく環境の変化

かつての日本（昭和40〜50年代）

- かつての日本（筆者の経験した昭和40〜50年代）を思い出してみる．高度経済成長期にあり，現在よりも多くの子どもたちが町中で遊び回っていた．遊びを中心に自然と形成された異年齢集団*1 は小さな社会であり，そのなかで子どもなりの社会性を身につけていった．また，何か悪いことをすると，親だけでなく地域の大人に怒られていたことも思い出す．
- 現在と決定的に違うのは，隣人との距離が非常に近かったことではなかろうか．顔見知りの大人が近所にたくさんいた．大人たちも多くの子どもたちの顔を知っており，その成長に携わっていた．自然と地域のなかでの子育てを行っていたのであろう．
- さらに親自身も，親兄弟や周囲の経験者から教えてもらうことで子育てを行っていたようである．情報が少なかった分，周囲の人たちを巻き込んでの育児，教育が行われていたように思う．

現在の日本

- 昭和の時代と比較するまでもなく，多くの情報が氾濫している時代となった．情報が多いことは決して悪いことではないが，取捨選択が非常に難しく，それに振り回されることも少なくない．
- 核家族化が進み，育児に経験者の知恵が加わりにくい環境になっている．さらに（これは都市部に多いように思われるが）地域との連携が疎になり，地域で子育てをする環境が乏しくなっている．そのため，親に多大な負荷がかかり，親子での引きこもりや育児ノイローゼも増えている*2．筆者は子育ての環境に関しては，地域で支え合う，昔ながらの子育ての良さも十分に再認識して取り入れるべきと考えている（❶）．

---

*1
インターネットもテレビゲームもなく遊びといえばもっぱら外遊びが中心で，家の中にじっとしていなかったことを思い出す．筆者の田舎では子どもたちごとに仲良しグループがあり，それは決して同級生のみでなく，下は3〜4歳くらいから上は小学校中学年くらいまでの子どもの集まりであった．大きい子どもは小さい子どもの面倒をみて，小さい子どもは大きい子どもに従って遊びを繰り返していた．

*2
いわゆる"密室の育児"
過剰すぎる情報もまた，親を悩ませる原因になっている．わからないことをネットで調べ，重い病気を心配し病院に駆け込んでくる．病院に来る親はまだよいが，一人で悩み続けて精神を病んでしまうケースもしばしば耳にする．

❶ 育児環境の変化

社会構造の変化
部落・村（生活共同体）の消失
家の概念の変化
一族・家族（運命共同体）の消失
核家族化
協力者・助言者の不在
少産少子
一人っ子・未経験の親の増加
働く母親の増加
母子接触の減少，母性の変化

（仁志田博司，2012[2]）

養育力を低下させる要因

増えている被虐待児（子ども虐待）

- 虐待の相談は年々増加しており，虐待による死亡児数も高い水準で推移している（❷）．虐待が起こる要因はさまざまであるが，大きく4つに分けられる（❸）．
  - ▶ 保護者側のリスク要因：愛着形成に問題がある項目が多い．望まない妊娠，若年妊娠，マタニティーブルーズ*3 や産後うつ病*4，保護者の被虐待経験，育児不安など，周囲がうまくサポートすることにより改善する可能性がある．
  - ▶ 子ども側のリスク要因：育児に手がかかることが大きな原因である．これも周囲のサポートで改善する可能性がある．
  - ▶ 養育環境のリスク要因：経済的な困窮や不安定な家族関係など養育力に原因があることが多い．
  - ▶ その他：3要因が関係して起こることが多い．

*3
マタニティーブルーズ
産後2～3日，30～50％の産婦が，情緒不安定（笑ったかと思うと次には泣いている）になったり，不眠，抑うつ気分，不安感，注意散漫，イライラ感などの精神症状を経験する．これら症状のピークは産後5日目ごろで，10日目ぐらいまでには軽快する．エストロゲン，プロゲステロンの急激な低下が原因とされている．

❷ 児童虐待相談の対応件数（上）および虐待による死亡事例件数（下）の推移

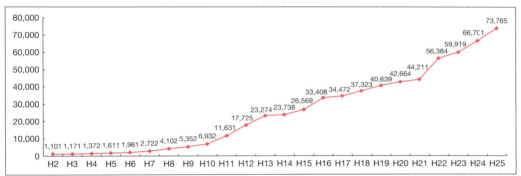

全国の児童相談所での児童虐待に関する相談対応件数は，児童虐待防止法施行前の平成11年度に比べ，平成24年度は5.7倍に増加．
※ 平成22年度は，東日本大震災の影響により，福島県を除いて集計した数値．

	第1次報告 (H15.7.1～ H15.12.31)			第2次報告 (H16.1.1～ H16.12.31)			第3次報告 (H17.1.1～ H17.12.31)			第4次報告 (H18.1.1～ H18.12.31)			第5次報告 (H19.1.1～ H20.3.31)		
	虐待死	心中	計	虐待死	心中	計	虐待死	心中	計	虐待死	心中	計	虐待死	心中	計
例数	24	—	24	48	5	53	51	19	70	52	48	100	73	42	115
人数	25	—	25	50	8	58	56	30	86	61	65	126	78	64	142
	第6次報告 (H20.4.1～ H21.3.31)			第7次報告 (H21.4.1～ H22.3.31)			第8次報告 (H22.4.1～ H23.3.31)			第9次報告 (H23.4.1～ H24.3.31)			第10次報告 (H24.4.1～ H25.3.31)		
	虐待死	心中	計	虐待死	心中	計	虐待死	心中	計	虐待死	心中	計	虐待死	心中	計
例数	64	43	107	47	30	77	45	37	82	56	29	85	49	29	78
人数	67	61	128	49	39	88	51	47	98	58	41	99	51	39	90

児童虐待によって子どもが死亡した件数は，高い水準で推移．
※ 第1次報告から第9次報告までの「子ども虐待による死亡事例等の検証結果等について」より．

*4
産後うつ病
産後数週間〜数か月以内に気分が沈むようになり，周囲に対する興味や喜びが感じられないこと，不安，緊張，集中困難，不眠，必要以上に罪悪感を抱いて自分を責める，自分はまったく価値のない人間だと感じるなどの心の症状がでてきて，2週間経っても改善しない場合や悪化傾向がみられる場合には産後うつ病が疑われる．疲労，頭痛，食欲不振などの何らかの身体的な症状を伴うことも，通常のうつ病と同じである．
マタニティーブルーズと同様に，育児不安の大きな要因となる．

❸ 虐待に至るおそれのある要因・虐待のリスクとして留意すべき点

1．保護者側のリスク要因
- 妊娠そのものを受容することが困難（望まない妊娠）
- 若年の妊娠
- 子どもへの愛着形成が十分に行われていない（妊娠中に早産等何らかの問題が発生したことで胎児への受容に影響がある．子どもの長期入院など）
- マタニティーブルーズや産後うつ病等精神的に不安定な状況
- 性格が攻撃的・衝動的，あるいはパーソナリティの障害
- 精神障害，知的障害，慢性疾患，アルコール依存，薬物依存等
- 保護者の被虐待経験
- 育児に対する不安（保護者が未熟等），育児の知識や技術の不足
- 体罰容認などの暴力への親和性
- 特異な育児観，脅迫的な育児，子どもの発達を無視した過度な要求　　等

2．子ども側のリスク要因
- 乳児期の子ども
- 未熟児
- 障害児
- 多胎児
- 保護者にとって何らかの育てにくさをもっている子ども　　等

3．養育環境のリスク要因
- 経済的に不安定な家庭
- 親族や地域社会から孤立した家庭
- 未婚を含むひとり親家庭
- 内縁者や同居人がいる家庭
- 子連れの再婚家庭
- 転居を繰り返す家庭
- 保護者の不安定な就労や転職の繰り返し
- 夫婦間不和，配偶者からの暴力（DV）等不安定な状況にある家庭　　等

4．その他虐待のリスクが高いと想定される場合
- 妊娠の届出が遅い，母子健康手帳未交付，妊婦健康診査未受診，乳幼児健康診査未受診
- 飛び込み出産，医師や助産師の立ち会いがない自宅等での分娩
- きょうだいへの虐待歴
- 関係機関からの支援の拒否　　等

（厚生労働省．子ども虐待対応の手引き〈平成25年改訂版〉）

*5
ペリネイタルビジット事業
出産前にあるいは出産後早めに，かかりつけの小児科医を見つけておいて，出産後の育児不安を少しでも早く解決しようという制度である．

*6
相対的貧困率
国民を所得順に並べて，真ん中の順位（中位数）の人の半分以下しか所得がない人（貧困層）の比率を意味する．

- これら4項目はいずれも独立しているわけでなく，それぞれが関係しながら問題となっている．しかし（保護者側の要因にあるパーソナリティの問題などもあるが），多くの項目は周囲が家族（とくに母親）をサポートすることで虐待を減らす糸口になる項目が多い．
- 母親のサポートを出産前から行うことは可能であり，❹のような妊婦に対し，大分県や北九州市で行われているペリネイタルビジット事業*5 などを実施することで少しでも問題を洗い出すことができる．この場合，得られた情報を行政機関，医療機関などで共有すること，また情報共有のためのネットワークづくりも必要であろう．

子どもの貧困

- 子どもの貧困に関しては，相対的貧困率*6 が2009年の15.7％からさらに増加し，2012年には16.3％となっている．これは先進国のなかでも平

❹ 特定妊婦

① すでに養育の問題がある妊婦
　要保護児童，要支援児童を養育している妊婦
② 支援者がいない妊婦
　未婚またはひとり親で親族など身近な支援者がいない妊婦，夫の協力が得られない妊婦など
③ 妊娠の自覚がない・知識がない妊婦，出産の準備をしていない妊婦
④ 望まない妊娠をした妊婦
　育てられない，もしくはその思い込みがある，婚外で妊娠をした妊婦，すでに多くの子どもを養育しているが経済的に困窮している状態で妊娠した妊婦など
⑤ 若年妊婦
⑥ こころの問題がある妊婦，知的な課題がある妊婦，アルコール依存，薬物依存など
⑦ 経済的に困窮している妊婦
⑧ 妊娠届の未提出，母子健康手帳未交付，妊婦健康診査未受診または受診回数の少ない妊婦
　なお，未受診となった背景を把握することが重要である．

(厚生労働省．子ども虐待対応の手引き〈平成25年改訂版〉)

❺ 貧困率の年次推移

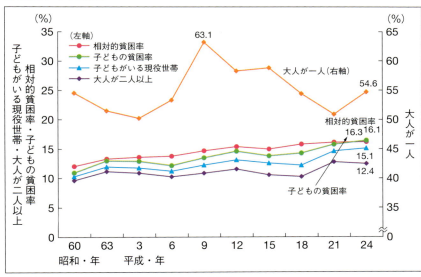

注：1) 平成6年の数値は，兵庫県を除いたものである．
　　2) 貧困率は，OECDの作成基準に基づいて算出している．
　　3) 大人とは18歳以上の者，子どもとは17歳以下の者をいい，現役世帯とは世帯主が18歳以上65歳未満の世帯をいう．
　　4) 等価可処分所得金額不詳の世帯員は除く．

(平成24年国民生活基礎調査の概況)

均を超える数字である．また，ひとり親の場合，相対的貧困率は54.6%と顕著に上昇する(❺)．
- 国立社会保障・人口問題研究所の報告では，親の収入と子どもの学力の間に相関関係があり(❽ 参照)，貧困は子どもの学力にも大きな影響を及ぼしている．
- 貧困の原因としては，ひとり親世帯の増加と3世代世帯の減少により，家族で貧困を防ぐ機能が低下していること，経済状況の悪化に伴い親の所

❻「子どもの貧困対策法」

（目的）
第一条　この法律は，子どもの将来がその生まれ育った環境によって左右されることのないよう，貧困の状況にある子どもが健やかに育成される環境を整備するとともに，教育の機会均等を図るため，子どもの貧困対策に関し，基本理念を定め，国等の責務を明らかにし，及び子どもの貧困対策の基本となる事項を定めることにより，子どもの貧困対策を総合的に推進することを目的とする．
（基本理念）
第二条　子どもの貧困対策は，子ども等に対する教育の支援，生活の支援，就労の支援，経済的支援等の施策を，子どもの将来がその生まれ育った環境によって左右されることのない社会を実現することを旨として講ずることにより，推進されなければならない．

❼「生活困窮者自立支援法」

（生活困窮者就労準備支援事業等）
第六条　都道府県等は，生活困窮者自立相談支援事業及び生活困窮者住居確保給付金の支給のほか，次に掲げる事業を行うことができる．
（略）
四　生活困窮者である子どもに対し学習の援助を行う事業

---

*7 とくに社会保障制度はアメとムチ（授業料の援助，生活扶助金額の引き下げなど）のような状況になっており，決して世帯収入が増加する方向には向いていない．ひとり親世帯の増加，非正規雇用の増加といった収入が増えない・安定しない家庭が増え，それに対する社会保障制度は十分でないどころか，収入を減少させる方向に向いている部分もある．

得が減少していること，社会保障制度の機能低下などがあげられる*7．
- 2013年6月に子どもの貧困対策法（❻），同12月に生活困窮者自立支援法（❼）が制定され，2014年8月には安倍首相が子どもの貧困の連鎖を断ち切り，裕福でない子どもたちの教育水準を引き上げる考えを示した．子どもの貧困の改善につながるか期待される．

育児不安
- 虐待や貧困とも関連するが，マタニティーブルーズや産後うつ病に代表される，育児不安も養育力の低下を引き起こす要因となっている．抱えている問題をインターネットだけで解決しようとする姿勢，希薄な人間関係，親の未熟さ，若年妊娠，シングルマザーなど不安定な養育環境が育児不安の大きな原因となる．
- 他人のちょっとした一言で不安が増大することもよく耳にする．濃密な隣人関係を構築する必要はないが，「赤ちゃん元気？」「疲れていない？」といったちょっとした声がけが不安を相談するきっかけになる．

生活環境
- 子どもをとりまく環境も問題になることが多い．孤食，偏食に代表される食の問題，インターネットの発達に伴う情報の氾濫，過保護な親，逆に無関心な親の増加に伴うしつけの問題，学力に偏重した家庭教育，父親不在の育児環境など，さまざまな生活環境の問題が噴出している．これらの問題は親の生育歴も大きく関わっていることが多い．

養育力を高めるには

保護者
- 少子化の現代，親になるまで赤ちゃんや子どもと触れあう経験が少なくなっている．そのため，初めて赤ちゃんと触れ合うのが自分の子どもだという親も少なくない．
- すでに育児の経験はあるが，障害児など手のかかる育児を行っている親などは，保健所や自治体からの家庭訪問や相談事業などを積極的に利用させるように心がける．

- マタニティブルーズや産後うつ病など母親の気分の落ち込みが強い場合などは，出産した産婦人科などとも連携をとるべきである．
- 育児知識や技術不足は家庭訪問や乳児健診，かかりつけ小児科などで親が安心できるような知識，技術を伝える．
- また，育児に父親の参加も不可欠である．母親にとって夫は相談相手であり，精神的な支えでもある．夫婦で話し合って育児を行うことが最も自然であると考える．そうすることで親の養育力は向上していくのではなかろうか．

子ども

- 障害児や多胎児など，育児に多くの負担がかかる子どもたちがいる．多くの親はそれでも一生懸命育児を続けるが，一方で親にばかり過大な負荷がかかり，さらに日常生活でも多くの犠牲を払わねばならない．そのためにデイサービス，ショートステイといった子どもに対する介護事業の存在を伝えるべきである[*8]．

養育環境

- **経済状態が不安定な家庭**：これはただちに貧困につながり，子どもに多くのがまんを強いることになる．貧困は食生活にも影響を及ぼし，健康，成長発達に影響を及ぼす．厚生労働省の調査（❽）では家庭の収入額と学力には相関があるという結果が出ている．生活保護，ひとり親扶助，児童手当などを十分に活用し，貧困から脱却させることが重要である．親にもこのような経済的援助が決して恥ずかしいものではないことを十分に理解してもらうようにする[*9]．

*8
子どもへの福祉サービスは知られていないことも多いため，各自治体の障害者福祉課や子育て支援係などと連携し，存在を知らせるべきである．
また，当該児童のきょうだいががまんを強いられていることがあるため，きょうだいのためにも福祉サービスを利用しやすい環境を整える必要がある．

*9
とくに父親が反対することがあるため，そのような場合は経済的に安定するまでの間だけでも活用するように説得する．

❽ 世帯収入と学力

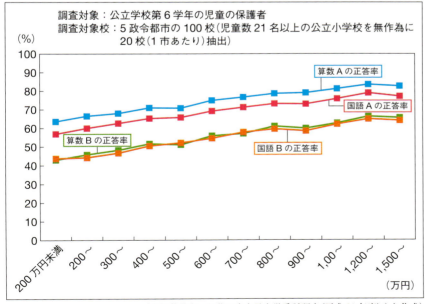

（文部科学省．お茶の水女子大学委託研究〈平成20年度〉より作成）

- **孤立している親**：母親のほうが多いと思われるが，周囲に相談する友人がいない，知り合いがいない場合で，密室の育児になる可能性がある．これも家庭訪問などで外に目を向けてもらうように仕向ける．乳児健診歴やワクチン未接種といった情報もきっかけになる．
- **食生活の問題**：孤食や偏食といった食生活の悪化も養育環境に大きく影響する．家族で食卓を囲んで楽しく食事を行うと，子どもの安心にもつながる．親が食べることの楽しさを教え，いろいろな食材を一緒に食べることで偏食も予防され，孤食になることもない．
- **ひとり親家庭**：母親のひとり家庭の場合がとくに経済的にも余裕がないことが多く，問題になる．公的サービスを利用し，経済的な不安を少しでも解消してもらうように働きかける[*10]．
- **父親の育児への参加を奨める**：母子関係も重要であるが，そこに夫婦関係が良好でないと子どもが安心して生活できる環境も構築されにくい．父子関係よりも母子関係のほうがつながりが密であり，その母親が父親を不要な存在と考えはじめると，父子関係にも問題が生じる．父親ができる限り育児に参加することで，母親の相談相手，精神的な支えとなり，ひいては父子関係にも好影響を与える．

小児科医ができること

- **家族の養育力を気にかける眼力を養う**：受診や乳幼児健診にかかわらず，日ごろから家族の養育力を推し量る眼力をもつ．たとえば，予防接種を受けていない，子どもの衣服・頭髪・爪に汚れが目立つ，う蝕が多い，再診の予約を守らない，保護者の理解度が低いなど，養育力に関わる問題点をとくに留意して診るようにする．
- **アドボカシー**：地域の子育て支援システムを知らない保護者には，具体的にどのような支援が受けられるか伝える．医師やメディカル・スタッフは常に最新の情報を入手し，いつでも相談に応じられるようにしておく．そのためには，市区町村主催の子育て支援フォーラムなどに積極的に参加すると，関係機関に医療者の要望を伝えやすくなる．
- **地域からの孤立を防ぐ**：保護者自身が発達障害や慢性疾患を抱えていることが多い．また，問題のある家庭というレッテルを貼られると，周囲の人たちとうまく関係を築けなくなる．保護者が参加しやすい自助グループを紹介したり，育児支援センター，反貧困ネットワーク，自立支援センターなど活用する[*11]．団体の活動内容を知悉したうえで紹介するのはいうまでもない．

文献
1) 川井　尚．家庭の養育力・父親の役割．母子保健情報 2006；54：29-33.
2) 仁志田博司．新生児学入門．東京：医学書院；2012．p.128.

[*10] 企業もひとり親が働きやすい環境をつくり（勤務時間の短縮など）不安なく生活できるようにすることで，生産性の向上も図ることができ，公的扶助の利用も低減できるのではなかろうか．

養育・育むとは
川井[1]は「子どもは自分の力で発達し，自分自身で成長していく存在であり，養育とはその子どもの歩みに力を貸すことに他ならない」と述べている．
仁志田[2]は「育つ（そだつ）とは巣立つ（すだつ）が語源であり，育む（はぐくむ）は羽含む（はぐくむ）という親鳥が卵を羽で包んで暖める様子が語源と言われており，母親が子どもを無償の愛で抱きかかえる姿である」と述べている．

[*11]
・NPO法人キッズドア
・各地の児童相談所
・厚労省　地域子育て支援拠点事業
・内閣府　子ども・子育て支援新制度　なるほどBOOK

Question & Guidance

家族の養育力

❓ 保護者からの Question

生後4か月の男児ですが，初めて熱を出しました．インターネットで調べると髄膜炎の可能性があると書いてあったのでとても不安です．また，ほっぺたや胸に赤いぷつぷつが出ていますが，これもアトピー性皮膚炎かもしれないと書いてありました．どうしていいのかわからなくて不安です．

❗ 医療者からの Guidance

- 初めての発熱で強い不安を訴える母親は多い．生まれてから4か月経つと母子免疫機能が低下しはじめ，さまざまな感染症にかかりやすくなる．確かに乳児期早期から髄膜炎になる可能性はあるが，脳を守るバリア（血液脳関門）が働くようになってくるため，元気に母乳を飲むことができて，機嫌も良ければ心配ない．ただし，ふだんと違って明らかに機嫌が悪く，哺乳力が落ちてきた場合には注意が必要となる．
- 小児科は発熱や予防接種のときだけしか受診できないわけではない．日ごろから「育児に不安があるときや，何となく心配と思ったときでもどうぞ受診してください」「できるだけ育児が楽しくなるようにやっていきましょう」と伝えておく．
- 顔（とくに頬）や胸のぷつぷつは乳児湿疹であり，生まれてしばらくの間赤ちゃんに出やすい湿疹である．基本はきちんと入浴し清潔にしておくことであるが，石けんで洗っていても乳児期早期までは皮脂が多いので，どうしても湿疹が出やすくなる．アトピー性皮膚炎と違って，ステロイドを使用していない薬剤で十分治療できる．
- インターネットで病気の検索をすることはあまり勧められない．検索する場合は，どこの誰が書いた情報であるのかが明確になっているサイトを参考にする．匿名で書き込める掲示板や，誰が書いているのかわからないブログなどは参考にしないほうがよい．

✅ 医療者の確認事項

- ☐ 乳児健診は受けていますか？
- ☐ 予防接種は受けていますか？ スケジュールは聞きましたか？
- ☐ 離乳食もそろそろ勉強していますか？

♥ 医療者からのアドバイス例

- 赤ちゃんの発達をみていくことはとても大事なことです．それから健診などの際に，わからないことや不安なことなどを尋ねることもできますので，必ず受けましょう．
- 予防接種は重症化するおそれのある感染症を未然に防ぐためにとても大事です．髄膜炎はヒブワクチンや肺炎球菌ワクチンを接種することで感染率がごくわずかになりましたし，それ以外の予防接種も効果的です．できるだけ早くスケジュールに則って接種してください．また，いまは接種できるワクチンの種類が増えました．いつ，何を接種すればいいのか，具体的なスケジュールについてはご相談ください．
- 生後6か月くらいから離乳食を始めることができます．これも育児書や雑誌にいろいろなことが書いてあって迷われることもあると思います．遠慮せずに小児科を受診して尋ねてください．また，乳児健診の際に栄養士からの説明もありますので，健診には参加してください．
- 他のおかあさんたちもいろいろと悩まれていることがありますので，自分だけではないんだと安心することもできると思います．

子どもと家族の個性と育ちを支える

初めての子育て
―第1子(乳児期早期)の相談

本田真美｜ニコこどもクリニック

📋 核家族化と日本の育児の特徴

ママも1歳　パパも1歳

- 妊娠期間を経て子どもが誕生すると，いちばん大きく変わるのが家族関係である．これまでの夫と妻，夫婦2人だけの生活が，子どもの誕生によって，父親と母親という役目を担うことになる．とくに第1子の子育ては両親にとってすべてが初めての連続であり，それは多くの場合不安を伴うことである．
- 最近では核家族化が進み，育児を相談できる相手が周囲に少ない両親が多い．スマホやパソコンを使えば気軽に不安解消の検索ができる利点はあるものの，根拠のわからないインターネットの書き込みなどによって，逆に不安を煽られてしまうことも数多くある．
- 約1週間の産科入院生活が終わり1か月健診までの時期は，子どもの少しの変化でも不安を抱えながら毎日育児をしている母親は非常に多い．また，一見普通に子育てをしているようにみえても，わが子をかわいく思えない，イライラするといった自身でコントロールできない感情に悩まされているケースもある．マタニティーブルーや産後うつといった状態は程度の差はあれ，とくに初めての子育てのこの時期にはすべての母親が経験すると考えて対応することが小児科医として望ましい．
- 本項では，現代の母親をとりまく社会環境から，母親像や母親心理などについて述べ，さらに実際の小児科クリニックにおいて多く遭遇する初めての子育て，とくに乳児期早期の子育ての不安や質問に対する小児科医としての対応姿勢やアドバイスについて述べる．

虐待の未然防止

- 厚生労働省によると，2012年度の虐待の対応件数は66,701件と統計をとりはじめてから毎年増加しており，1999年度の約5.7倍となっている．2011年度には58人が虐待により死亡しており，そのうち0歳児が40%強を占めている[*1]．
- 病気の診断・治療だけでなく，小児科医の役割として期待される育児支援は，まさに児童虐待の一次予防として位置づけられ，小児科医の何気ない一言も，親子にとっていかに重要であるかを認識しながら日々の診療にあたる必要がある．

日本の育児の特徴

- 1990年に合計特殊出生率[*2]が1.57となったこと（いわゆる1.57ショッ

[*1] 2013年に奈良県医療政策部保健予防課が作成した妊娠期からの母子保健活動マニュアルでは，虐待は「いつでも」「どこでも」「誰にでも」起こりうるものという認識のもとで母子保健活動を行う必要があるとし，一次予防（発生予防）から三次予防（再発防止）までを図にまとめている[1)]．

[*2] 合計特殊出生率
1人の女性が生涯に産む平均子ども数．

❶ 育児の担い手の地域別パターン（都市中間層）*1

地域	母親*2	父親	親族	家事労働者 （子守・メイド）	施設 （保育園・幼稚園等）
中国	A⁻	A	A	C（大都市ではB）	A
タイ	A	A	B	B	B⁻（2歳半未満ではD）
シンガポール*3	A⁻	B	A	A	A
台湾	A	B	A	B	B（2歳未満ではC）
韓国	A⁺	C	B	C	B（3歳未満ではC）
日本	A⁺	C（共働きではB）	C（共働きではB）	D	B（3歳未満専業主婦家庭ではC）

*1 A：非常に効果的，B：ある程度効果的，C：存在するがあまり効果的でない，D：ほとんど効果的でない．
*2 「母親」にのみ用いた記号のA⁻は「非常に効果的」だが他地域の母親ほど責任が集中していないことを意味する．A⁺はとりわけ集中していることを示す．
*3 シンガポールは中国系に限定．

（宮坂靖子，2008[2]）

ク）を契機に，国は少子化対策に本格的に力を入れるようになった*3．これまでの未婚・晩婚による少子化への対策として着眼した政策から，夫婦の出生力低下も少子化の一因であるとして，女性の子育てと仕事の両立，男性の育児参加を促す政策へと方向性を変えた．

● 一方で，2007年に発表された落合・宮坂らのアジアの6つの社会（日本，韓国，中国，台湾，タイ，シンガポール）の家族とジェンダーの比較調査研究（❶）[2]によると，日本の育児からは母親一人に育児の責任が集中している実状が浮かび上がってくる*4．先進国のなかで女性労働率がM字型を描く日本では，今もなお性別役割分業が強く，「専業母」規範が残っているといえる．

● 多様なライフスタイルの選択を可能にし，家族成員の幸せを目標に掲げた諸政策を行った結果，出生率が上昇した北欧諸国とは対照的に，日本の「育児支援策」は「少子化対策」としての位置づけであり，実際に育児をしている家族に対する支援にはなっていないと宮坂は述べており，少子化対策が進む現代でも，母親の育児負担はいまだ多い現実となっている．

母親の心理

母親の育児不安

● 育児不安についての研究は1980年代から心理学や社会学の研究分野のなかで盛んに行われるようになり，それらの研究内容から吉田[3]は育児不安を3つに大別している．

> ① 子どもの授乳や排泄などの具体的な育児のやり方に対する心配事としてとらえる立場
> ② 母親の育児困難観，育児に関する不安や心配，自信のなさ，育児意欲の低下，母親が育児に関して感じる疲労感としてとらえる立場
> ③ 育児に限らず家事や生活の総体から生み出される母親の生活ストレスとしてとらえる立場

*3
1999年には「男女共同参画社会基本法」が施行され，同年に厚生労働省も「少子化対策推進基本方針」「新エンゼルプラン」を，次いで2002年には「少子化対策プラスワン」を発表した．

*4
日本の育児の特徴
① 母親の役割が大きい，② 父親はあまり育児に関わっていない，③ 親族からの育児支援が少ない，④ 子守やメイドなどの非血縁の家事労働者の利用が少ない，⑤ 共働きでは保育園などの施設がある程度役割を果たしている．

- 小児科医が外来で対応しやすい育児不安は前記の ① である．不安に寄り添いながらも，医療的立場で公正で適切な助言によって母親は解決の糸口が見つかる．しかしながら，② や ③ の立場からの育児不安に関してもきちんと理解をすることが小児科医には必要であり，そのためには「子育て」をとりまく社会全体としての時代の流れをとらえながらも，目の前にいる「母親」一人ひとりの心理状態や家庭環境に共感して診療を進めることが重要である．
- 1997年の内閣府による「平成9年度国民生活選好度調査」によると，育児不安は有職者よりも専業主婦に強いことが指摘されている．中谷[4]はこれまでの多くの研究をもとに，母親のみの子育ては母親の育児不安を高め，一方で夫婦での協力的な子育てや，母親自身の人付き合い，社会的活動，自己表現や自己実現が，母親の育児不安を低め，さらには母親の精神的健康に寄与すると結論づけている．
- 育児不安と虐待の関連についても多くの報告がなされているが，岩田ら[5]は，育児中の母親の不安は「生活疲労」「充実感欠如」「育児不安」の3つの因子によって構成されており，虐待のリスクファクター「イライラする」「大声で怒る」「手を上げる」との関連では，「充実感欠如」と「育児不安」との関連が強くみられることを報告している．

昔ママ（祖母世代）と現代ママとの隔たり

- かつて女性は「母親」であることを社会からも家庭からも認められていた．平均寿命が現代よりずっと短く，便利な家電も家事や育児の外部委託化も普及していなかった時代の「母親」は子を産み育てることに生涯の多くの時間を費やしていた．「母親」となることは多くの女性にとってアイデンティティとして大きな意味をもっていたが，逆にいえば結婚して子どもを産み「母親」として生きる以外に女性としての生き方の選択肢がなかった時代ともいえる．
- 時代の流れとともに，現代の女性は男女平等を保障する憲法のもとで，男性と同等の教育を受け，卒業後すぐに結婚はせず仕事に従事し余暇を楽しみ，社会の一員として十分に活躍してから結婚・出産する割合が増えた[*5]．このように，女性の「母親」としての価値観は社会情勢に大きな影響を受けている．
- 子どもが生まれたときに実親であれ義理親であれ，祖父母世代との育児に対する価値観の違いに悩む母親も多いが，そこには時代背景による母親（祖母）自身の「母親観」の違いが反映されているといえる．

今どきママの傾向

晩婚化・高齢出産

- 女性の晩婚化や高齢出産の増加は社会現象ともいえるが，個人の「育児観」「母親観」にも大きく影響を与えている．大日向[6]は，1993年実施した全国母親調査データを分析し，育児中の母親の子どもに対する苛立ちが1970年代よりも強まっていると報告している[*6]．
- 結婚前には仕事に就き，男性と同等に経済効率のなかで自分の努力や能力

*5 1980年代の「女子大生ブーム」，1990年代の「女子高生ブーム」と社会からもてはやされ，注目された時代を過ごした世代の女性が現代の母親たちである．

*6 さらに著書のなかで，従来にはなかった新しい母親像として「子育てにマニュアルを求める母親」「子どもの教育に奔走する母親」「ママに見られないことを求める母親」「公園デビューや友達（いわゆるママ友）作りに翻弄される母親」「社会で活躍する夫と密室で育児にあけくれる自分との境遇の差に落胆する母親」などを紹介している．また「インターネットや育児書の情報に振り回される母親」も小児科外来ではよく遭遇する．時には（正しいかどうかは別として）医療者顔負けの病気に関する情報をもつ母親も多い．

を社会的に評価され，達成感や満足感を実感してきた女性たちが，妊娠・出産を機に自宅という狭い世界に身をおき，子どもと二人きりのなかで自分自身の「価値」を見いだせない状態となっているのが，これらの母親像をつくりだしているともいえる．これらの母親たちの傾向は，言い換えると「子育てを完璧にすること」や「ママに見えない容貌」によって周囲からの評価を求め，自身の個としての価値を見いだそうとしていたり，社会から隔絶されないよう自分の存在場所を明確にするためのコミュニティを求めているのである．

子どもの性差にこだわる

- 「子どもの性差にこだわる母親」にも，外来診療をしているなかで出会うことがある．生まれてくる（あるいは生まれてきた）子どもの性差については，いつの時代も，どの親にとってもさまざまな意味があるのは当然のことである．妊娠は「神のみぞ知る」領域であったものが，現代の医療技術の急速な進歩によって「人間による」操作が可能な時代となった[*7]．

- 親にとっての子どものジェンダーによる価値というものは，決して普遍的なものではなく，子どもや親をとりまく社会状況によって大きく左右される．たとえば「将来の稼ぎ手」あるいは「家の跡継ぎ」として子どもが考えられる場合には，男児のほうが高い価値としてみなされることとなる．工業化が進んでおらず肉体労働が主であった時代では，わが国でも稼ぎ手として有能な男児願望が強かったわけだが，1980年代から女児願望のほうが強くなっていることが1998年の厚生労働省の調査（❷）からわかる[*8]．さらに一人の女性が産む子どもの数が少ない現代では，「子どもの性」に対して昔よりもこだわる親が増えていることは事実であり，実際に親が望まなかった性で生まれてきた子どもも存在するのである．

- 母親によって価値観や感情に程度の差はあれ，周囲からの「子どもの性差」に対する何気ない一言が母親を傷つけてしまうこともあるという点は，小児科医として心にとどめておく必要がある．

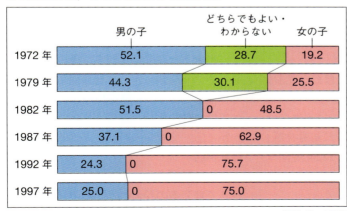

❷ 男児と女児，どちらを望むかの推移（％）

（厚生省．1998）

> **POINT**
>
> とくに初めての出産，育児を経験する母親にとっては，日常生活の変化や感情の変化は非常に大きく，実際に経験してはじめて目の当たりにする現実がある．育児雑誌や周囲にいる親子を眺め，出産・子育てに過大な憧れや幻想を抱いていた母親が，初めてのわが子を抱え，昼夜のない日々や自分の時間をとれない現実のなかで「こんなはずではなかった」と思うことは当然のことであり，これまで築き上げてきたアイデンティティや育児に対する価値観の修正が母親自身のなかでうまくいかないと，今後の「子育て」にも大きな影響を与えることとなる．

*7 いわゆる「男女の産み分け」に関してはまだ医療のなかではそれほど注目されていないが，それでも「産み分け」なる類の本は一般書籍として多く出版され，少なからず「産み分け」を掲げている産婦人科も存在することは事実である．

*8 柏木[7]は著書のなかで，農村などの地方では今でも男児願望がみられるが，都市では女児願望が顕著に強くなっていることを述べ，その理由として，子に相続させる財産も稼業もなくなったこと，親にとって子育てに要する心身エネルギーや経済資源が男児のほうが大きいこと，子どもが成人したあとは「経済的支援」よりも「精神的支援」を望む親が増え，その点では女児のほうが有利であることをあげている．つまり「子どもの性」に対する母親の価値観もまた，社会情勢によって大きく影響されるのである．

母親を惑わす育児神話

育児神話とよばれる類のものは，母親だけでなく母子をとりまく周囲の人々—たとえば夫，祖父母，近所の人，保育士，時には医療従事者—にもいまだ深く浸透しており，善くも悪くも母親自身の「子育て観」に影響を与えている．

母性神話

母性本能はすべての女性に生まれながらに備わっており，自分のおなかを痛めて産んだ子が可愛くないはずがないという考え方である．すべての母親はいつ，いかなる時も慈愛に満ちて子どもに接することは当然であるという神話は，母親，とくに第1子を産んだばかりの母親にとっては重くのしかかる．

初めて経験する慣れない育児では，赤ちゃんに「使用説明書」がついているわけもなく，昼夜を問わず啼泣する子どもに母乳を与え，あやし，おむつを替え続けなければならない．周囲からみると「乳児期はたいへんだけれど短い期間のこと」「そのうち慣れる」と思えることでも，実際の母親にとっては，産後の身体にもかかわらず睡眠も思うようにとれず心身ともに疲労し，とくに夫のいない日中は一人でその状況に向き合わなくてはならない．それが毎日繰り返されていれば，この生活には終わりがないのではないかという錯覚に陥るものである．第2子以降であれば，第1子の子育て経験から，この生活が長くは続かないことを受け入れられるが，第1子を抱える母親にとっては暗いトンネルのなかに手探りの状態で立たされているようなものである．

疲労と不安のなかで，泣き止まなかったり，母乳を飲んでくれなかったり，思うようにならないわが子に苛立ってしまうのは当然の心情であるのだが，周囲や母親自身が「母性神話」に縛られすぎてしまうと，そのような乳児期早期の子を抱える母親の当然の心情を否定し，責めることとなってしまう[*9]．

また「母性神話」は，子どもを産んだ女性には母性が本能として備わっており，さらに子どもを育てる適性にも恵まれているのだから，その母親が中心に子育てをするのが当然であるという「母性観」や3歳児神話へとつながっている．

3歳児神話

「三つ子の魂百まで」という言い伝えからもとれるように，幼い子どもは親や周囲の大人からの愛情に包まれながら適切な環境のなかで保護されて育つことが健全であるという考え方である．この点については，この神話は「子育て」の根本的論理であるが，「3歳児神話」のもう一方の側面として，そうした大切な時期だからこそ「母親」が育児に専念して子どもを育てるべきであるという理論が，今なおわが国には根づいている．その側面が強調されすぎてしまうことによって，前述したような女性のライフスタイルや母親としての自身の価値観も少なからず影響を受けている．

中谷[4]の報告によると，2005年には0〜2歳の75.4%が家庭で保育されており，保育所利用者が増加している傾向があるが，0歳児に限っていえば90%以上が家庭保育となっている（❸）．

厚生労働省の「雇用均等基本調査」によると，2012年度の育児休業取得率は女性83.6%，男性1.89%と，1996年度の女性49.1%，男性0.12%よりも，男女とも大幅に増加している[*10]．

このような統計結果から，働きながら子育てをしている母親にとって社会保障制度が充実してきたとしても，3歳児神話が根強い文化のなかでは心理的負担が軽減されていない現状もうかがえる．

母乳神話

母乳神話とは，文字どおり，子どもは母親の母乳で育てるのがよいとする考え方である．母

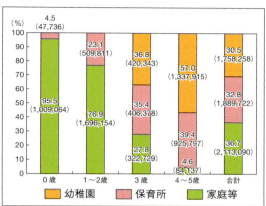

❸ 0歳児の9割以上，2歳児以下の7割以上が家庭で保育

「保育所利用児童数」は厚生労働省調べ（2005年4月1日現在），「幼稚園児数」は文部科学省「学校基本調査」（2005年5月1日現在），「家庭等の児童数」は総務省「国勢調査」（2005年10月1日）の各年齢人口から，保育所児童数および幼稚園児数を除いて求めた．
図中の数値は該当年齢における割合，（　）内の数値は児童数（単位：人）
0〜2歳については，幼稚園児はいない．

（中谷奈津子．2008[4]）

性神話や3歳児神話は，母親の育児に対する価値観や家族の育児姿勢という点で家庭内での課題として内面的であり周囲には表面化されにくいが，母乳神話に基づく母親からの相談は，小児科医なら必ずといってよいほど日常的に出会うものである．乳児期，とくに乳児期早期の栄養で最も優れているものは母乳栄養であるのは間違いない[*11]．

1989年3月にWHOとUNICEFが共同で発表した「母乳育児を成功させるための10か条」[*12]では，産科施設で働く職員が実行すべきことを具体的に示している．もちろん医学的にも栄養学的にも，さらには母子のアタッチメント形成にも母乳が乳幼児の栄養として最も優れていることに異論はなく，母乳育児を推進するべきであるが，母乳育児がすべての母子の，どんな状況においてもあてはまる絶対のものではないこともまた，同時に伝えることも小児科医には必要である．

母乳の出が悪く児が体重増加不良になっても母乳にこだわり続ける母親や，母親自身が病気を患っても授乳のために服薬を拒否する母親など，程度の差はあれ母乳育児にこだわりすぎる母親には，小児科外来では少なからず出会う[*13]．

母乳育児を推進，尊重しすぎるあまりに，「母乳だけが栄養として絶対的なもの」，さらには「母乳が出ない（与えられない）母親は母親ではない」というような考えをもつ母親が，母乳育児がうまくいかなくなってしまった場合，その心理的ストレスは非常に大きい．そのような母親には，その心理に寄り添いながらも，小児科医として子どもや母親の心身の健康状態を的確にとらえ，医学的に適切な助言をする必要がある．実際に母乳育児を推進する産科では，入院中にミルクの調乳の仕方や哺乳びんなどの衛生管理方法が指導されない場合もあり，ただミルクを与えるように指示するだけではなく，調乳に関しての具体的指導を小児科で行う必要もある．

授乳中の服薬への心配に関する相談に対しては，「おそらく大丈夫」という姿勢ではなく，医学的根拠に基づいた見解を小児科医として，不安を抱える母親に提示できることが望ましい[*14]．

育児環境と乳児期早期特有の問題と対応

育児環境
危険防止[*15]
- 誕生した子どもを迎えいれる部屋は，乳児の生理的特徴，育児の動線，児の今後の発達を見すえた危険防止などを考慮し，家具や家電を選択し配置を決める．

*9
大日向ら6)の実施した母親調査では，「子育てをつらく思うことがあるか」の質問に90％の母親が「ある」と回答し，さらに「子どもをかわいく思えないことがあるか」の質問に80％が「ある」と回答している．目下子育て中の母親以外は多くの人が違和感を覚える結果かもしれないが，これらの回答をした母親のほとんどは「子どもがかわいくない」「子育てがつらい」と断言しているのではなく，「かわいく思えないときがある」「つらいときがある」と回答している点は注意しなければならないと大日向は付け加えている．虐待は「いつでも」「どこでも」「誰にでも」起こりうるものであり，おそらくこの調査で「ある」と回答した母親たちの多くは，「もしかしたら自分も」という不安をもちながら初めての子育てをしていると思われる．

*10
働きながら子の養育を行う労働者に対する援助措置として，育児のための所定労働時間の短縮措置制度のある事業所は500人以上の規模では99.7％，100～499人規模で96.1％（全体では62.4％）と，規模が大きい事業所ではとくに割合が高くなっている．さらに短縮措置のある事業所での措置期間は子どもが「3歳に達するまで」は最も高く47.4％，「小学校就学の始期に達するまで」が31.5％となっており，育児をしながら就労する社会的な保障制度は，充足とまではいえないまでも整われつつある．しかしながら，育児休業取得期間に関しては，女性では「8～10か月未満」が11.4％，「10～12か月未満」が33.8％，「12～18か月未満」が22.4％と，子が1歳半になる前に復職する割合が高い．これは，事業所の制度とともに保育所への入園のしやすい時期なども関係していると考えられる．

*11
2005年度の厚生労働省による乳幼児栄養調査によると，栄養方法として生後1か月時には母乳栄養42.4％，混合栄養52.5％，人工栄養5.1％，生後3か月では母乳栄養38.0％，混合栄養41.0％，人工栄養

- 小児科クリニックで遭遇する事故として，乳児期早期では転落が最も多い．ベッドやソファーからの転落，バギーからの転落，また抱っこしていた状態から母親が転倒するケースがみられる．
- 診察時に医師は転落時の状況を詳細に聴取し，その際に不合理な点がないかを自然な聴き取り態度のなかで慎重に判断する必要がある．全身所見，意識状態，瞳孔，手足の動きなどを診察し，48時間は注意深く観察することを伝える．まれに1週間以上たってから症状が現れる場合があることも伝えるが，心配をあおりすぎないように説明し，少しでも気になる点があればいつでも受診をしてよいこと，夜間・休日には救急診療の受診をするように指示する．また再発防止に努めるように注意を促す必要があるが，事故責任や母親の過失を責めるのではなく，受容的態度のなかで説明することが望ましい．

体温調節
- 乳幼児期は新陳代謝が活発なため，体温は成人より高く，36.5～37.5℃が正常であり，37℃以上でも必ずしも病的であるといえない．とくに生後3か月までは気温や室温に左右されやすく，体内の熱産生と体表面からの熱放散のバランス調節が必要である．
- 気温の高い夏や冬の厚着によって熱放散が行いにくくなり，容易に高体温となりやすい．車中の置き去りによる事故だけでなく，自宅内でも同様のことが起こりうる．

乳児期早期の特有の問題と対応
- **黄疸**：胎内での低酸素状態のため胎児は赤血球数が多いが，生後は血中の酸素分圧が上昇するために不要となった赤血球が脾臓で壊される．その際にビリルビンが上昇し，新生児の生理的黄疸となる．また母乳中の3α・2AB・プレグナンジオールや遊離脂肪酸が原因となり，ビリルビンのグルクロン酸抱合が抑制されるために母乳哺育児では遷延性黄疸をきたすことがあるが，母乳を中止する必要はないと指導する．
- **ビタミンK欠乏**：母乳にはビタミンK含有が少なく，ビタミンK依存性凝結因子の欠乏により新生児の出血性疾患をきたすことがあるため，予防として出生24時間以内，5～6日目，1か月後にビタミンK_2シロップ2mg/mLを投与する．
- **鵞口瘡**：新生児期～乳児期早期に舌や頬粘膜，硬口蓋粘膜に白く斑点あるいは地図状に付着する．*Candida albicans*（真菌）による感染であり，無理にはがさず，抗真菌薬入り口腔ゲルを塗布する．
- **舌小帯短縮**：舌小帯が舌の先端のほうまで付着した状態で，舌を突き出したときに舌小帯に引っ張られハート形になる．構音などとの関連性を心配するが，2歳ごろまでには軽減する傾向があることを伝え，乳児期早期には哺乳に影響が出るほどの重症例以外は手術の適応はない．
- **上皮真珠**：乳児の歯肉に白色の光沢をもった半球状の固い腫瘤として散発あるいは集簇してみられる．胎児期の歯堤の退化不全によるもので，乳歯が萌出するころには自然に消失するため経過観察としてよい．

❹ 授乳について困ったこと（%）

内容	総数* (n＝2,722)	栄養方法（1 か月）別（n＝2,539）		
		母乳栄養 (n＝1,076)	混合栄養 (n＝1,333)	人工栄養 (n＝130)
母乳が不足ぎみ	32.5	20.2	44.7	6.9
母乳が出ない	15.6	5.7	19.5	56.9
外出の際に授乳できる場所がない	14.9	18.5	13.0	1.5
赤ちゃんがミルクを飲むのを嫌がる	11.5	14.1	10.0	2.3
母親の健康状態	9.7	9.9	8.9	13.1
赤ちゃんの体重の増えが良くない	9.5	8.6	10.4	7.7
赤ちゃんが母乳を飲むのを嫌がる	8.5	3.8	11.9	13.8
授乳が苦痛・面倒	7.9	5.7	9.5	6.9
母親の仕事（勤務）で思うように授乳ができない	4.2	4.3	4.7	0.8
相談する人がいない（場所がない）	1.6	1.1	1.7	3.8
とくにない	29.9	41.1	22.0	21.5

*総数には栄養方法「不詳」を含む．　　　　（厚生労働省．平成17年度乳幼児栄養調査）

- **臍処置**：臍脱は生後1～2週間で起こる．新生児期には感染防止のために，清潔，乾燥の臍処置を行う．出血や臍周囲に発赤が認められた場合は消毒を行い，必要に応じてステロイド軟膏や抗菌薬軟膏などの塗布を行う．肉芽が形成されたりそこから出血する場合には結紮や硝酸銀による処置，軟膏塗布を行う．

- **臍ヘルニア**：皮膚に覆われた臍の突出であり簡単に指で整復できるが，啼泣など腹圧がかかると容易に突出する．非還納性となることはきわめてまれであり，新生児期のものの95%は2年以内に自然治癒する．ヘルニアの大きさは必ずしもヘルニア門の大きさに相関しないといわれ，生後早期より圧迫固定することで見栄えのよい治癒が期待できるので，圧迫固定法を家族に伝える．

- **鼻涙管閉塞**：生後早期より流涙や眼脂がみられる．多くは鼻涙管の下鼻道開口部の膜様閉鎖によるもので，炎症所見が少ない場合には生後6か月ころまで涙嚢部マッサージで経過をみることが多い．炎症が強い場合には抗菌薬配合点眼液や涙嚢洗浄などの追加処置が必要となるため，マッサージで軽快しない症例は眼科医へ紹介する．

- **先天性股関節脱臼**：大腿骨頭が寛骨臼から完全に外れている場合だけでなく，適合不十分な場合もある．開排制限や大腿部のしわの左右差，脚長差などから疑われる．クリックテスト[16]などで疑わしい場合には整形外科医へ紹介する．治療開始時期により治療成績にも影響があるため健診時には必ず確認を行う．

- **おむつかぶれ**：尿や便，あるいはおむつ繊維，おしりふきによる接触性刺

21.0%であり，母乳を与える割合（母乳栄養と混合栄養）は10年前に比べ増加している．また，母乳育児に関する妊娠中の考えについては，「母乳がでれば母乳で育てたいと思っていた」が52.9%と最も多く，「ぜひ母乳で育てたいと思っていた」が43.1%であり，96.0%の母親が母乳育児を望んでいる結果であった．

*12
http://www.unicef.or.jp/about_unicef/about_hospital.html

*13
2005年度の厚生労働省による乳幼児栄養調査でも，「授乳について困ったこと」（❹）で，「母乳が出ない」「赤ちゃんが母乳を嫌がる」「母親の健康状態」「赤ちゃんの体重の増えがよくない」「仕事で思うように授乳ができない」などの問題を抱えている母親は多く存在する．96%の母親が，妊娠中には母乳育児を希望していたにもかかわらず，その希望が叶わない場合もある．

*14
参考までに，大分県産婦人科医会（http://www.oitaog.jp/）の「母乳と薬剤」研究会による「母乳とくすりのハンドブック」や，国立成育医療研究センターの授乳中の薬の影響（http://www.ncchd.go.jp/kusuri/lactation/druglist.html）などはインターネットから検索が可能である．

*15
小児の「不慮の事故」による死亡
5～9歳では第1位，1～4歳では第2位，0歳児も先天奇形，周産期に特異的な呼吸障害など，SIDSに次いで第4位となっており，乳児期早期から危険防止に努めるように啓発する必要がある．

SIDS：sudden infant death syndrome

*16
クリックテスト
股関節を開排し大腿骨頭が整復される（あるいは逆に股関節を開排位から閉じていき大腿部を背側に押すことで脱臼する）のを手で感じる．

激によって発赤や潰瘍，時に真菌感染を起こす．殿部も全身のスキンケア同様，清潔・適度な保湿が原則であるが，症状に応じて石けんを使用した殿部浴や，皮膚保護剤，ステロイド，抗菌薬・抗真菌薬などの軟膏塗布を行う．

- **肛門周囲膿瘍・乳児痔瘻**：おむつかぶれなどによる外表からの細菌感染（外因説）と，肛門小窩からの感染（内因説）とがある．男児，側方向に多い．生後1～4か月に多く発生し，急性期には小切開，排膿を行い，保存的に治療することで98％は生後12か月以内に治癒する．1歳を過ぎても治癒しない場合には瘻管摘出術を行う．
- **鼻閉・鼻汁**：乳児期早期に鼻閉・鼻汁による哺乳困難で受診することが多い．とくに乳児期早期は鼻腔や気道が狭いこともあり，軽症の感染症や乾燥などでも起こる．発熱や膿性鼻汁でない場合には加湿と鼻腔吸引などで軽快することが多いが，必要に応じて最低限の投薬を心がける．
- **SIDS（乳幼児突然死症候群）**[*17]：新生児から2歳までに起こるとされる．乳児期の死因の第3位を占め，生後3～4か月にピークがある．1997年度の心身障害研究ではうつぶせ寝，非母乳哺育，保護者の喫煙の因子との関連が認められているため，小児科外来でも啓発する必要がある．

[*17] **SIDS（乳幼児突然死症候群）**
「それまでの健康状態および既往からその死亡が予測できず，しかも死亡状況および剖検によっても，その原因が同定されない，原則として1歳未満の児に突然の死をもたらした症候群」（2006年厚生労働省）．

➡ **文献**
1) 厚生労働省．児童虐待防止対策．http://www.mhlw.go.jp/
2) 宮坂靖子．育児の歴史．大和玲子ほか編．男の育児 女の育児―家族社会学からのアプローチ．京都：昭和堂；2008. p.25-44.
3) 吉田弘道．育児不安の評価．小児内科1999；31（5）：760-3.
4) 中谷奈津子．子どもから離れる時間と母親の育児不安．大和玲子ほか編．男の育児 女の育児―家族社会学からのアプローチ．京都：昭和堂；2008. p.45-67.
5) 岩田美香．現在社会の育児不安．東京：家政教育社；2000.
6) 大日向雅美．子育てと出会うとき．NHK books．東京：NHK出版；1999.
7) 柏木恵子．子どもという価値―少子化時代の女性の心理．中公新書．東京：中央公論新社；2001.

➡ **参考文献**
- 山根真理．育児不安と家族の危機．清水新二編．家族問題―危機と存続．京都：ミネルヴァ書房；2000. p.21-40.
- 黒田泰弘監修．二宮恒夫ほか編．最新育児小児病学．改訂第6版．東京：南江堂；2010.
- 境界領域Q&A―小児科から他科への質問64. 小児内科2002；34（4増大号）

Question & Guidance

初めての子育て―なにもかもが不安な第1子の相談

❓ 保護者からのQuestion

　初めての子どもです．まもなく生後1か月を迎えますが，夜中も2～3時間おきに授乳をしています．昼間もよく吐き戻すので母乳が足りているか心配です．仕事に復帰することを考えてミルクを徐々に足していきたいと思うのですが，哺乳びんの消毒はどのように，いつまですれば安全ですか？　また，顔を中心に赤い湿疹が出てきました．便の回数も多いので，おむつかぶれでおしりも赤くなっています．毎日，いろいろな育児書・育児雑誌を読んで，インターネットでも調べていますが，書いてあることが少しずつ違っていて，どれが正しいのかわかりません．

❗ 医療者からのGuidance

- 初めて子育てをする母親の多くは，乳児を抱えながら毎日手探りで育児を行っている．泣き方や哺乳量，おむつ替えなど些細なことでも不安に陥りやすく，周囲に相談できる相手がいない場合には育児書やインターネットでその答えを探そうとする．当然のことながら，情報もすべてが正しいとは限らず，検索を重ねることでよけいに不安を煽られる場合がある．
- 小児科外来では，心配している母親に「大丈夫でしょう」「様子をみましょう」という抽象的な言葉だけではなく，具体的な時期や目安をアドバイスするように心がける．たとえば，「生後4か月ごろになると昼夜のリズムがついてきますよ」「この時期は体重が1日20g増えていれば母乳は足りていますよ」というように，なぜ大丈夫なのか，様子をみてよいのか母親が納得できるような説明が必要である．
- また育児書やインターネットの情報には不確実な情報もあることを伝え，病気のときだけでなく，育児で心配なときはいつでも受診をするように話をするとよい．

> ### ✅ 医療者の確認事項
> ☐ 1回の授乳はどれくらい時間がかかりますか？
> ☐ 排気（げっぷ）は上手にできていますか？
> ☐ 沐浴をしていますか？
> ☐ 体を洗うときは石けんを使っていますか？　石けんが残らないように，しっかり洗い流していますか？　入浴後はすぐに保湿をしていますか？

♥ 医療者としてのアドバイス例

- 1回の哺乳時間が30分以上かかる，乳首を自分から離さない，不機嫌が続く，1日の体重増加が月齢相当でない（1日の体重増加は0～3か月で25～30g，3～6か月で20～25g，6～9か月で15～20g，9～12か月で10～15g）のは母乳が足りていないかもしれません．ミルクも考えてみましょう．
- 生後1～2か月では，1日の哺乳量はだいたい800～1,000 mLです．まだ自律哺乳が確立していないと飲みすぎになりやすく，嘔吐の原因の多くは哺乳量が多すぎることや，げっぷがうまくいかないことです．よく眠って機嫌が良ければ心配ありません．1週間後にもう一度体重を測ってみましょう．
- 調乳時には乳温度が80℃以上（WHOでは70℃以上を推奨）にしましょう．消毒に関しては，煮沸消毒や薬液での消毒をすればもちろん安全ですが，食中毒の予防のような清潔環境を保っていればそれほど神経質になる必要はなく，ミルクかすが残らないようにきれいに洗浄し乾燥させれば大丈夫です．指しゃぶりや離乳食の時期になれば多くのものを口にするのですから，消毒も長くとも離乳食開始時期までで大丈夫です．
- スキンケアの基本は洗浄と保湿です．沐浴よりも，浴槽外で体を洗うほうが汚れがきちんと落とせます．細かく泡立てた石けんを用いて，しわに沿って手で丁寧に洗いましょう（ガーゼは摩擦で肌を傷つけるため使いません）．頭は全身シャンプーよりも頭皮用のシャンプーを使用するほうがいいですよ．入浴後はすぐに全身保湿を心がけるようにしましょう．

子どもと家族の個性と育ちを支える

アタッチメント（愛着）の形成

立花良之 | 国立成育医療研究センターこころの診療部

養育者とのアタッチメント関係

- Bowlby は生態行動学の観点から，子どもには生得的に環境を探索しようとする行動傾向があり，養育者との間に安定的なアタッチメントの関係が成立しているときには積極的な探索行動を行うことができるが，不安定なアタッチメント関係にあるときには十分な探索行動を行えないことを指摘した[1]．すなわち，探索行動をしている自分をいつでも見守り，そして疲れ果てたり失敗し傷ついて戻ってきたりしても，温かく迎え癒してくれる心理的な安全基地があれば，子どもは社会に対して積極的な姿勢をもつことができるとした[*1]．

- 子どもは，このような心理的な安全基地をもとにした探索行動をし，つらいときに温かく迎え癒してくれる養育者の存在により，「自分は守ってもらえる」「無条件的に愛してもらえる」というような感覚が形成されていく．これは，他者との人間関係における他者を信じる力，自分は愛してもらえる，他の人は自分が困ったときに助けてくれる，という人間関係の基本的な信頼感につながっていく．

- Bowlby は，幼少期のアタッチメント表象が後の人生の対人関係パターンに大きな影響を及ぼすとした[*2]．

早期のアタッチメント経験を基礎とする内的作業モデルの構築

- Bowlby によれば，子どもは主要なアタッチメント対象との間で経験された相互作用を通して，自分の周りの世界が安全かどうか，養育者をはじめとして自分に関わる人たちがどのように自分に接するか，それに対して自分自身がどのようにふるまうのか，といった，アタッチメント対象について，自分の周りとの関係性，そして自己についての心的な表象モデルを構築する．

- 自分が助けてもらいたいときに，アタッチメント対象はそれに応じてくれるか，という確信の有無が子どもの心の成長に大きく影響していく．自分自身に関する作業モデルのなかで最も重要なのは，自分がアタッチメント対象から受容され，愛され，価値のある存在であるかという，自分自身についての主観的な考えである．

- Bowlby は，とくに生後6か月ごろから5歳くらいまでの早期のアタッチメント経験を基礎とする内的作業モデルの構築が，その後の人生にきわめて大きな影響をもつと考えた．いったんつくられた内的作業モデルは，その人の人間関係に対する無意識の信念のようなものとなり，意識的に自分

*1
安全基地
安全基地があることで，子どもは危機と遭遇して不安・恐れという感情を経験しても，安全基地に逃げ込み，養育者に気持ちを調節してもらえる．また，情緒的な意味での燃料補給をしてもらい，再び探索や遊びに出ていく．そして，また自分の思い通りにならないことがあると再び戻ってくる．

*2
親子を，子どもが幼少期から青年期になるまで追跡したMinnesota Parent-Child Project によれば，幼少期のアタッチメントは後の人生における性格の重要な予測因子となり，青年期の不安障害のリスクとも関係することがわかっている．

❶ アタッチメントの発達プロセス

第1段階：対象の識別を伴わない定位と発信（出生から生後8〜12週ごろまで）

この時期の乳児は対象を識別することができないため，アタッチメント行動としては，近くにいる人に対して定位（目で追う，声を聴く，手を伸ばすなど）や発信（泣く，笑う，クーイング）の形をとる．

第2段階：特定の対象に対する定位と発信（生後12週ごろから6か月ごろ）

日常よく関わってくれる人を認識できるようになり，そのような対象には見知らぬ人とは違うパターンでアタッチメント行動を向けるようになる．喃語が出る．

第3段階：発信・移動による特定対象への近接の維持（生後6か月ごろ〜2, 3歳ごろ）

この時期，対象の識別がさらにはっきりとするようになり，相手に応じて反応が明確に異なってくる．見知らぬ人に対しては，警戒心をもったり，関わりを避けたりするなど，人見知りをするようになる．また，養育者が離れるときには後追いをするようになる．養育者を自分にとって安全や安心感を得られる活動の拠点（安全基地）とし，周囲の探索をするようになる．

第4段階：目標集積的な協調性形成（3歳前後〜）

3歳前後から，養育者の考えていることを推察し，それに合わせて自分の行動を調節するようになる．この時期，アタッチメント対象が自分を常に守って助けてくれる存在であるという確信が心のなかに形成される．このようなアタッチメントに基づく安全保障の確信感が内的作業モデルとして形成されていく．

で修正することがなかなか難しいと考えた．
- どのようにすれば良い内的作業モデルができるか，ということについて，近年発達心理学では，情緒的応答性*3（emotional availability）という概念がよく用いられている[2]．
- 「子どもの情緒サインを見落とさない」「間違った反応の仕方をしない」ということと並び重要なこととして，「侵害的でない」ということがあげられる．子どもが何も感じていないし，何もシグナルを発していないのであれば，あえて踏み込まないでおくということである．しかし，これは無視するということではない．子どもに気持ち・関心を向けつつも，見守るということである．

📋 アタッチメントの発達プロセス

- Bowlbyはアタッチメントが❶のようなプロセスを経て発達していくと提唱した．
- ❶のプロセスで，さまざまな要因によりアタッチメントの形成が阻害されると，養育者と子どもの間に心理的な問題を生じることにつながる．

📋 アタッチメントの分類パターン

- Bowlbyの弟子のAinsworthらは，12か月児を対象に実験をし，アタッチメントの分類を行った．これをもとにストレンジ・シチュエーション法という検査が考案され，現在でもアタッチメント研究で用いられている．
- **Aタイプ**：回避型とよばれ，養育者との分離に際し泣いたり混乱を示したりするということがほとんどなく，再開時には養育者を避けようとする行

---

*3
情緒的応答性
子どもの感情に敏感に反応し丁寧に応じることである．たとえば，不安で母親に一緒にいてもらいたいときに，その不安な気持ちを母親が読み取り，「こわいんだね」などと不安な気持ちを受け止めたことを本人に伝え，本人の不安な気持ちを和らげるように，本人と一緒に解決しようとするような対応をさす．子どもの不安なサインをみすごして他のことをやっていたり，「眠くてぐずってるのね」などとサインを読み間違えたりすることは，情緒応答性の観点からすると良くない対応である．

ストレンジ・シチュエーション法

この検査では，最初に養育者と幼児がおもちゃと一緒にいるとき，別室でワンウェイミラーから観察している．その部屋へ，幼児の見知らぬ女性が入ってきて，そのあと養育者が部屋を出て行ってしまう．その見知らぬ女性は幼児に話しかける．それからまた養育者が戻ってきて見知らぬ女性が出ていく．もう1回，今度は見知らぬ人が出て行って，養育者も出て行き，幼児は一人になる．それから今度はさっきの知らない女性が戻ってきてあやす．そして最後に養育者が戻ってくる．このような一連の状況をつくり，それぞれのシチュエーションで幼児がどのように反応するか，その反応の仕方を3パターン（Aタイプ，Bタイプ，Cタイプ）で分けた．

動がみられる．このような母親は全般的に子どもの働きかけに拒否的にふるまうことが多く，子どもの行動を強く統制しようとする働きかけが多くみられる．
- Bタイプ：安定型とよばれ，分離時に多少の泣きや混乱を示すが，養育者との再会時には積極的に身体接触を求め，容易に静穏化する．このような養育者は子どもの出すシグナルに相対的に敏感である．
- Cタイプ：分離時に非常に強い不安や混乱を示し，再開時には養育者に身体接触を求めるが，その一方で怒りながら母親を激しくたたいたりする．このような子どもは，養育者を安全基地として安心して探索活動を行うことがあまりできずに，母親にくっついていようとすることが多い．このような子どもの養育者は，子どもが出すシグナルに対する敏感さが相対的に低い．
- Dタイプ：これら3グループに分類できない，Dタイプという一群が指摘されている．このDタイプは無秩序・無方向型で，この群の特徴は，突然のすくみ，顔を背けた状態での養育者への近接，見知らぬ女性におびえた際に養育者からも逃げるような行動，再開の際に養育者を迎えるために寄っていったかと思うと，すぐに床に倒れこむような行動と，アタッチメント対象への二律背反する近接と回避が同時に起こるようなタイプである[*4]．

▶ Dタイプ（無秩序・無方向型）は，児童期の社会困難・不適切な親子の相互関係の行動・仲間関係の拒絶・社会的不適応・攻撃性・破壊的行動，思春期の情緒的問題・低い自尊感情・解離性障害などのような，のちの精神病理と深く関係するということが明らかになっている[*5]．

▶ アタッチメントの問題の低リスク群のなかにも，一定の割合でDタイプが存在することが明らかとなっている．このため，ストレンジ・シチュエーション法でわかるのは，子どものタイプというよりも，むしろ親子の関係性のタイプという意見もある．それゆえ，現在では，Dタイプ（無秩序・無方向型）は，診療的な診断カテゴリーというよりも，むしろ危険因子であるということがコンセンサスとなっている．

脳科学からみたアタッチメント

- 脳科学の発達により，アタッチメントの母子相互作用が新生児期から始まっていることがわかってきた．
- 近年この母子相互作用にミラーニューロン[*6]が深く関わっていることが明らかになってきている．MeltzoffとMooreは，新生児に対し，観察者が口をつぐむと新生児も口をつぐむなど，他者を模倣する能力がこの時期から発達することを明らかにした[3]．MeltzoffとMooreの研究から，このミラーニューロンがすでに新生児期から活動していることがわかる．そして，子どもは生まれた後，アタッチメントの対象者などとの相互交流を通じ，このミラーニューロンを発達させていくことで，他者の気持ちに共感し，思いやる能力を伸ばしていくと考えられている．

*4 近年多くのアタッチメント研究は，Ainsworthの3タイプにこのDタイプを加えた4分類で子どものアタッチメントの個人差を測定・表現するようになってきている．

*5 Dタイプであるからといって，その子どもが精神病理を必ずももつわけではない．

*6 ミラーニューロン
ある種の神経活動をつかさどる脳の神経組織の名称であり，この神経組織の働きにより他者が何か活動しているところを見ているときに，その他者の脳活動部位と同じ部位が活動している．このミラーニューロンのおかげで，われわれは他者がうれしいと思うときに，その他者がうれしいと思っているときに活動する脳部位が自分の脳のなかでも活動し，それによって，われわれは喜びを共感できる．このミラーニューロンは，人間の対人コミュニケーションにおける「思いやり」や「共感」に非常に重要な役割を果たす．

- アタッチメントによる脳の活性化は養育者→児への一方通行的なものではない．養育者が子どもに愛情をもって働きかけ，それに子どもが反応したとき，養育者自身のミラーニューロンも活性化される．そして，養育者の子どもへの情緒反応が，さらに子どもの情緒反応を引き出し，母子の相互作用の連鎖となっていく[*7]．母子相互作用を通してミラーニューロンシステムが発達し，子どもは他者の気持ちを思いやったり共感したりする能力を身につけていく．そのようなことから，アタッチメントを基盤とした関係は脳科学的観点からも，児の発達にとって非常に重要と考えられる．
- 自閉症児はこのミラーニューロンの発達に問題があるということがわかっている．それにより子どもは養育者が期待する情緒的な反応が乏しくなりやすく，母子相互作用にも大きな影響をもつ．

臨床的応用—アタッチメントを深めるための介入プログラム

- 子どもの幼少期において，養育者は子どもの自尊心や対人関係を営む力の発達の主要な源である．子どもの不安定なアタッチメントを改善したり予防したりするために，養育者の敏感性を高める支持的な介入や養育者に働きかける洞察志向の心理療法など，親子の生活介入プログラムの研究が多く行われている．
- それらのメタアナリシスの結果として，養育者の子どもに対する敏感かつ肯定的な情緒応答性を高めること，セッションが多くないなど介入プログラムにおける養育者の負担が少ないことが，アタッチメントを深めるのに効果のある生活介入研究の特徴であることがわかっている．
- 以下にアタッチメントを深めることを目的に開発された代表的な介入プログラムを紹介する．

「安心感の輪」（circle of security）—子育てプログラム

- アタッチメント理論に基づき，Hoffman, Cooper, Powell によって開発された，子どもと養育者のアタッチメントを深めるプログラムである[4]．このプログラムでは，「安心感の輪」の考え方を養育者に理解してもらい，それを子どもとの関わりに生かすことを主眼としている．
- 養育者が子どもの感情に敏感に対応したり見守っていること，そして子どもが養育者に見守ってもらっている安心感のもとで探索行動に出て，疲れたり傷ついて戻ってきたときには優しく包み込んであげること，情緒的な意味での燃料補給をしてあげ，また探索行動や遊びに送り出してあげること，これらを子どもの日常生活のなかで意識してもらい，この和が自然にかつ確実に機能していくことを助けることを目的としている．

VIPP-SD

- VIPP-SD は Juffer, Bakermans-Kranenburg, van Ijzendoorn によって開発された，乳幼児とその養育者を対象としたアタッチメントを深めるためのプログラムである[5]．親子の交流をビデオに収め，その関わりのなかで親子のアタッチメントを深めるような関わりを養育者にフィードバックする．
- VIPP は 4 つのテーマから成っている．① 児がコンタクトを求める行動や

[*7] たとえば，養育者が乳児に対し「なんてかわいいの」と愛情のこもったほほえみを向けると，乳児の脳でも愛情やほほえみに関連する脳活動部位が活性化する．このミラーニューロンシステムの働きにより，乳児も養育者に微笑み返す．すると，養育者は「笑ってくれた」とうれしくなり，愛情のほほえみはさらに深くなる．それにつられ，乳児のほほえみも増強される．

VIPP-SD：Video-feedback Intervention to Promote Positive Parenting-Sensitive Discipline

探索行動，②児のわずかなシグナルや表情に対する正確な認識，③児のシグナルに対して，即座にかつ適切に反応すること，④養育者が児に感情を同調させ，共有すること，である．

トリプルP*8

- Sandersが開発した養育者向けの子育て支援プログラムである[6]．子どもの発達を促しつつ，親子のコミュニケーション，子どもの問題行動への対処法などを養育者が学ぶプログラムである．行動療法に基づき，子どもの自尊心を育み，育児を楽しく前向きにできるようにデザインされている．
- このプログラムでは，安定した家庭環境の整備，子どもが他者と関わり仲良くするのに必要な技術を養育者に伝える，問題行動には肯定的で首尾一貫した態度で対応する，養育者にとって子どもの「望ましい行動」を増やす，養育者や子どもの自尊心を育むことを目的としている．

PCIT

- PCITはEybergらによって開発されたプログラムで，アタッチメント不全のある親子の回復と，養育者の子どもに対する適切な指示の出し方（しつけ）を2つの主な治療ターゲットとしている[7]．行動療法に基づき，対象年齢は2〜7歳だが，場合によっては12歳くらいまでに実施している．
- PCITは治療室内で養育者が子どもに直接プレイセラピーを行い，セラピストが別室でマジックミラー越しにトランシーバーを使って養育者に子どもとの接し方を指導する．
- プログラムセッションは大きく2つに分かれる．前半のセッションは，子ども指向相互交流（CDI）とよばれ，子ども主導で養育者がそれに従い，親子のアタッチメントを強化していくことを目的にしている．後半は親指向相互交流（PDI）とよばれ，子どもに対して効果的なしつけの仕方を教える．CDIをマスター後，PDIを実施することになっている．5つのスキル（❷）が重視されている．

小児医療における親子のアタッチメントへの関与

- 小児医療では親子が離れないといけないことがあるが，可能な限り親子が一緒にいられるように医療者が介入していく必要がある．そのようなことに配慮した取り組みとして，次のようなものがある．
- タッチケア：「赤ちゃんと親の心と体が触れ合うことにより，親子のきずなを深めることの大切さを唱えるコンセプト」で，赤ちゃんと養育者が，見つめ合い，語りかけながら赤ちゃんの素肌にしっかり触れる，なでる，少し圧をかけながらマッサージする，手足を曲げ伸ばしする，などの手技を行う．これにより，赤ちゃんの情緒が安定し，ストレスホルモンが減少することが証明されており，また，同時に親への効果も確認されている．親子が温かいコミュニケーションをとりながら，「親子の絆」を深めていくことを援助することを目的としている．
- 早期母子接触*9：母子相互関係，母乳育児，赤ちゃんの体温や呼吸，情緒の安定化，感染症に強くなるなどに効果がある．出生後早期から母子が直

---

*8 トリプルPのPは，Positive, Parenting, Programの頭文字を意味する．

PCIT：Parent-Child Interaction Therapy

CDI：Child-Directed Interaction

PDI：Parent-Directed Interaction

❷ 5つのスキル

P：Praise（子どもの適切な行動を具体的にほめる）
R：Reflect（子どもの言葉を繰り返す）
I：Imitate（子どもの行動をまねる）
D：Description（子どもの動きを実況中継のように言葉にする）
E：Enjoyment（一緒に楽しむ）

これらの頭文字をとってPRIDEスキルとよばれている．

*9 早期母子接触
正期産新生児の出生直後に分娩室で実施される母子の皮膚接触をいう．

接肌をふれ合い，互いに互換を通して交流を行うことは，親子が育み合うきわめて重要な場であるので，そのような母子交流に配慮する必要がある．
- 他にも，絵本の読み聞かせや手遊びなど親子の遊びを促すことで，親子の良質なアタッチメントを育むことを支援することができる．小児医療では，外来待合室・外来診察・入院など，さまざまな現場でアタッチメントを育んでもらう場や，アタッチメントの重要性を養育者に再確認してもらう場を提供しうる．

アタッチメントの問題の見立て

- アタッチメントの問題をきたす原因としてさまざまな要因がある（❸）．アタッチメントの問題で「気になる親子」に出会ったときは，問題を見立てるうえで，下記のようなことに気をつけるとよいであろう．
- **アタッチメントの問題を誘発するような子どもの問題はないか**：かんしゃくや多動など，発達障害，知的障害や身体的障害の有無．
- **養育者のメンタルヘルスの不調**：うつ病，統合失調症，発達障害など，養育者のさまざまな精神疾患で親子のアタッチメントの問題が起こりうる．「心の問題が疑われて気になる養育者」について，たとえば❹のような点が気づきのきっかけになりうる．
- **環境因子**：育児を困難にさせるような養育者にとって大きなストレスも，アタッチメントの問題の原因となる．たとえば，経済的困窮，母親が父親からの家庭内暴力を受けている，シングルマザーなど．
- **養育者自身の生育歴の問題**：
  ▶ 養育者自身に被虐待歴があると，約1/3がその関係を世代伝搬させてしまうという研究報告もある．ここでの注意点は，被虐待歴があるからといって，すべての養育者が子どもに虐待をしてしまうとは限らず，世代伝搬させてしまうのは一部の養育者でしかないということである．
  ▶ 養育者自身が，自分の被虐待歴を小児科臨床のなかで語ることは多くはないかもしれないが，もしそのような苦悩が語られた際には，養育者自身がSOSを出している可能性があるので，これまでの養育者の苦悩を

❹ **養育者のメンタルヘルス不調についての着眼点**

- 養育者・子どものみだしなみ
- 子どもに対しての接し方（激しい叱責，子どもへの共感の乏しさなど）
- 養育者に子どもの状態を説明した際のやりとりの不自然さ・理解力の乏しさ
- 沈んだ表情・硬い表情
- 医療スタッフに対する態度
- 目の合わなさ
- まとまりのない会話
- 過度に否定的な言動
- 過剰な不安・心配　など

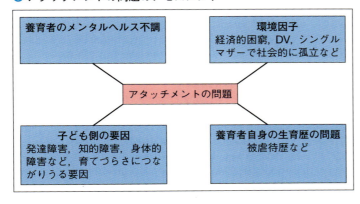

❸ アタッチメントの問題のアセスメント

❺ アタッチメントの問題のある親子の支援のための地域連携（例）

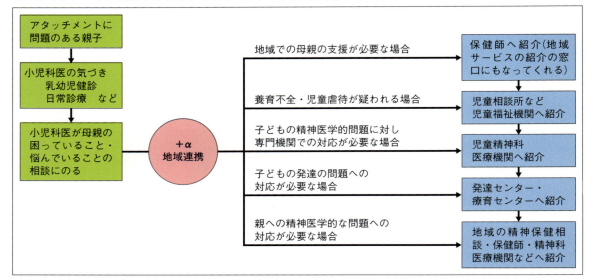

POINT

小児科医は，アタッチメント不全の親子に対する早期発見・早期介入の重要なゲートキーパーの役割を担いうる．

「気になる親子」のSOS

医療者にとってアタッチメントの問題で「気になる親子」であった場合，養育者や子どものSOSサインを見過ごさないようにする必要がある．親の心理的な問題の相談に時間を割くことが可能であれば対応するのがよいだろう．親のこれまでの苦悩を傾聴しつつ，そのような苦悩をもちながらも一生懸命に子どもを愛し育てている親の現状について，面接のなかから具体的に良い点を見つけて肯定的に評価することも重要である．

傾聴するとともに，地域での養育者の支援のため保健師につなぐか専門機関での精神科医や臨床心理士との相談を勧めるのもよいであろう．

📖 アタッチメント不全のある親子の支援のための地域連携❺

- アタッチメントに問題のある親子に対し，小児医療は重要な気づきの場の一つである．小児科医は，乳幼児健診・予防接種・日常診療などで，母子との出会いの場をもつ．一般小児科医が，親子のアタッチメントの問題に気づいた場合，まずは養育者の困っていること・悩んでいることの相談にのり，そこで解決しない問題であれば，他機関との連携を考えるのがよいと考えられる．育児不安への具体的な対応は他項を参照されたい．

⤴ 文献

1) ボウルビィ．二木武訳．母と子のアタッチメント―心の安全基地．東京：医学薬出版；1993．
2) 数井みゆき，遠藤利彦．アタッチメント―生涯にわたる絆．京都：ミネルヴァ書房；2005．
3) Meltzoff AN, Moore MK. Imitation of facial and manual gestures by human neonates. Science 1977；198(4312)：75-8.
4) Marvin R, et al. The Circle of Security project：attachment-based intervention with caregiver-pre-school child dyads. Attach Hum Dev 2002；4：107-24.
5) Juffer F, et al, editors. Promoting Positive Parenting：an attachment-based intervention. London：Routledge；2012.
6) Sanders MR. Triple P-Positive Parenting Program：towards an empirically validated multilevel parenting and family support strategy for the prevention of behavior and emotional problems in children. Clin Child Fam Psychol Rev 1999；2：71-90.
7) Bell SK, Eyberg SM. Parent–child interaction therapy：a dyadic intervention for the treatment of young children with conduct problems. In：VandeCreek L, Jackson, TL, et al, editors. Innovations in Clinical Practice：A Source Book. Vol 20. Professional Resource Press；2002.

Question & Guidance

アタッチメント(愛着)の形成

❓ 保護者からの Question

　自分自身が親から叩かれたりけなされたりして育ったので，子どもをつい激しく叱ってしまいます．昨日も子どもを叱りすぎて，思わず手が出そうになってハッとしました．どのようにすれば愛情のある子育てができるのか，自信がもてません．

❗ 医療者からの Guidance

- 養育不全・児童虐待など，子どもの安全の保護が必要な緊急性を要する状況かどうかのアセスメントがまず重要である．緊急性がなければ，子どもの心と体を一緒に診ていける小児科医の強みを生かし，アタッチメントのアセスメントのため，子どもの体の問題をフォローアップしつつ母親の相談にのっていくのもよい．養育不全・児童虐待が疑われる場合は，すぐに児童相談所など地域の児童福祉機関に連絡する必要がある．この場合は親の了承がなくても通告してよいことが児童福祉法で保障されている．
- アタッチメント不全がある場合は，専門機関での心理的介入が必要な場合もある．一方で，そのようなニーズに対応する医療機関は非常に少ない．患者が通いやすいところで対応できる医療機関がある場合はそこへ紹介するとよいであろう．保健師や児童相談所・子ども家庭支援センターなどの地域の母子保健・児童福祉と連携するのがよい．どこに紹介すればよいかわからない場合は，まずは，地域の保健師に相談してみるとよいであろう．
- 逆に，養育不全・児童虐待が疑われないが，養育者がSOSサインを出している場合，まずは，養育者の困っていること・悩んでいることを傾聴することが重要である．

✅ 医療者の確認事項

- ☐ どのようなときに激しく叱ってしまいますか？ どんなふうに叱りますか？
- ☐ お母さんは，これまで今のような気持ちについてどこかで相談されたことはありますか？
- ☐ 実際にお子さんに手を上げてしまうことはありますか？

併せて
- ☐ 子どもに対して養育不全・児童虐待(身体的虐待・心理的虐待・ネグレクト)は起きているかどうかを評価する．
- ☐ 親のメンタルヘルスの状況をアセスメントする．
- ☐ 子どもの成育歴・発達歴，既往歴を聴取し，アタッチメント不全をきたしやすい子ども側の要因がないかを確認する．
- ☐ 可能であれば，養育者の精神科・心療内科の既往の有無を聴取する．

❤ 医療者としてのアドバイス例

- お母さんは，小さいころつらい思いをされていたんですね(などと共感しつつ，母の幼少期のつらい体験を傾聴する)．
- 叱っても行動はなかなか変わりません．それよりもむしろ，できたことをその場ですぐにほめてあげるとよいでしょう．お母さんにほめてもらったり，注目してもらえたりすることは，お子さんにとって心の栄養になります．そうすると，お子さんはもっとお母さんにほめてもらいたいと思って良い行動が増え，減らしたい行動が自然に減っていきます．
- お子さんの出す「ママ，見て」とか，「ママ，こわいよ(不安だよ)」というシグナルに敏感に反応してあげるとよいです．そのように敏感に反応してもらうことで，お子さんは世の中のいろいろなことに自分から向かっていく勇気を得ていきますし，また，「自分は愛されている」「周りの人は自分のことを助けてくれる」という他の人との人間関係における基本的な信頼感につながっていきます．
- このような悩みは，地域の保健師さん(あるいは児童相談所)も相談にのってくれます．よろしければ，私のほうから地域の保健師さんに連絡をとって，お母さんの相談にのってもらうように依頼しておきましょうか？

排泄

子どもと家族の個性と育ちを支える　日常診療のアドバイスポイント

冨本和彦｜とみもと小児科クリニック

排泄に関わる生理的発達

排尿機能の発達

- 乳幼児の排尿・排便回数は月齢が進むにつれて減少する．排尿回数は，新生児期には15〜20回/日であるが，生後18か月時では8〜12回/日と減少し，以後，徐々に成人の回数に近づく．

新生児期〜6か月

- この時期には胎児期同様に，膀胱内に一定量の尿が貯まると，啼泣・授乳刺激をきっかけにして脊髄レベルで反射的に排尿する．
- 睡眠リズムは多相性睡眠を示し，昼夜の区別なく一日の75％近く眠っている状態にあり，少量ずつの排尿が一日中みられる（❶）[1]．

6か月〜1歳

- 中脳レベルに発達してくると，排尿に対して無意識的な抑制が始まる．このため膀胱への尿貯留量は増加し，機能的膀胱容量（蓄尿量）が拡大する．
- 睡眠リズムは夜間にまとまり始め，午前と午後の睡眠を加えた三相性睡眠となり成人型の単相性睡眠に近づく．夜間睡眠が安定するにつれて，抗利尿ホルモンの日内分泌リズムが形成され，夜間尿量が減少し始める．

1〜3歳

- 1歳を過ぎると大脳レベルで尿意を知覚するようになる．この時期の排尿シグナルは「急に動きが止まる」「オチンチン，膀胱のあたりを見る，さわる」といったものであるが，この時期にはまだ中枢からの抑制は困難である．
- 2〜3歳を過ぎると大脳レベルで意識的に排尿抑制が可能となる．この際，排尿シグナルとして「前を押さえてモジモジする」「落ち着きがなくなる」「定位置へ行く」「足を閉じてスリスリ合わせる」といった行動がみられるようになる．実際にはこれらの行動がみられ

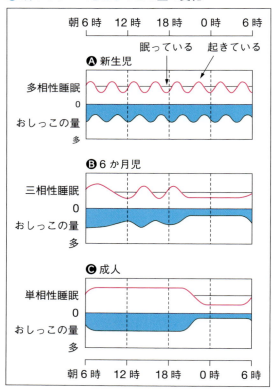

❶ 眠りのリズムとおしっこの量の変化

（帆足英一．2011[1]）

始めたら，トイレットトレーニングの生理学的条件が整ったといえる．尿意を感じた際に尿道括約筋を緊張させて排尿を抑制するが，この繰り返しで日中の排尿自立が可能となる．
- しかし，この時期でも夜間睡眠中は，大脳レベルでの抑制機能は休止するため，無意識的な抑制機能が中心となる．したがって夜間の排尿自立には，抗利尿ホルモンの分泌に応じた夜間尿量の減少と機能的膀胱容量の増大によって蓄尿量のバランスがとれるようになる必要がある．こうして5歳までには90％の児で夜尿は消失する．

排便機能の発達
- 正常の排便回数は，生後3か月までは母乳栄養児で平均2.9回/日，人工栄養児で2回/日であるが，乳児期から3歳になるに従い平均1.4回/日となり，以後は成人のそれと変わらなくなる．

新生児期～1歳
- 新生児，乳児期の排便は，主に直腸肛門反射（RAIR）で行われるが，この反射はすでに在胎26週ごろより出現している．

RAIR：recto-anal inhibitory reflex

- 結腸内を伝播するHAPCsにより運ばれた腸内容は直腸に達すると，直腸壁を伸展させる．この伸展刺激が直腸肛門反射を誘発し，引き続いて内・外の肛門括約筋が弛緩し，便として排出されることになる．この過程は，排尿反射同様に，この時期には中枢からの抑制は困難である．

HAPCs：high amplitude propagated contractions

1～3歳
- 年齢が長ずると，排便は腸脳相関といわれる高位中枢からの制御も受けるようになる．腸内容の到達による直腸壁の伸展刺激は，直腸肛門反射をもたらすが，一方で知覚神経が直腸壁伸展を感知し，脊髄から高位の排便中枢にも伝わり，大脳皮質で便意として知覚される．排便時には意識的に腹筋を緊張させて腹腔内圧を高めるとともに外肛門括約筋を弛緩させ，便を排出する．
- ここで意識的に排便を中断したいときには，随意筋である外肛門括約筋や恥骨直腸筋を収縮させて排便をがまんすることもできるようになる．この排便の意識的コントロールは多くの児で生後18か月ころにはできるようになり，トイレットトレーニングの条件が整う．

📖 トイレットトレーニング

トイレットトレーニングの開始時期
- トイレットトレーニングを開始するにあたって，最も重要な条件は前述の排尿・排便の中枢抑制機能が整っていることである．認知・生理学的条件の成熟なしにはトレーニングの成功はおぼつかず，おおむね2歳から2歳6か月でのトレーニング開始で比較的短期間に自立する[*1]．しかし，個人差も大きいことから，むしろ個々の児の発達と排尿・排便の中枢抑制サインを確認してからスタートする．
- トレーニングは養育者の強制的な「訓練」ではなく，あくまでも児の意思に基づいて行うことが重要である．

*1
トイレットトレーニングの開始時期について検討した報告で，1歳6か月未満でトレーニングをスタートすると，排泄自立までに全例が10か月以上を必要としたが，2歳から2歳5か月でスタートすると，66％が1～2か月以内で，89％が3～5か月以内で自立し，2歳6か月でスタートすると1～2か月以内に83％が自立することが示されている．

❷ トイレットトレーニング開始の3条件

physiologic maturation
- 一人で歩けて，いすに座る．一人で衣服の着脱ができる．
- 機能的膀胱容量の拡大に伴って排尿間隔が2～3時間あく．
- 尿意を感じても排尿をがまんできる．

external feedback
- 養育者の指示を理解し，それに従うことができる．実際の場面では，児の排尿シグナルを見て「トイレに行ってみようか？」と声がけしたときに，トイレに行くことができる．
- トイレが排泄のための場所であることを理解している必要がある．

internal feedback
- 自尊心が育ってきており，トイレに興味をもつ．養育者の真似ができ，自分の意思で「はい」「いいえ」を言うことができる．
- 「おしっこしたい？」「うん」—つまり，ここではおしっこ，ウンチが排尿・排便を表す単語として認識され，また，トイレに行きたいことを意思表示できる必要がある．親，きょうだい，周囲の園児がトイレで排泄しているのを見て，自分も同じように真似してトイレで排泄したいと思うようになる．

- 具体的にトイレットトレーニングを開始できる条件は❷の3条件である．

トイレットトレーニングの実際
環境を整える
- **洋式便器を用いる場合**：子ども用の補助便座を用い，両足が床につくように高さ調整をして十分な腹圧がかけられるようにする．水洗のフラッシュ音や排泄物が吸い込まれていくのを怖がる場合があり，この際には「ウンチ，バイバイね」と話すと恐怖心は和らぐことが多い．
- **「おまる」を用いる場合**：洋式便座を怖がる場合は，おまるを用いるのもよい．おまるの設置場所はトイレに限定せず児の好む場所とし，まず慣れさせるために座ることから始めるが，はじめは着衣のままでもかまわない．抵抗なく座るようになったら，脱衣させて座らせてみる．また，おむつにした便をおまるに取り，トイレに流すところを見せてその用途を理解させる．

児のサポート
- 児のモチベーションを維持するために，一連のトイレ動作において目標を細かく設定し，その一つひとつをクリアしたときにご褒美（例：達成シール）を与え，順次ステップを上げていくとよい．また，男児においては小便器に焚き火や射的の的のシールを貼り，遊び感覚を取り入れるのも効果的である．
- むしろ失敗したときの対応が重要で，児の自尊心を傷つけること，すなわち他の児と比較したり，「失敗したら○○させないよ」といった脅し，叱責は禁忌である．長時間座らせることはせず，出なければ5～10分程度で早めに切り上げる．

保護者へのサポート
- 保護者の焦りが強いと，強制的なトレーニングになりやすい[*2]．多くの児

[*2] トレーニング中におもらしが頻繁となり，おむつに後戻りすることがある．この原因は便秘をはじめ，やや厳しいトレーニングとなっていたり，きょうだいの誕生などの児の家庭環境の変化によるものがある．この場合，児と保護者の間の緊張を和らげるために3か月程度トレーニングを中断することも必要となる．

[*3] **乳児排便困難症**
生後6か月未満の健康な乳児において，直腸内に便が到達した際に骨盤底筋を弛緩させ，腹腔内圧を上昇させることで便を排出するといった一連の排便協調運動がうまくできない場合に起こるもので，10分以上いきんで泣いた後に排出された便は通常軟便で，通過困難をきたすようなものではない．これは排便協調運動を学習することによって特別な治療を要さずに自然に解消する．日本では綿棒による肛門刺激が多用される（エビデンスなし）．

では30〜36か月で日中はおむつがはずせ，36〜48か月で夜間もおむつなしとなりトレーニングが完了するが，個人差が大きい．

便秘とトイレットトレーニング

- いったんトイレットトレーニングが終了した後におむつに後戻りするケースは24.4％と比較的多く，硬便や排便時痛といった便秘の訴えが先行する．また，便秘はトイレットトレーニングが進まない要因ともなるため，トイレットトレーニング中には便秘を早期に発見し有効な治療介入を行っていくことが必要である．

乳幼児期の便秘

便秘の診断

> ▶乳幼児健診の際に「便秘」の相談は多い．しかし，保護者は排便回数のみで「便秘」と考えている例も多く，乳児排便困難症[*3]の鑑別が問題となる．

- 便秘の国際的診断基準であるRome Ⅲ criteria（❸）に従って便秘と診断された場合，まず器質的疾患の存在を示す"red flags"（❹）を確認する．便秘患児の97％は基礎疾患をもたない機能性便秘であるが，red flagsがあれば精査対象となる．
- 幼児では外来での直腸指診を極端に嫌がるために腹部超音波診断で代用する場合（エビデンスなし）もあるが，直腸肛門奇形やultrashort segment typeのヒルシュスプルング病の存在もあり，肛門部の視診や直腸指診は一度は行っておく．

便秘の治療

- 便秘の発症は①母乳栄養から人工乳への切り替えや補完食の開始時，②トイレットトレーニングの時期，③就学後に多く，いずれもそのきっかけは遊びに夢中になる，学校での排便回避といった軽微なことが多い．児が排便をコントロールしようとした結果，便秘の悪循環が始まる（❺）[2]・[*4]．
- 機能性便秘の病態は一様ではないと考えられるが，多くのものは排便がまんに始まり，直腸内にfecal impaction（便塞栓）が存在するfunctional fecal retentionによるものであり，4ステップアプローチ（❻）で治療を行う．
- 数日〜1週間程度浣腸によって便塊除去を行う．その後，維持療法に移行するが，浸透圧下剤[*5]を第1選択とする．乳児期にはマルツエキスも用いられる（エビデンスなし）．
- 便秘の食事指導で水分と食物繊維の摂取が勧められる．
  > ▶確かに脱水のある児では便秘に傾きやすく，この場合は水分を多くとることで便秘は解消しうる．しかし，脱水のない場合には過剰な水分摂取を行っても尿量が増加するだけで便秘の改善にはつながらない（高レベルエビデンス）．

---

❸ **Rome Ⅲ criteriaによる小児機能性便秘の定義（2006）**

以下のうち2項目以上が，4歳以下の児では1か月以上，4歳を超えた児では2か月以上続く場合
1) 週2回以下の排便
2) 少なくとも週1回以上の遺糞
3) 排便をがまんする姿勢
4) 痛みを伴う，または硬い排便
5) 直腸内の巨大な便塊
6) 水洗トイレを詰まらせるほどの太い径の排便
かつ，過敏性腸症の診断基準を満たさないこと

❹ **小児機能性便秘の診断における留意点"red flags"**

- 早期の発症
- 胎便排泄遅延
- 排便がまんがない
- 遺糞がない
- 上部消化管症状の存在
- 直腸外の腫瘤
- 体重増加不良
- 膀胱疾患
- 治療抵抗性

[*4] 排便時の疼痛を経験した児は，排便への恐怖や不安から排便を抑制（がまん）する結果，直腸内では便の水分吸収が進行し，貯留した便塊が巨大な硬便となる．この巨大硬便の排出時には肛門の拡張，疼痛を伴うことから，さらに排便をがまんすることとなり，悪循環に陥る．同時に直腸壁は拡張して直腸伸展の刺激が弱まることで感受性が鈍化する．便意は消失し，さらに便塊が貯留する条件が整う．最終的には大量の巨大硬便が直腸内に常に存在し，この周囲を通って水様便が便意も感じないままにもれ出る．これが遺糞（soiling）であるが，遺糞をきたした児は家人に怒られることから自尊心を喪失し精神的な問題を抱える．また，水様の遺糞を下痢ととらえている場合もあり，注意を要する．

*5
日本で用いられる浸透圧下剤にはラクツロース，マグネシウム製剤があるが，マグネシウム製剤のほうが治療反応性は良い．いずれの薬剤も水分投与を十分に行う必要があるが，高齢者で注意が喚起された高マグネシウム血症は，腎機能の正常な小児では比較的起こりにくい（中等度レベルエビデンス）．マグネシウム製剤投与中はマグネシウム濃度のモニタリングを要するが，腎機能障害のある例や腎機能が未熟な児ではとくに注意しておく．
巨大硬便の排出時には肛門裂傷をきたし，これに伴う慢性炎症によって肛門周囲に「見張りイボ」が形成される．強力ポステリザン®やプロクトセディル®軟膏が用いられる場合もあるが，便秘の治療を優先する．

❻ 4ステップアプローチ

① 教育
↓
② 便塊除去
↓
③ 維持療法
↓
④ 行動変容

❼ 食物繊維の作用

- 水分保持能によって便中水分量を増加させ，便性を改善する．
- 食物繊維は腸内細菌によって発酵し，ガスを産生する．これが腸内容に取り込まれて便量を増大させる．
- 食物繊維は小腸での脂肪酸，胆汁酸吸収を遅らせることから，結腸内ではこれらが腸内細菌によって変化し緩下薬として作用する．

❺ 便秘の悪循環

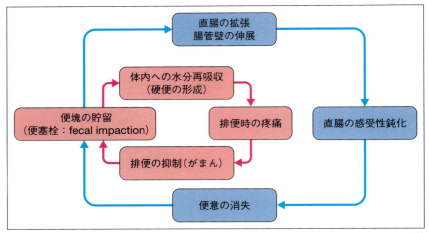

（小児慢性機能性便秘症診療ガイドライン．2013[2]）

▶食物繊維の摂取不足は便秘と有意に関連しており，実際に便秘の児に食物繊維を強制的に摂取させた報告では，有意な排便回数の増加と便性改善効果が得られる（❼）（高レベルエビデンス）．一方，便秘の小児に食物繊維の摂取を勧めても，実際に推奨摂取量が摂取できたのは対象児の1/4にすぎなかったと報告されており，食物繊維の摂取指導のみでは便秘は解消しにくく，現実的ではない．しかし，炭水化物や肉類に偏った食物繊維の少ない食事では，正常排便の維持のために必要な食物繊維量すら摂取できないことも多く，2歳以上の児では年齢+5g/日以上の食物繊維摂取を勧める．

文献

1) 帆足英一．幼児期のおねしょ―自立メカニズムと生活指導．チャイルドヘルス 2011；14：1292-7．
2) 日本小児栄養消化器肝臓学会・日本小児消化管機能研究会編．小児慢性機能性便秘症診療ガイドライン．東京：診断と治療社；2013．

参考文献

- 川上一恵．3歳でトイレット・トレーニングがうまくいかない場合の指導方法を教えてください．小児内科 2011；43：969-71．
- 奥田真知子ほか．家庭におけるトイレット・トレーニングについて―子どもが発信する排尿シグナル．チャイルドヘルス 2001；4：678-81．
- 帆足英一．こどもの昼間遺尿症―トイレット・トレーニングと排尿の自立過程．夜尿症研究 1997；2：5-12．
- 冨本和彦ほか．小児期便秘の管理に関する検討．外来小児科 2013；16：374-87．

Question & Guidance

乳児の便秘

❓ 保護者からの Question

　生後 9 か月の男児です．母乳で育てていますが，2 か月くらい前から便が週に 1～2 回しか出ません．おなかをマッサージしたり，綿棒で刺激したりしましたが，あまり効果がありません．小児科では便秘といわれて下剤を出されましたが，癖になるような気がして飲ませませんでした．ヨーグルトがいいと聞いたので少し早いかなと思いつつも与えてみましたが，あまり効果がありません．

❗ 医療者からの Guidance

- 排便回数には個人差も大きいが，少ない場合には便性を確認し，乳児期早期で軟便であってもうまく排泄できないようなら乳児排便困難症の可能性が高くなる．Rome Ⅲ criteria の項目に従って便秘を診断し，排便日誌に実際の排便状態を 2 週間程度記録してもらうとよい．
- 便秘の原因が母乳不足による場合もあるが，母乳不足の判断には，まず体重増加を確認し，児側の要因（基礎疾患や「食の細い子」のように身長は月齢相応に増加するが体重増加がゆっくりな児）や母児の授乳状況の要因（効率的な授乳ができているかどうか）の除外が必要で，人工乳補足の判断は慎重に行う．
- 成人領域では，刺激性下剤の長期投与でも腸管機能障害はきたさず，耐性を誘導することもまれと報告されている．しかし，小児領域では刺激性下剤の長期投与の安全性に関する報告はない．現時点で刺激性下剤の長期投与は避けるべきと考えられ，ガイドラインでも浸透圧下剤を第 1 選択としている．
- プロバイオティクスには大腸 pH を低下させることで結腸運動を亢進させ，腸管通過時間を短縮する効果がある．また，成人の便秘では腸内細菌叢中の乳酸菌やビフィズス菌の減少が示されており，プロバイオティクスの効果が期待されている．しかし，これまでのランダム化比較試験の報告では，プロバイオティクスの種類，菌量が報告によりさまざまであり，その有効性に関する一定の結論は出ていない．
- 牛乳が便秘に関連するとした報告がある．難治性便秘患児において，牛乳除去食で 3 日以内に便秘が軽快・改善し，さらに牛乳の再投与で便秘が再発したものが 41～78％ にみられたという．牛乳アレルギーと便秘との関連はいまだ結論が出ていないが，通常の下剤治療に不応の難治性便秘例では牛乳除去を試行してみる価値はあると考えられる．

✅ 医療者の確認事項

- ☐ 生まれて初めての便が出た（胎便排泄）のは 24 時間以内でしたか？
- ☐ 血の混じった便が出たことはありませんか？
- ☐ これまでは母乳で育てましたか？　体重の増え方は，また身長の伸び方は成長曲線に合わせて増えてきていましたか？
- ☐ 便はいつも硬いですか？　排便のときに痛がって泣きませんか？

❤ 医療者としてのアドバイス例

- 胎便の時間や直腸・肛門の状態，診察した所見からは，隠れた病気があって便秘をきたしているとは考えにくいようです．また，体重の増え方はやや少ないのですが，身長もこの子なりに増えていっています．授乳状態にも問題はありませんから母乳が足りないわけではなさそうです．
- 排便のたびに大きな硬い便が出て，痛みで泣いたり，出血もあるようですね．2 か月続いているのであれば便秘だと思いますが，次には痛みのためにウンチすること自体を嫌がってがまんするようになるでしょう．そうするともっとひどい便秘になり，便秘の悪循環が始まります．
- おなかのマッサージや綿棒刺激も，十分な排便があればいいのですが，腹部超音波で見ると少し直腸が広がってきているようです．便秘の悪循環になり始めている今がいちばん大事なときだと思います．浸透圧下剤ならそれほど癖になることもありませんので，まず，このたまった便を出しきってから，飲み薬を始めていきましょう．
- ヨーグルトも悪くはないと思いますが，牛乳が便秘の原因になることもあるようですから，まず飲み薬の効果をみてから，補助的な治療として後日考えてはどうでしょうか．

睡眠

子どもと家族の個性と育ちを支える 日常診療のアドバイスポイント

西野多聞｜アルパカこどもクリニック

睡眠の働き

- 睡眠は，一般的に体と脳を休ませるという働きがあることが知られている*1．
- 一方，乳幼児の睡眠はとても長いことが知られており，それは睡眠が休息以外の目的にも使われているからである．すなわち，乳幼児の睡眠は睡眠時間が長い，レム（REM）睡眠が長いという特徴があるが（❶）[1]，乳幼児はレム睡眠中に視覚・聴覚・触覚からの膨大な情報を処理し，脳の神経回路ネットワークの構築を行うといわれている．そのため，この時期の睡眠は乳幼児の発達にたいへん重要である．乳児がよく眠るのは，単に疲れているからではなく，脳の発達のために膨大な神経再構築を行う必要があるからである．

睡眠のリズム

- ヒトの生体リズムは24時間周期であるが，そのリズムは体内時計で制御されている．体内時計は視交叉上核に位置して約24時間周期のリズムを制御している（概日リズム）．しかし，そのリズムは24時間ちょうどではなく，24時間より少し長いため，時間がたつと少しずつ遅れてくる．そこで，毎日同期してリズムを調整する必要がある．強い光を午前の早い時間帯に浴びると，生体のリズムはわずかに早い時刻にずれる（同調）．夜間にテレビやタブレット端末などを見たりすると生体リズムが狂って，慢性

*1
睡眠の間，脳内では①活動に使用した神経伝達物質をシナプス小胞に戻して，翌日にも神経伝達が行われるようにする．②エネルギー産生するミトコンドリアの複製，③脳内の神経伝達物質のバランスを整える．脳をメンテナンスするには以上のことが必要といわれている．

REM：rapid eye movement

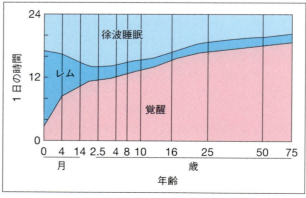

❶ レム睡眠の年齢による変化

(Nicolau MC, et al. 2000)[1]

❷ 日齢による睡眠リズムの変化

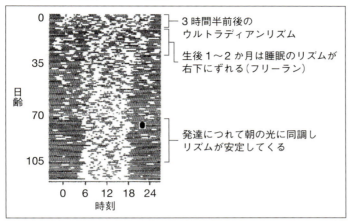

(Rivkees SA. 2003)[2]

的な睡眠不足や体調不良をきたすことがある（失同調）．
- 概日リズムは出生後，すぐに確立されるものではなく，発達につれて確立されていく（❷）[2]．
- **新生児の睡眠**：出生直後は3時間半ほどのリズム（ウルトラディアンリズム）で，昼夜関係なく，眠ったり起きたりを繰り返す時期である[*2]．2か月ころになるとまとまって眠るようになる．しかし，この時期はまだ朝の光で同期する能力が備わっていないので，1回の睡眠覚醒リズムが24時間より少し長く，毎日寝る時間も起きる時間も少しずつずれてしまう．睡眠日誌上では黒線のまだら模様が右下にずれて見える（フリーラン）[*3]．
- **乳児の睡眠**：生後3～4か月以降は昼間の覚醒時間が長くなる．徐々に朝の光で同期できるようになり，概日リズムが徐々に形成される[*4]．ほとんどの乳幼児は毎晩1回以上覚醒する．覚醒の後，自分自身で眠りにつけばとくに問題はない．6か月ごろから，情緒的な発達が進んでくると夜間覚醒時に不安を感じて夜泣きを起こすことがある．

乳幼児と小児の睡眠に関する問題

乳幼児突然死症候群[*5]
- リスクファクターとしては腹臥位・喫煙があげられる．人工乳[*6]や添い寝もリスクファクターにあげられることがあるが，研究によって結果がまちまちで，議論の余地がある．
- 腹臥位でSIDSが多く発症する理由として，腹臥位のほうがより深い睡眠になるため覚醒反応が遅延することが考えられている．
- 乳幼児健診では，とくに①うつぶせ寝を避ける，②保護者らが喫煙している場合には，禁煙指導を行うようにする．

乳児の夜泣き[*7]
- 6～7か月健診では夜泣きの相談を受けることが多い．この時期の乳幼児は心理的に発達してきているので，母親との分離不安などの情緒が形成さ

[*2] この時期の育児の負担はたいへんで，世話をする人は夜間も連続して寝られない日が続く．

[*3] この時期の母親は子どものリズムに合わせるのでかなりの負担がある．予防接種や健診の際には母親の健康にも配慮が必要である．

[*4] ようやく育児の負担が減ってくる．

加齢による睡眠の変化

年をとるごとに睡眠時間が少なくなる．新生児期に睡眠時間の半分以上あったレム睡眠の割合は，成人になると約20%に減少する．高齢者になると中途覚醒が増える．個人差はあるが，このような変化は生理的変化なので，ほとんどのケースではとくに治療は必要とされない．

[*5] **乳幼児突然死症候群（SIDS）**

睡眠中に発症し，原因を特定することができない1歳未満の児に突然死をもたらす症候群である．単一の原因ではなく多因子により起こるとされている．

SIDS：sudden infant death syndrome

[*6] 厚生労働省のHPではSIDSの予防に母乳を推奨しているが，米国小児科学会では母乳育児をSIDSの予防として推奨していない．母乳に関しては意見が分かれるところである．

[*7] 一般的には病気とはみなされない．

れてくる．そのため，この時期に夜間に自己覚醒したとき，強い不安が生じるのが夜泣きの本質と思われる．
- 1歳半から2歳ほどで自然治癒することが多いので，それまでとくに対処せず様子をみることになるが，育児の負担はかなり強くなる．

ナルコレプシー[*8]

- 睡眠発作以外にも，入眠時幻覚・睡眠麻痺，カタプレキシー（情動脱力発作）などの症状が出現する．日本人では600〜1,000人に1人の頻度である．

睡眠発作

- 単に眠気が強いだけではなく，通常では眠気が生じないような状況で突然眠り込んでしまう（先生に注意を受けているときなど）．10〜20分程度居眠りして，そのあとは爽快感をもって覚醒する．

入眠時幻覚・睡眠麻痺

- 眠り初めに恐ろしい夢をみるという症状と，脳は活動しているのに体が動かないという症状である．通常，夢はレム睡眠中にみるが，レム睡眠は睡眠開始後90分ぐらいで出現する．入眠時に夢をみることは通常ない．レム睡眠中は筋肉の活動が低く，ほとんど動けない．
- ナルコレプシーの患者では眠り初めにレム睡眠がみられ，内容も恐ろしいものが多く，のしかかられて首をしめられるが動けないというような恐ろしい体験などさまざまなものがある[*9]．

カタプレキシー（情動脱力発作）

- 覚醒時にみられる症状としてカタプレキシー（情動脱力発作）がある．強い感情の動き（大笑い，興奮など）がきっかけになり，体に力が入らなくなる．ナルコレプシーでなくても笑い転げて力がぬけたりすることがあるが，これもカタプレキシー（情動脱力発作）である．
- ナルコレプシーの患者ではその頻度と程度が高く，カタプレキシーは診断的に重要な症状である．

睡眠のリズムの障害（失同調）

- 概日リズム睡眠障害群は単純に眠れないのではなく，睡眠のリズムが一般と比べてずれる病態である．遅い時間帯にしか寝られない（睡眠相後退障害），早い時間帯にしか寝られない（睡眠相前進障害），ジェットラグ症候群などがある．これらの障害は慢性疲労症候群・うつ病などと深い関連性があると示唆されている．

睡眠相後退型（遅寝・遅起き，夜更かし）

- どうしても早寝できず，朝起きられない人たちである[*10]．
- 最近では乳幼児・学童の遅寝・遅起きが問題になっている．背景には両親の生活リズムやスマートフォンなどの普及があると思われる．
- 小児期の遅寝・遅起きで問題になるのは，睡眠がホルモン分泌リズムに影響するため，成長・発達に悪影響を与えるからである[*11]．肥満との影響を示唆する報告もある．

---

cry it out（泣かせ尽くし）

欧米ではcry it out（泣かせ尽くし）という手法で夜泣きに対処することが多い．筆者も米国留学中に出生した長男に試したが，かなり効果的であった．

最初に寝かしつけるときも，夜中に起きたときも部屋で一人で泣いていてもすぐにあやさず，決まった時間（数分）待ってから，ベビーベッドの外から数十秒間，声をかけたり触ったりしてあやし，たとえ泣き続けていても，また部屋を去るというものである．そうして少しずつ，その間隔を長くしていき，親がいなくても自分一人で寝入ることを教えていく．子どもが眠る際に親がいないことは，親にとってかなりつらいステップだが，1週間ほどで子どもは順応してスムーズに眠れるようになる．子ども本人が自分自身の力で眠りにつく（self-soothe）ことを覚えることが重要である．

[*8]「突然眠り込んでしまうという睡眠発作を1日に何回か繰り返す」というような主訴を症状とする睡眠障害疾患である．

[*9] ナルコレプシーでなくても，ストレスや生活リズムの狂いなどで同様の体験を起こすことがあり，いわゆる"金縛り"として認識されている．

[*10] 以前は大学生など，生活がだらけて，このようになる人がたくさんいた．就職など環境が変化すると治る場合は問題ない．

- 生活指導でも改善されない場合は，セロトニン活性の低下・メラトニンの分泌抑制が背景にあると考えられている．不登校・ひきこもりの遠因とも考えられる．その場合には睡眠環境の整備，抗うつ薬，光療法などで治療する必要がある．

睡眠相前進型
- 夜19時ごろに寝て，午前2時ごろに起床するように睡眠相が前進した病態である．とくに社会的な問題になることは少なく，治療の対象になることも少ない．

自由継続型（フリーラン）
- 睡眠時間帯が毎日1〜2時間ずつ遅れていく．これは新生児〜乳児期早期の睡眠と同じタイプである．光に対する感受性が低く，光で同期されないのが原因とされている．高照度光療法などで治療する．

乳幼児の睡眠に好ましい環境

- **一定のリズム**：生後3〜4か月から1日のリズムが確立されるようになる．日中は交感神経が優位になり，筋肉や脳への血流が多くなる．逆に夜間は副交感神経が優位になり，胃や腸などの消化管への血流が増える．自律神経のリズムと睡眠・覚醒のリズムは深く関わっており，リズムを整えるためには入眠時間，起床時間，入浴時間などを一定に整える必要がある．
- **睡眠と光**：ヒトの1日のリズムは24時間より少し長い周期で変動し，光のまったくない環境にいると徐々に時間がずれていく．ヒトの脳は毎朝光を浴びることによって，その誤差を補正している．朝に光を浴びると睡眠相は早まり，夜に光を浴びると睡眠相は遅れる．夜ふかしをすると睡眠相が遅くなり，さらに夜ふかしの原因になって悪循環に陥ることがある[*12]．
- **睡眠とホルモン分泌**：睡眠・覚醒リズムはさまざまなホルモンの分泌リズムに影響を与えている．成長ホルモンは入眠時に分泌のピークがあり，睡眠と成長の密接な関係を示唆している．コルチコステロイドは起床時に分泌のピークがあり，午後から夕方にかけて低下し，自律神経や情緒の安定に影響する．

文献
1) Nicolau MC, et al. Why we sleep：the evolutionary pathway to the mammalian sleep. Prog Neurobiol 2000；62：379-406.
2) Rivkees SA. Developing circadian rhythmicity in infants. Pediatrics 2003；112：373-81.

参考文献
- Ferber R. Solve Your Child's Sleep Problem. New York：Fireside；2006.

[*11]
文部科学省による全国学力・学習状況調査によると，毎日，同じ時刻で寝ている子どもは，就寝時間が一定でない子どもと比べて，明らかに学力が高い傾向にあることがわかった．また，遅寝・遅起きの子どもは朝食をとらない傾向が高く，朝食をとらないと学力が低下することも同調査でわかっている．健診などで早寝・早起きの指導が重要と考えられる．

ジェットラグ型
いわゆる時差ぼけである．海外旅行などで生じる時差に体内時計を合わせることができなくて症状が出る．通常3時間以上時差のある地域に短期間で移動すると症状が出現する．症状には入眠困難，疲労感，睡眠維持困難がある．
最近では社会的ジェットラグ（social jet lag）が問題になっている．夜間勤務や夜間の塾通いなど，社会環境が原因でジェットラグ型の障害が起きている可能性がある（筆者は小児科医になってかなりの頻度で当直勤務をしていたが，夜間に不規則に起こされることが多く，social jet lag になっていたと実感している）．

[*12]
夜ふかしの影響
国内外のいくつかの統計学的調査によると，睡眠相が後退している（夜ふかし）・睡眠が不規則な子どもは，睡眠相が前進している（早寝早起き）・規則的な子どもと比べて，学業成績が悪くなったり，問題行動を起こす確率が高いことがわかってきた．コルチコステロイドの分泌レベルの乱れ，朝食の欠食などがその原因とされる．

Question & Guidance

睡眠の乱れ

❓ 保護者からの Question
　3歳の子どもですが，夜，なかなか寝てくれません．朝もなかなか起きてくれません．昨夜，私たちはまったく眠れませんでした．早く寝かせるにはどうしたらよいですか？

❗ 医療者からの Guidance
- 睡眠・覚醒のサイクルは朝の受光でリズムが確立される．朝に日光をあびる習慣をつけよう．
- 子どもの睡眠・覚醒リズムは両親の生活スタイルに関係しているといわれている．もし，両親が夜型の生活をしていると，子どもも夜型の生活になると考えられる．子どもは親の姿を見て育つ．両親が夜型であるようなら，両親の生活スタイルを改善する必要がある．
- 夜間に受光すると，生体時計の機能低下・メラトニンの分泌抑制が起こり，睡眠・覚醒リズムが狂う．日中はしっかり光をあびて活動し，夜になったら照明を暗くして入眠させることが必要である．
- 寝る前にテレビやビデオ，タブレット端末など神経を興奮させるような活動は避ける．
- 起床時間が遅いと朝食の欠食の割合が高くなる．朝食を欠食すると学業の成績が悪くなるというデータもある．

✅ 医療者の確認事項
- ☐ いつから睡眠のリズムがくずれましたか？
- ☐ 昼間目が覚めているときは何をしていますか？
- ☐ いつも同じ時間に寝ていますか？
- ☐ いつも同じ時間に食事をとっていますか？
- ☐ 夜間にテレビやタブレット端末を見ていませんか？

❤ 医療者としてのアドバイス例
- テレビ・ビデオ・タブレット端末は19時以降には使用しない．夜になったら部屋を暗くする．眠時は電気を消しましょう．
- リズムを整えるために食事時間を規則的にして，きちんと3食とるようにしましょう．
- 眠る前にお子さんに安心感を与える，お気に入りのぬいぐるみやタオルなどを持たせてみるのもよいかもしれません．

子どもと家族の個性と育ちを支える　日常診療のアドバイスポイント

子どものあそび

仙田　満｜環境デザイン研究所

はじめに―あそびの重要性

- 子どものあそび環境はどのように変化してきたのかを，筆者はこの40年間研究してきた．結論からいえば，現代のわが国の子どもの成育環境は健全なものではなくなっている．あそび空間という点からいえば，1950年ごろに比べると1/100というオーダーで縮小しており，わが国の子どもをとりまく環境は悪化の循環に陥っている．それがさらに低年齢化し，その影響は深刻であると考えている．
- 一方，近年の脳科学の進歩によって，乳幼児期におけるさまざまな体験の重要性がますます明らかになっている．子どもは親を選べないのと同様に生きる場，あそぶ場を選べない．それは大人の責任である．悪化するあそび環境のなかで，どのように子どもを守っていくかという問題意識が必要である．

あそびによってもたらされる能力

- あそびはもちろん，有目的な行為ではない．何かそれによって獲得しようとして活動するわけではない．子どものあそびは無目的，無償な行為・行動といってもよいであろう．しかし，そのあそびを通して，子どもは5つの能力（❶）を獲得する[1]．

> ▶あそぶということは，幼児にとってとくに生活そのものであり，成長そのものであるといっても過言ではない．
> ▶あそびやすい環境をつくることが大人の責任である．

あそび環境

- 子どもの生活の中心はあそびであるが，あそび環境は4つの要素で成り立っている（❷）[1]．

あそび空間

- とくに小さな子どものあそび空間の現代的傾向は，その空間が小さくなっていること，内部化していること，そしてフラット化していることであろう．小さな子どもにとって，今も昔も自然体験はきわめて重要である．
- 子どものあそび空間としていちばん身近なものはその住まい，住宅にあると思われるが，現在では子どもが自由にあそべる空間が小さくなっている

子どものあそびとの関わり

子どものあそびに興味をもち始めたのは，皇太子（今上天皇）ご成婚記念として町田市と横浜市の境にある，かつて陸軍の弾薬庫だった100 haの丘陵地に「こどもの国」をつくることに関わったからである．
筆者が大学を卒業したのは1964年のことであるが，就職した建築設計事務所が「こどもの国」の林間学校の設計を担当することになり，その担当者に筆者が命ぜられた．当時まだ22，3歳で10年前には小学生だったが，「こどもの国」に来る家族とそのあそびは，筆者自身の体験とは大きく違ってみえた．「子どもにとってあそびとは何か」「あそび場にはどのような空間が必要なのか」，その問いが研究を始めるきっかけとなった．

❶ あそびを通して子どもが獲得する5つの能力

身体性
運動能力・体力をあそびを通して獲得していく．子どもにとってあそびは運動でもある．さまざまな身体的活動をすることによって，敏捷性，バランス，瞬発力，回転力，登坂力などをつけていく．

社会性
子どもはあそびを通して社会性を開発していく．あそびを通して友達，仲間になる方法を学ぶ[*1]．

感性
子どもは自然あそびを通して，自然の変化，美しさを発見する．あるときは動物をかわいがり，その生死に直面し，喜び，悲しむ．どんぐりを集める，花を摘むといった採集行為のなかで，喜び，満足し，感性を大きく育てる．このように，あそびを通して子どもは感受性，情緒性を開発していく．

創造性
子どもは何かを作り上げることが好きだ．積木あそび，砂あそび，彼ら自身のための小さな小屋のようなアジトあそびもまた創造的な行為である[*2]．

挑戦性，意欲
子どもは小さな山があれば登る．斜面があれば駆け上り，滑ろうとする．あそびを通してチャレンジする心を育んでいるのである．

これら5つの能力は，子どもにとってあそびを通して獲得する能力だということができる．また逆にいえば，あそべない子ども，あそばない子どもは，これらの能力を開発する機会を失っているといってよいだろう．

[*1] 米国の作家ロバート・フルガムは，1988年に出版した『人生に必要な知恵はすべて幼稚園の砂場で学んだ』のなかで「仲良くあそぶこと，けんかをしたら仲直りをすることは，大学や大学院で学ぶことでなく，幼稚園時代にあそびを通して学ぶことだ」と述べている．これは，あそびにおける社会性の開発を一言で述べたものと評価できる．

[*2] 英国の動物学者デズモンド・モリスは著書『人間動物園』のなかで，若いチンパンジーの実験を通して「あそびは創造性の開発をボーナスとしてもたらす」といっている．

❷ あそび環境の4つの要素

あそび空間
あそび空間はあそび場と置き換えてもよい．室内空間も，あそびやすい空間であるかによって，子どものあそびは異なる．現代，子どもの身近にあそび空間が減少しているという問題がある．かつて子どもには外あそびの空間として多様なあそび空間があったが，現在ではほとんど園庭と公園だけになってしまっている．

あそび時間
あそび場があっても，あそび時間がなければあそべない．子どもにとって自由にあそぶことのできる時間が重要である．友達とも同じ時間をあそび時間としなければあそべない．稽古事や習い事で忙しい子どももいる．また分断化された時間のなかで，テレビゲームなどITメディアとの接触に時間を費やして，あそび時間を失っている子どもも多い．豊かなあそび時間を保証することも大人の役割である．

あそび仲間
あそびのコミュニティといってもよい．あそびには仲間が必要であるし，仲間からあそびの方法を教えてもらう．少子化の影響により，きょうだいが少なく，同じ地域にいる子どもも少ない状況のなかで，多くの友達とあそべる機会を大人は用意しなければならない．

あそび方法
あそび方法はあそび環境に大きな影響を与える．あそび方法を知らなければあそびは発展していかない．手あそびを含めて，人と人が直接にあそびを展開できる方法が少なくなっていて，テレビやスマホなどの映像メディアを見ることが多くなっている．あそびの方法が貧困になっているといえる．豊かなあそび方法を伝える必要がある．また映像的なあそびは適切に制御しなくてはならない．

4つの要素でみて，そのあそび環境の豊かさを確認し，確保していく必要がある．

といわざるをえない．また，伝統的な家屋にあった縁側のような室内と室外がつながるような空間がなくなり，個室型になっている．
- いす，テーブル式の生活のなかで，とくに小さな子どもが動き回る，かつての畳座敷のような空間がなくなっているのが問題である．小さな子どものいる家庭では，できるだけ家具の少ない，床で子どもが動き回れるような工夫が必要となる[2]．
- また，床の硬さ，軟らかさが問題である．畳敷きのように軟らかく，安全なマットが必要である．子どもの事故の多くは転倒・転落である．そういう点では床が最も大事である．フローリングも二重床にしておくとよい．
- 高層居住は子どもの成長のためには望ましくない．できるだけ3・4階以下の接地性の高い場所に住居があることが望ましい．
- 子どもの運動能力を開発するためにも，斜面や小さな山のあるような庭があってほしい．園庭や公園でもよいが，身近なところに登る，滑る，バランスをとることが，あそびのなかで日常的に身につく環境が重要である．
- 保育園，幼稚園でも，できるだけ豊かな園庭のある園を選択することが望ましい．園庭のない保育園や，小さく，平らな園庭しかない幼稚園は避けるべきである．

あそび環境の変化と意欲の低下

- あそび方法についてみてみると，子どもの生活の方法，とくにテレビという情報環境による変化の影響はきわめて強い．直接体験に代わるものとして，バーチャルな電子メディア空間上の仮想体験が増大してきている．わが国では子どもが電子メディアと接触する時間は長時間化する傾向にある．このことは，乳幼児期，児童期における仲間としての同年齢，異年齢集団でのあそび体験の希薄化，子どものあそび文化の伝承消失，身体感覚を伴う体験の欠落を生み出してきている．
- あそび時間が短いから，難しい複雑なあそびができなくなって，決められた，与えられた枠のあそびしか展開できないでいる．あそびそのものが単純化し，貧しくなってしまっている．あそび時間が短いということは，多くの友達とあそべないということであり，空間であそべないということと深く関連しているといえる．
- 子どものあそびは外あそびから内あそびへ転換し，その傾向は加速されている．このことが集団あそびの機会を減らし，それによってますます外あそびのおもしろさを体験する機会が失われた[*3]．
- 空間，方法，時間，コミュニティが相互に影響しあいながら悪化していくことによって，子どもがあそびの醍醐味を体験する機会を失い，あそび意欲を減退させていることは問題である．あそび体験はおもしろいあそびを体験することによって重層化し，またそのあそびを体験したいと思って繰り返し，そしてさらに新しいあそびへと進化させていく．

> ▶子どもを元気にするためには，4つの要素（❷）によるあそび環境という視点を理解し，総合的・横断的に子どものあそび体験環境の確

[*3] たとえば，自然あそびは伝承あそびである．子どものコミュニティが小さくなり，失われていくなかで，自然のなかであそぶ方法が伝えられなくなり，川や池は危険な場所としてあそぶことが禁止された．したがって，現代では農村部の子どもでも，都市部の子ども同様に，自然あそびができない状況におかれている．

保に取り組まなければならない．

幼児期の重要性

- 幼児期は人生のなかで最も重要であると考える．バランス感覚など体をたくみに動かす力は幼児期に開発されるといわれている．最近の脳科学の進歩によって，中枢神経の発達は8歳ごろまでに90％完成されると報告されている．つまずいて転んだとき，反射的に手をつき体を支え，防御するのは中枢神経によるものである．このように考える前に手が動き，体が動くことはとても重要なことである．走力，跳躍力は20歳になっても30歳になっても進化する．つまり，体を巧みに動かす力はほぼ幼児期に決まってしまうことになる．
- 気づきや発見，直観という能力も幼児期に育まれるのではないかと考えられる．子どものあそびを通し，とくに自然あそび，群れてあそぶなかで，子どもはそのような能力を強く開発していくのではなかろうか．

▶幼児期の生活環境によって育まれる能力は，特定の年齢期に開発され，その後の長い人生に多くの影響を与える．そういう意味において，幼児期のあそび環境，成育環境はきわめて重要であるといえる．

車とITメディアからの解放

自動車，ベビーカー

- 現代の子どもは，生活の基盤としての大地との関わりを失いつつあるといってもよいであろう．とくに最も重要な幼児期においては，自動車やベビーカーとよばれるライドにいつも乗せるのではなく，子ども自らの足で歩かせるようにすることはとても重要である．自らの足で歩くことによって地上面の花や虫，さまざまなことに興味をそそられ，発見し，また身体的な運動能力を開発する[*4]．

ITメディア[5)]

- 次項「子どもとメディア」参照．

▶子どもがITメディアと適度な接触をするためには，大人が自らの生活習慣を自制し，健全でバランスの良い生活をすることも重要である．自然のなかで群れてあそぶ時間を失わせていることは，身体性，社会性，感性，創造性，挑戦性という重要な能力の開発の機会を失わせているといってもよい．

▶子どもの生活をあるべき形に取り戻していかないと，人間としてきわめて困難な一生を引き受けることになると思われる．子どもは親を選べないのと同様に，生きる場を選ぶことができない．子どもを車やITメディアから解放する生活環境が重要である．

運動能力と園庭の環境との関係性についての調査

運動能力と園庭の環境との関係性についての調査では，子どもの片足けんけん跳びの能力と園庭の環境には強い相関性があると考えられている[4)]．片足けんけん跳びはバランス感覚や持久力と関係しているといわれ，25m走や立ち幅跳びでは園の環境との関係はほとんどみられないのに対し，片足けんけん跳びでは有意な差があり，10倍近い差があるところもある．そのような片足けんけん跳びの能力が高い園のほとんどの園庭には山，丘，斜面などがあり，比較的広い園庭面積をもっている．このような園は中枢神経の開発に適した園だといえよう．

*4
1965年，米国のヘルドとハインは2匹の子猫の実験を通じて，視覚と身体性の開発の関係を明らかにした．足で歩くことによって視覚は正常なものとなり，いくら視覚的学習をしても身体的開発には寄与しないことを示した．

あそびを促すために

遊具環境

- 乳児から幼児の段階へかけて，子どもはあそびを通して身体性を開発していく．見る，握る，投げる，登る，潜る，起き上がる，つかむなど，そのような身体的動作とそれによって得られる感覚を促進するには，それを促す道具が必要である[*5]．
- 注意しなければならないのは，その安全性である．丸みがあり，軟らかく，そして色彩豊かな道具や遊具が好ましい．飲みこんでしまったり，口をふさいでしまったりする危険については十分に配慮しなければならない．小さな粒状のものは不適である．また衛生的であることはもちろんである．
- 人間は環境によって，その意識や意欲を刺激される．人間は遺伝子の働き以上に，環境による影響が大きいといわれている．子どもが小さければ小さいほど，身体的活動を促す道具的・遊具的環境が重要である．

服装，履物

- 子どもがあそびやすい服装をすることを心がけるべきである．あまりに運動しにくい服装は子どもをあそびから疎外してしまう．寝返りを打ちやすい服装は，早く運動能力を獲得するきっかけになる．また服装は安全性という点からも常に点検する必要がある[*6]．
- 靴も重要である．子どもはまだ重心を安定的にとらえられるまでに成長していない．小さければ小さいほど，歩きと走りが未分化で，歩行速度は小さな子どものほうが速い場合もある．また，その歩行の軌跡は直線的でなく，ふらふらとして振れ幅が大きい．それだけつまずいたり，ひっかかったりする危険性が高い．
  ▶ 子どもが成長することを考えて，大きめの靴を履かせる傾向があるが，大きめの靴は運動性を疎外し，倒れやすくなる．しっかりと足に固定でき，着脱が比較的容易であるほうがよい．
  ▶ ひも形式はやはりひっかかるという危険性があるので，避けたほうがよいし，なるべく見た目よりも，軽くて運動しやすい靴を選ぶべきである．

遊環構造—あそびを促す空間構造

- 子どものあそび空間には，あそびやすい構造がある．それを筆者は遊環構造とよんでおり，7つの条件(❸)があると考えている．
- 大事なことはぐるっと回れる回遊性と，その回遊に多くの変化，多様性があるということである．トンネルだとか，坂道だとか，軟らかいところなど，多様な空間体験ができることが重要である．

あそびと人としての成長

あそびと意欲

- よくあそぶ子どもは学習能力も高いことが，さまざまな研究者によって報告されている．あそびたいという意欲と，学びたいという意欲はほとんど

[*5] 軟らかなボール，斜めの床，小さな段，積み木，小さな家など，子どもの周りにはそのような多様な道具が豊富にあることが必要である．

[*6] オーバーオール（胸当て付ズボン）などはひっかかりやすい．ひっかかりやすい服装や，マフラーなどはあらゆる面で危険性が高い．できるだけシンプルで動きやすい服装を心がけねばならない．子ども服のなかには，デザイン過剰で，ひらひらと付属物がついている場合があるが，ひっかかりやすい，動きにくいという点からのチェックが必要である．

❸ 遊環構造の7つの条件

① 循環機能がある
② その循環（道）が安全で変化に富んでいる
③ そのなかにシンボル性の高い空間，場がある
④ その循環に"めまい"を体験できる部分がある
⑤ 近道（ショートカット）ができる
⑥ 循環に広場が取り付いている
⑦ 全体がポーラス（多孔質）な空間で構成されている

この原則は園庭や公園，小さな子どものあそび場にも当てはまるが，たとえば家のなかのリビングスペースにおいても展開できる．

> **建築家50人への
> インタビュー調査**
>
> 筆者はかつて，日本を代表する50人の建築家に子どものころのあそび環境についてインタビュー調査をしたことがある．子どものころのあそび体験や空間体験が，現在の創造的な仕事としての建築設計に大いに影響があると答えた人は約40％，意識はしていないが関係があるだろうという人も含めると，90％の人が子どものころのあそび体験の重要性を認識している．それはたぶん，建築やデザインだけでなく，創造的な仕事をするためには，子どものころのあそび体験が重要であることを示しているのであろう．文芸評論家の奥野健男も『文学における原風景』という著書のなかで，文学者と子ども時代の関係を論じている．

同じだと筆者は考えている．あそび意欲，運動意欲，学習意欲，コミュニティ意欲，交流意欲はほとんど同じような方向と思える．

- あそび意欲の高い子どもは，交流意欲も高いというように，意欲を喚起するためには，ある種の困難が必要と思われる．子どもは小さな山があれば登りたがり，小さなトンネルがあればもぐりたがる．環境が子どもに「あれをやって，これをやろう」と働きかけをする，これを米国の心理学者ギブソンはアフォーダンスといっている．山，谷，穴が子どもにやる気を起こさせる．小さな征服が，より高い征服意欲に導く．
- あそびは階段のようなものである．登っていくと，知らず知らずにいろいろなことが見えるように，いろいろなことができるようになる．子どもが夢中であそべるような環境を大人が用意する必要がある．

あそび体験と人生

- 小さな子どもの生活環境，あそび環境は，その子どもの人生に大きな影響を及ぼす．
- 子ども時代は1回しか体験できない．それを豊かなものにするかどうかは大人の責任である．
- わが国は地球上の0.25％の面積しかない国土でありながら，世界で年間約400ある地震のうち，100が起こるといわれている地震被災率の高い国である．また台風もあり，古来より自然災害等の困難の多い国である．そして人生には困難はいつもある．それを乗り越え，人として成長してほしいと親は願う．困難を乗り越え，創造的な人生を送るためにも，子どものころ，挑戦性を育くむ，とくに乳幼児期のあそび環境，あそび体験はとても重要である．

文献

1) 仙田満．環境デザイン論．東京：放送大学教育振興会・日本放送出版協会；2009．
2) 仙田満．子どもとあそび―環境建築家の眼．岩波新書．東京：岩波書店；1992．
3) 心理学・教育学委員会・臨床医学委員会・健康・生活科学委員会・環境学委員会・土木工学・建築学委員会合同 子どもの成育環境分科会．我が国の子どもの成育環境の改善にむけて―成育時間の課題と提言．日本学術会議；2012．
4) 藤井翔太．保育環境が幼児の運動能力に与える影響に関する研究 その3．卒業論文（指導：仙田満）2013．
5) American Academy of Pediatrics. Television and Family. 1999.
   http://www.wbco.net/pdf/Parenting%20Resources/TV%20and%20Family.pdf

Question & Guidance

子どものあそび環境

❓ 保護者からの Question

子どもが外で遊ぶ機会がありません．家でテレビを見せているのが，いちばん安心できるのですが，友達もまわりにいないので，そういう子育てで大丈夫でしょうか？

❗ 医療者からの Guidance

- 子どもの生活には危ないところもたくさんある．子どもが安全に楽しく，あそべる環境を用意することは大人の役割でもある．子どもにとってあそびは挑戦でもあり，ある意味リスクを克服することによって，多くのことを学ぶ．安全ばかりを重視することによって，子どもを室内に閉じ込めておくことは，あそびによって幼児期に獲得する能力を失わせてしまうと考える必要がある．
- 小さな子どもにとって，友達がいて，群れてあそぶことはとても重要だ．禁止せず，せかさず，ゆっくりと子どもがあそびながらさまざまなことに気づくことを待つことが，大人，保護者の役割でもある．

✅ 医療者の確認事項

- ☐ 1日どのくらいテレビを見ますか？
- ☐ どのようなお住まいで生活していますか？ お子さんにきょうだい，友達はいますか？
- ☐ 公園にはどのくらいの頻度で連れて行きますか？
- ☐ 保育園・幼稚園には園庭がありますか？ どのような園庭ですか？
- ☐ どのようなあそびをしていますか？ 虫は好きですか？

🔴 医療者としてのアドバイス例

- 2歳まではできるだけテレビを見せないようにしましょう．また2歳以上でも適度な時間の視聴にとどめましょう．大きくなってからでもメディアを駆使する学習は間に合います．幼児段階ではそれ以上に群れてあそぶ，自然体験のあそびが重要です．
- 住居はできるだけ3階以下の低層階で，できれば緑があるような住宅がよいでしょう．
- 子どもを育てる住宅環境はとても重要です．戸建，集合住宅を問わず，すぐ近くに自然豊かで小さな山や斜面，遊具，トンネル，鬼ごっこやボールあそびができる広場などの遊べる場所，休める場所があるところを選ぶべきです．
- お父さんも育児に参加してもらうためには職住接近が望ましいでしょう．
- 家ではできるだけ床座（いす・テーブルの生活ではなく）で生活しましょう．床が広々として，ソファーや低いテーブルのある子どもの寸法に合ったインテリアを整え，子どもがあそびやすい生活をしましょう．
- 子どもにはあそびが栄養素のように大切です．あそびにはあそびの方法，空間，仲間，時間の4つの要素が必要です．
- 公園，あそび場に連れていって，他の子どもと一緒にあそばせてください．近くにあそび場がなかったら，あそび場を探して連れて行ってください．そのときに親の見守りは重要です．
- 「だめ」と言いすぎるのはやめましょう．子どもには体験が必要だから，歩けるようになったら，ベビーカーを使いすぎないことが大切です．子どもにとって歩くことはあそびの第一歩です．立ち止まってもせかしたりしないで，子どものペースを大切にすることが重要です．滑り台などは少しずつ練習させましょう．みんなとあそぶことによって，子どもは多くのことを学んでいきます．
- 保育園・幼稚園は園庭の広い，あそびを主体とする園を選びましょう．動物がいたり，菜園があったり，自然体験もできる園がよいでしょう．
- 一日のうち，多くの時間を過ごす保育園・幼稚園のあそび環境は重要です．緑の多い，多様な体験のできる園を選ぶことも親の役割です．

子どもとメディア

佐藤和夫｜国立病院機構九州医療センター小児科

AAP：American Academy of Pediatrics

*1
電子メディア
ここでのメディアは，テレビ，DVD，ゲーム，ケータイ/スマートフォン（スマホ），インターネットなどの電子映像メディアを示す．

*2
policy statement「Media Education」
AAPが1999年に発表した提言．メディア接触（テレビ，映画，コンピューターゲーム，インターネットなど）が，子どもに対して利益だけでなく健康上のリスクがあることを，学会として明確に示した．小児科医は，メディア接触の子どもへの悪影響を減らすための重要な役割を担っているとして，「2歳以下の子どもにはテレビを見せないよう」親に指導すべきだと提言した．
このpolicy statement「Media Education」は新しい情報を加えながらアップデートされている．最新版（現在は2010年版）がAAPのウェブサイトからダウンロードできる．http://pediatrics.aappublications.org/content/126/5/1012.full.pdf

子どもとメディアに対する提言

- 米国小児科学会（AAP），日本小児科医会，そして日本小児科学会が，乳児幼児期早期（2歳まで）のメディア接触を控えるよう勧告している*1．
- 1999年にAAP[1]が，「Media Education」と題する提言（policy statement）を発表した*2．そこには「Pediatricians should urge parents to avoid television viewing for children under the age of 2 years.（小児科医は2歳以下の子どもにテレビを見せないように親を説得すべきである）」と記載されている．AAPは，「乳幼児の，脳の発育そして情緒的・知的・社会的発達にとって，両親あるいは保育してくれる人との"じかに触れあう関わり合い"が非常に重要だ」と強調している．乳幼児期は，発達段階の脳をもち，言語や対人関係の発達にとって重要な時期なのである．
- 2011年にAAP[2]は再び「2歳以下のメディア使用」に焦点を当てた提言を発表した．「2歳までのメディア使用が有益である証拠はなく，子どもの健康・教育・発達に対してむしろ有害である可能性がある，子どもがいる時の家族の視聴も影響する可能性がある」として，「小児科医は乳幼児健診等で，2歳まではメディアを制限すること，そして子どもにとって自由な遊びこそ重要であることを親に説明すべき」だと勧告している．
- 日本小児科医会[3]の子どもとメディアの問題に対する提言を❶に，啓発ポスターを❷に示す．

メディアが与える影響の機序

- メディアが子どもに与える影響は次の2つの機序が考えられる．
  ▶ メディアへの接触時間が他の重要な活動の時間を奪ってしまうために影響を与えるというdisplacement theoryと，視聴内容が影響を与えるというcontent theoryである．
- 年長児では❸に示すように，さまざまな影響を及ぼすことが報告されている．肥満，体力，学力などはdisplacement theory，性や喫煙の問題はcontent theoryで説明される．

乳幼児に対するメディアの影響

- 乳幼児ではdisplacement theoryが重要である．テレビの視聴時間は，お絵かき・楽器遊び・おもちゃ遊びの時間，そして両親やきょうだいと関わる時間と負の相関がある．内容にかかわらず，メディア接触が子どもに大

❶「子どもとメディア」の問題に対する提言

1. 2歳までのテレビ・ビデオ視聴は控えましょう.
2. 授乳中,食事中のテレビ・ビデオの視聴は止めましょう.
3. すべてのメディアへ接触する総時間を制限することが重要です.
1日2時間までを目安と考えます.
4. 子ども部屋にはテレビ,ビデオ,パーソナルコンピューターを置かないようにしましょう.
5. 保護者と子どもで,メディアを上手に利用するルールをつくりましょう.

(日本小児科医会,2004年. http://jpa.umin.jp/download/media/proposal02.pdf)

❷ 日本小児医会の啓発ポスター

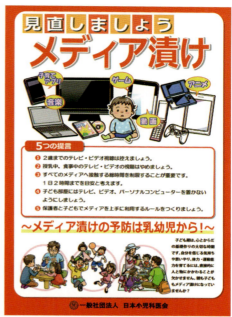

(http://jpa.umin.jp/download/media/media.pdf)

❸ メディア漬けが子どもに与える影響

- 暴力性:暴力シーンが攻撃的行動を増大させる
- 肥満・体力:運動不足を助長し,肥満・体力低下をもたらす
- 性の問題:メディアでの性への接触が性行動を低年齢化させる
- 喫煙・飲酒:メディア接触と喫煙・飲酒が関連する
- 学力:長時間視聴と学業成績の低下が関連する
- 行動・睡眠:注意散漫,睡眠へ悪影響を及ぼす
- 成人期の健康:成人期の肥満,高血圧,喫煙習慣,脂質異常症(高脂血症)などへ影響する
- インターネット・スマホ:依存(中毒),ネットいじめ

事な時間を奪ってしまう.
- 言葉の発達に影響を及ぼす危険性がある.1歳半健診でテレビの長時間視聴と発語の遅れとの関連が認められている(❹).また最近の長期間追跡・縦断的調査でも,乳児期の視聴時間と幼児期の言語・認知発達の負の相関が示されている[*3].
- 小児保健の研究では,「視聴時間の長い児は,就寝時刻が遅く,就寝・起床のリズムが不規則で,食習慣や排便習慣が悪い」ことが報告されている(❺❻).乳幼児期に形成される生活リズムや基本的生活習慣に影響を及ぼしている.

乳幼児にテレビ・ビデオを見せる要因

- 電子ベビーシッターと早期教育の2つが背景にある.
  ▶ 家事をするときや子どもの相手をするのに困ったときに"電子メディアに子守りをしてもらう"のである.したがって,テレビを見せないようにと禁止するだけではなく,育児そのものを支援することが必要である[*4].
  ▶ わが子の才能を伸ばしてやりたいという親心,それをうまく利用した商業主義(早期教育DVDなど)がもう一つの背景である.AAPが指摘しているように,乳児期や幼児期早期のメディア使用が有益である証拠はない.むしろ,この時期の大事な実体験の時間を奪ってしまう危険性が高い.

[*3] 言語学者のパトリシア・ケール博士は,研究結果から「赤ちゃんが語学を習得するには本物の人間が必要」だと述べている.(TED:赤ちゃんは語学の天才. http://www.ted.com/talks/lang/ja/patricia_kuhl_the_linguistic_genius_of_babies.html)

[*4] メディアに頼らない子育ての提示(❼),母親も父親も育児休暇を取得できる労働環境,育児支援センター(親子サロン,子育てプラザなど),保育所・幼稚園,子ども劇場などの,育児文化・親子の居場所・遊ぶ場の充実が求められる.

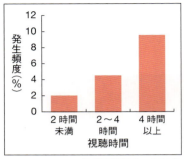
❹ 視聴時間別発語遅れの発生頻度
（加藤亜紀ほか．2004⁴⁾）

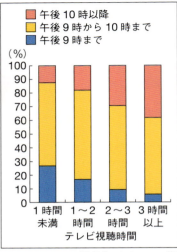
❺ テレビ視聴時間と就寝時刻
（服部伸一ほか．2004⁵⁾）

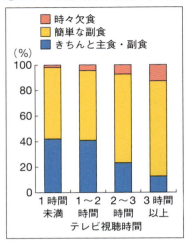
❻ テレビ視聴時間と朝食のとり方
（服部伸一ほか．2004⁵⁾）

❼ メディアに頼らない子育て：家事をするときの具体的なアドバイス
- おんぶで家事をする．子どもはおんぶが好きだし，家事もはかどる
- ママの近くで遊ばせる．いらなくなった空き容器や野菜の残りなどを持たせるだけでも遊びになる
- 簡単なお手伝をさせる．はこんだり，並べたり，ママといっしょに家事をさせる．「ありがとう」の言葉を添えるとよい
- ママどうしでアイデアを出し合うように促すのもアドバイスの一つ

▶ われわれ小児科医は，保護者に「子どもにとって自由な遊びこそ重要である」ことを伝える必要がある．

スマホの子育て

- 近年，急速に広まったスマートフォン（スマホ）は子育てのなかにも入り込んでいる＊5．
- 妊娠中のアプリ＊6，子どもをあやすアプリ，しつける（怖がらせる）アプリ，知育アプリといった，たくさんのアプリがある．
- 便利であっても「親子の時間を奪っていないか，五感を使う体験を奪っていないか」を考える必要がある．AAPは，教育的効果はまったく検証されていないので，教育アプリといった名称を記載してはいけないと提言している．日本小児科医会も，平成25年11月に「スマホに子守りをさせないで！」というポスターを作成し警鐘を鳴らしている（❿）．

親子でメディアリテラシー

- 両親や祖父母もメディア漬けに注意が必要な時代となっている．保護者には「いっしょに電子メディアとのつきあい方を考えること」，そして「言う

＊5
日本外来小児科学会のワークショップ「子どもとメディア」でのアンケート調査（平成25年7月に全国19施設の小児科外来を受診した児2,998人）では，乳幼児の母親の60〜70％がスマホを利用し，30％がスマホを子育てに使っているという現状であった（❽❾）．

＊6
アプリ
アプリとはアプリケーションの略で，スマートフォン（スマホ）の広まりで日常的に使われるようになった．妊娠中の胎動や陣痛をカウントするアプリ，赤ん坊を泣き止ませる音や音楽がでるアプリ，"いないいないばあ"を画面でするアプリ，子どもが言うことを聞かないときに鬼が電話に出て怖がらせるアプリ，形や色の認識を画面でするアプリ，英語を学習するアプリ，予防接種予定などのアプリなど，たくさんの子育てアプリがある．

子どもとメディア

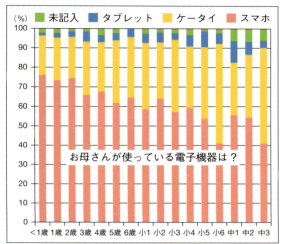

❽ 親が利用している電子機器機種（子どもの年齢別）

（日本外来小児科学会アンケート調査，2013）

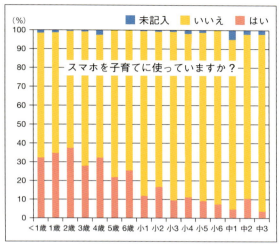

❾ スマホによる親の子育て（子どもの年齢別）

（日本外来小児科学会アンケート調査，2013）

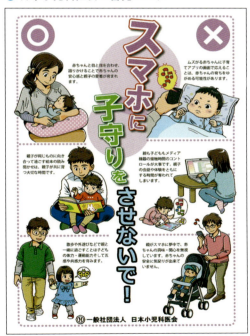

❿ 日本小児科医会の啓発ポスター

(http://jpa.umin.jp/download/update/sumaho.pdf)

よりもしてみせること」をアドバイスする．子どもの養育環境として，保護者自身がメディアリテラシー[*7]を養うことが大切である．

小児科医の役割

● 母親学級（両親学級）やプレネイタルビジット（出生前小児保健指導），新生児健診では，親子の愛着や基本的信頼感など育児に大切な理念といっしょ

[*7]
メディアリテラシー
リテラシー（literacy）とは，読み書きする能力，ある分野に関する知識やそれを活用する能力を示す．メディアリテラシー（media literacy）は，メディアを主体的に読み解く力，評価する力，活用する力を示す．すなわち，何も考えずに受けいれてしまうのではなく，本当だろうかと批判的にみたり，必要でないものはみないようにしたりする能力である．情報を発信する能力も含まれる．小児科医自身も，メディアリテラシー（とくにインターネットやスマホに対するリテラシー）を養う必要がある．

> **親子でメディアリテラシーを実践するポイント**
> - 選択・制限：乳児には見せない，食事中は見ない，見たい番組だけ時間を決めて見る．
> - 離れる：終わったら消す，子どもと一緒に"消す力"を育てる．
> - 評価・批判：内容について共感したり批判したり，家族で話題にする．
> - 工夫：テレビにカバーを掛ける，コンセントを抜く，寝る前は，じゃれつき遊びや本の読み聞かせをする

に，「テレビやDVDよりも親子のふれあいを楽しむこと」「スマホに子守りをさせないこと」を啓発する．

- 乳幼児健診などでは「2歳までのメディアを制限すること」「子どもにとって自由な遊びこそ重要であること」を説明する．保健師や看護師と協力して，前述したようにメディアに頼らない子育てをアドバイスすると効果的である．
- 啓発ポスター（❷ ❿）を掲示し，待合室のテレビやDVDの設置をやめたり電源をオフにする時間を設けるとよい．
- 生活歴として，メディア接触についても問診することが重要である．とくに言葉が遅い，落ち着きがない，対人関係が未熟である場合などは，子どもが日常的に長くメディアに接していないかを問う必要がある．経過観察する場合も，単に「もう少し様子をみましょう」ではなく，「テレビやスマホをやめてたくさん言葉がけをすること，いっしょに遊ぶこと，絵本を読んで楽しむこと」など，養育環境を改善するアドバイスが大切である．
- メディアは子どもの心身の発達に影響する生活環境である．子どもの健康を守る立場である小児科医は，メディアの子どもへの悪影響を減らすための重要な役割を担っている．「子どもとメディアの問題にもっと関心をもち」，「診療や健診だけでなくさまざまな場面でメディアリテラシーの啓発を行うこと」，そして「メディアに頼らない子育てができる育児環境を提供できるよう社会に働きかけること」が求められている．

文献

1) American Academy of Pediatrics, Council on Communications and Media：Media Education. Pediatrics 1999；104：341-3.
2) American Academy of Pediatrics. Council on Communications and Media：Media Use by Children Younger Than 2 Years. Pediatrics 2011；128：1040-5.
3) 日本小児科医会 子どもとメディア対策委員会．「子どもとメディア」の問題に対する提言．http://jpa.umin.jp/media.html
4) 加藤亜紀ほか．テレビ・ビデオの長時間視聴が幼児の言語発達に及ぼす影響．日児誌 2004；108：1391-7.
5) 服部伸一ほか．テレビ視聴時間の長短が幼児の生活習慣に及ぼす影響．小児保健研究 2004；63：516-23.

Question & Guidance

子どもとテレビ，DVD，アプリ

❓ 保護者からのQuestion

生後10か月の男の子です．テレビの子ども番組や動物キャラクターのDVDを見せると，画面に反応して喜んで見ているようです．テレビはどれくらい見せたらいいのでしょうか？ スマホの赤ちゃん用のアプリも使っています．知育アプリは赤ちゃんの発達に良いのでしょうか？

❗ 医療者からのGuidance

- 米国小児科学会（AAP）は，乳幼児の脳の発育にとって，両親や養育してくれる人との「じかに触れあう関わり合い」が決定的に重要であると強調し，小児科医は「2歳以下の乳幼児にテレビやビデオを見せないように」親に指導すべきだと勧告している．
- 保護者が乳幼児にテレビやDVDを見せる目的は大きく2つある．食事の準備など家事で手がはなせないときにテレビを見せる，子守りをしてもらうために見せる，つまり電子ベビーシッターとして使用する．もう一つは，早くから電子メディアを使って子どもの能力を高めたいという願い，つまり早期教育として使用する場合である．その両方への説明と対策が必要である．
- テレビを見せないようにと禁止するだけではなく，育児そのものを支援することが必要である．メディアに頼らない子育ての提示，具体的なアドバイスを行うことが大切である．
- AAPが指摘しているように，幼児期早期までのメディア使用が有益である証拠はなく，言語の発達にはむしろ悪影響が指摘されている．教育的効果はまったく検証されていないので，知育アプリや教育アプリといった名称は記載されるべきではない．小児科医は，自由な遊び時間がどんなメディアよりも子どもの脳を発達させることを説明し，乳幼児には教育DVDや知育アプリといったメディアよりも活動的な遊びを勧める必要がある．

✅ 医療者の確認事項

☐ お子さんには，どんなときにどうしてテレビを見せているのですか？
☐ どんなアプリを使っていますか？
☐ 子育てを手助けしてくれる人や，子育て中の友達がいらっしゃいますか？

♥ 医療者としてのアドバイス例

- 赤ちゃんにテレビは要りませんよ．喜んでいるように見えますが，一方向の人工的な光や音にすぎません．テレビを長く見せると言葉の発達が遅れてしまう危険があります．この時期の幼いお子さんにとっては，お母さんやお父さんと過ごすじかにふれあう時間こそが，何よりも大切です．五感をつかう，身体を動かすこと，人と関わることが赤ちゃんにとっての遊びです．大人にとっては何気ない仕草でも，赤ちゃんにとっては大切な遊びなのです．
- テレビは，しっかり言葉を話せるようになってから，番組を選んで時間を限って見せるといいでしょう．終わったらいっしょに消す，内容について親子で話題にすることも大切です．
- 知育アプリや教育アプリと名前がついていますが，その効果が検証されているわけではありません．自由な遊びが，スマホのアプリよりも子どもの脳を発達させます．お子さんの言葉や知的な発達を促すためには，いっしょに外で遊んだり，そばに座って絵本の読み聞かせをすることをお勧めします．
- 子育てが孤独だと感じるようでしたら，子育てサロンや子育てプラザといった，子どもどうし，親どうしといっしょにふれあう場に行ってみることをお勧めします．親も子も楽しく過ごせますよ．お祖母ちゃんの家や，同じ年ごろのお子さんをもつお友達といっしょに過ごしてもよいと思います．もちろん，お母さんとお父さんがいっしょに子育てを楽しむことがいちばん大切です．

子どもと家族の個性と育ちを支える　日常診療のアドバイスポイント

傷害予防（事故予防）

山中龍宏 | 緑園こどもクリニック

- 1960年以降，「不慮の事故」は1～19歳の死因の第1位であり，子どもにとって重要な健康問題となっている．事故の予防は，今後取り組むべき優先課題と指摘されているが，効果のある予防活動を展開することはたいへん難しい．

事故による子どもの傷害の特徴

- 傷害はどの年齢層でも発生するが，世の中の製品，環境は健康成人を対象としてつくられているため，傷害の多くは，機能が未熟な乳幼児[*1]，機能が衰えていく高齢者，障害者にみられる．すなわち，傷害を受けやすい状況は「生活機能の変化」によってもたらされる．
- 子どもが傷害に遭遇しやすい要因の一つは「発達」である．昨日できなかったことが今日できるようになって事故になる．昨日まで寝返りをしない子どもが，今日，寝返りをしてソファから転落する．「24時間，決して目を離さないで」という保健指導が行われているが，見ている目の前で起こるのが子どもの事故である．「注意喚起」もあちこちで行われているが，注意していても起こるのが事故である．
- 傷害が起こる月齢，年齢とそのパターンはほぼ決まっている．3歳までの事故は半数以上が家庭内で起こっており，それ以降は家庭外での事故が多くなる．子どもの生活環境に新しい製品が出回ると，必ず新しい事故が発生する．事故は1件だけということはなく，必ず複数件発生し，日本中，いつでも，どこでも同じ事故が起こり続けている．
- 傷害は，不慮の事故による傷害（unintentional injury）と，意図的な傷害行為（intentional injury）に分けられている．
- 世界保健機関（WHO）は，2006～2015年の10年間の「乳幼児・青少年の事故による傷害の予防」行動計画を発表し，各国に対し，戦略的に傷害予防に取り組む必要性を指摘している．

乳幼児健診での傷害予防の位置づけ

- 現在，わが国の乳幼児健診の場で，傷害予防としてどのようなことが行われているのであろうか．集団であれ個別であれ，短時間の健診の場で傷害予防について指導，あるいは支援する時間はほとんどないのが現実であろう．傷害予防に関してのリーフレット，チェックシートなどいろいろな教材が作成され，一部は健診の場で使われている（❶）．しかし，これらの資料の効果についての評価はたいへん難しい．自験例をあげる．

accident と injury

「事故」を意味する英語として，以前は accident という語が使用されていたが，最近では injury が使用されるようになった．accident には「避けることができない，運命的なもの」という意味が含まれているが，「事故」は科学的に分析し，対策を講ずれば「予防することが可能」という考え方が一般的となり，injury という語を使用することが勧められている．一部の医学誌（Editorials. BMJ bans "accidents". BMJ 2001；322：1320-1）では accident という言葉の使用を禁止している．
「事故」という言葉自体には，それによってどういうことが起こったかという結果は明確には含まれておらず，人体に被害が生じない場合にも使用されている．

injury の日本語訳

injury に相当する日本語として「外傷」「損傷」「危害」などの言葉もあるが，中国語では injury を「傷害」と表記しており，本項では injury を「傷害」と表記した．「傷害」は当該事象によってなんらかの被害をこうむった当事者と被害そのものを中心におく言葉であり，状況を漠然と表した「事故」という言葉に対して，当事者へと視点を移動させることができる．

傷害予防（事故予防）

❶ 乳幼児健診時に使用されているチェックシート

STEP 1 お子さんのいる方は全員チェックを

1	お子さんを自動車に乗せるときはいつでもチャイルドシートに座らせていますか？	はい ときどき いいえ
	6歳以下の子どもの事故死の中で第1位は交通事故．生後すぐから，必ずチャイルドシートを．着用は法律で義務づけられています．	再チェック ☐
2	体重が10kgを超えるまでは，チャイルドシートは車の進行方向に対して後ろ向き，45度の角度で装着していますか？	はい　いいえ
	新生児＆乳児用チャイルドシートの装着方法の基本をマスターしましょう．また，車にあったチャイルドシートを正しく装着することも重要です．	☐
3	自動車または家の中にお子さんをひとりにしないようにしていますか？	はい　いいえ
	室内はもちろんですが，自動車の中にお子さんをひとりで残しておくことは熱中症にもつながり，命を落しかねないので大変危険です．	☐
4	家に消火器や住宅用火災警報器を備えていますか？	はい　いいえ
	火事や地震などの災害用に，消火器や住宅用火災警報器を家に備えておきましょう．このほか，震災時用の持ち出し袋も用意しておきましょう．	☐
5	ベッドやソファ，ベビーカーから転落することがあることを知っていますか？	はい　いいえ
	大人がちょっと目を離したすきに赤ちゃんは転落します．ベッドには柵をし，ソファには寝かさない，ベビーカーに乗せるときはベルトで固定しましょう．	☐
6	3歳の子が思い切り口を大きくあけると口径が39mmになることを知っていますか？	はい　いいえ
	直径39mmというのは意外と大きな穴です．どんなものが通るのか，家にあるものを，直径39mmの穴に通して確認してみましょう．	☐

*1
製品や環境には，便利さ，快適さが要求されており，日々，新しい製品や環境がつくられて社会に出回っている．これらの工夫がなされることによって，乳幼児が接触しやすくなり，子どもの傷害につながる．また，「いつでも，どこでも，誰でも」使用できることも新しい製品や環境の宣伝文句の一つであるが，その場合，乳幼児が触ったり，使ったりすることはまったく考慮されていない．そこで，「想定外」といわれる事故が起こることになる．

事例1　ボタン電池誤飲
7か月健診の場で，母親に誤飲チェッカーを見せながら誤飲の指導をした．1時間後，この母親から電話があった．「お恥ずかしい話ですが，寒暖計のボタン電池が見当たらず，子どもが飲んでしまったようなんですが…」．すぐに受診してもらいX線写真を撮ったところ，胃内にボタン電池を認めた．

事例2　浴槽への転落
1歳児健診では，自宅の浴室について，洗い場からの浴槽の縁の高さを聞き，50cm以下の場合には2歳になるまで残し湯をしないように必ず話をしている．その話を聞いたはずの母親の子どもが1歳3か月になったとき，沸かしている浴槽に転落し，救急搬送されてきた．すでに心肺停止状態で，21時間後に死亡した．

❶ 乳幼児健診時に使用されているチェックシート（つづき）

STEP 2 はいはいの時期になったらここもチェック

1	たばこ，化粧品など赤ちゃんにとって危険なものは床から1m以上の場所に置いていますか？	はい	いいえ
	赤ちゃんが立ったときのことを考え，赤ちゃんが口に入れたり，手にすると危険なものは常に1m以上の高さのあるところへおきましょう．		再チェック ☐
2	熱いお茶やカップラーメンなどを，いつもテーブルの中央に置くようにしていますか？	はい	いいえ
	テーブルの端に置いたものに赤ちゃんが手を伸ばし，やけどやけがをすることがあります．テーブルクロスをひっぱり，熱い飲み物をかぶる事故も．テーブルクロスは避けて．		☐
3	炊飯器や電気ケトル，アイロン，加湿器などを手の届かないところに置いていますか？	はい	いいえ
	これらの熱源はすべて赤ちゃんのやけどの原因になります．必ず赤ちゃんの手の届かない安全な場所に置くようにしましょう．		☐
4	階段には転落防止の柵をしていますか？	はい	いいえ
	はいはいがはじまると，階段からの転落による事故も増えます．階段に柵をつけるほか，玄関など段差のある場所にも防止対策をとりましょう．		☐
5	浴槽にお湯を残したままにしておくと危険だと知っていますか？	はい	いいえ
	赤ちゃんは水深10cm，つまり鼻と口をおおうだけの水があれば溺れます．風呂場には鍵をかけ，入れないようにしておきましょう．		☐
6	お風呂場の洗い場から浴槽のふちまでの高さは50cm以上ありますか？	はい	いいえ
	50cm以下だと転落する可能性がとても高くなります．いっしょに入浴中でも溺水事故は起きます．目を離さないようにしてください．		☐
7	歩行器や手押し車を使わないようにしていますか？	はい	いいえ
	歩行器や，つかまり立ちやよちよち歩きでの手押し車は，階段などから転落すると大きな事故やけがにつながるので，使用は避けましょう．		☐

- これらの事例を経験すると，乳幼児健診でこちらから一方的に話をしても，保護者は自分の子どもの問題とは認識しておらず，効果はないことがよくわかる．

📋 傷害予防の基本的な考え方

- 傷害予防において優先度が高い傷害を❷に示す．
- 傷害予防の原則は，傷害に関わる要因のなかから変えられるものを見つけ，変えられるものを変えることである．
- 予防活動の評価は，① 傷害発生数・発生率の減少，② 事故による傷害の重症度(通院日数，入院日数，医療費など)の軽減を数値で示すことであり，そのためには傷害の正確な実態を継続的に把握する傷害サーベイランスシステムが必要となる．

❷ 傷害予防で優先度が高い障害

- 重症度が高く，後遺症を残す確率が高い傷害
- 発生頻度が高い傷害
- 増加している傷害
- 具体的な解決方法がある傷害

❶ 乳幼児健診時に使用されているチェックシート(つづき)

STEP 3 立っち〜あんよの時期になったらここまでチェック

1	取りつけたチャイルドシートの上端部を前方にひっぱったとき，車の座席とのすき間は5cm以下ですか？	はい　いいえ
	チャイルドシートは正しく装着することが大事です．せっかく取りつけてもゆるんでいては意味がないので，車にしっかりと固定しましょう．	再チェック □
2	ベランダや窓際に踏み台となるものを置かないようにしていますか？	はい　いいえ
	台によじ上り，ベランダや窓から転落する事故が起きています．命にかかわります．洗濯機や冷暖房の室外機も台になります．	□
3	歯ブラシやフォーク，箸などを口にくわえたまま遊ばせないようにしていますか？	はい　いいえ
	転んだときに口の中を切ったり，のどにささって大けがをすることがあります．はさみなどとがったものを持ったまま歩くことも絶対にやめさせましょう．	□
4	ドアのちょうつがいの部分に指が入らないようにしていますか？	はい　いいえ
	手指をはさむ事故は大変多いものです．ドアストッパーをつけましょう．建物のドア，自動車ドアを開閉するとき，お子さんが近くにいないか確認する習慣を．	□
5	ピーナツなどの乾いた豆類，こんにゃくゼリーなどを食べさせないようにしていますか？	はい　いいえ
	のどにつまらせて窒息するおそれがある食品がピーナツなどの乾いた豆類やこんにゃくゼリーです．3歳すぎまで与えないほうが安全です．	□
6	水遊びをするときはライフジャケットをつけていますか？	はい　ときどき　いいえ
	幼時期，川，海でボート遊びをするときは大人も子どももライフジャケットを着用しましょう．	□
7	自転車に乗せるとき，三輪車遊びのとき，ヘルメットをつけていますか？	はい　ときどき　いいえ
	転倒したときに大きな事故につながる可能性も．ヘルメットをつけ，自転車に子どもを乗せたまま止めておくことは絶対にやめましょう．	□

傷害予防のアプローチ

- WHOの報告書では，傷害予防のアプローチとして，3つのE[*2]をあげており，実例が紹介されている(❸)．

乳幼児健診で取り上げる項目

- 傷害予防は，実際に取り組み，その効果を証明することが必須であり，効果がなければ金や時間や人材を投入する意味はない．
- 現在，効果があると思われている予防項目を❹に列記した．自分の地域において，傷害予防として優先すべき項目をはっきりさせ，この表の中から解決策を抜き出して使用するとよい．その場合，効果の指標となる項目については❺に示した．これらの指標について，経年変化をみていくことが傷害予防活動となる．

*2
3つのE
- Enforcement：法制化
- Engineering：製品・環境改善
- Education：教育

❸ 傷害予防のアプローチ（WHO）

法制化アプローチ
- 成功事例として，① チャイルドシート使用の義務化，② シートベルト使用の義務化，③ 自転車乗車中のヘルメット使用の義務化，④ 自動二輪車乗車中のヘルメット使用の義務化，⑤ 住宅用火災警報器設置の義務化，⑥ 給湯温度の設定に関する法律，⑦ スイミングプールの周囲にフェンスの設置，などがあげられている．
- この場合，法律を制定するだけでなく，どれだけ厳しく運用するかも課題となる．

製品改善アプローチ
- 成功事例として，① reduce the risk of an injury（例：柵の幅が狭い階段の手すり），② reduce access to a hazard（例：薬びんのふたのチャイルドロック），③ reduce the severity of an injury（例：致命的な窒息を予防する穴あきペンキャップ）などがあげられている．
- 一般に，製品の改善は小さな改善を繰り返す場合が多く，どの改善に効果があったのかを検証することは困難である．医薬品のびんのチャイルドロック機構（child-resistant closure）に関しては効果が証明されているが，調理用製品や暖房用製品に関しては，いまだ改善の余地がある．

環境改善アプローチ
- 交通事故に対して，スピード制限，スピード抑制対策（traffic-calm）[*3]に関しては効果が検証されているが，住宅内の改善に関しては十分なエビデンスはない．

教育によるアプローチ
- 教育は，他の多くの予防活動（法制化，家庭訪問による支援，安全装置の普及など）を支える活動である．たとえば，歩道を渡る際，左右を確認するという行動変容を教育によって行うことは可能かもしれないが，その行動が事故を減らしているかどうかは不明である．

[*3] traffic-calm
道路幅を狭くする，環状交差点，道路に 80 mm くらいの凸部を設置するなど．

❹ 優先すべき事故による子どもの傷害予防策

自動車の事故
- 適切に装着されたチャイルドシートを使用
- どの年齢層でも，自動車に乗る場合には必ずチャイルドシート，シートベルトを正しく使用
- 2 歳未満は進行方向後ろ向き 45 度で座らせる
- 後部座席でもシートベルトを使用
- 妊婦もシートベルトを使用
- 車中に乳幼児を 1 人で放置しない
- ソフトカー（速度調節メカニズムの車）の使用
- 罰則の強化（飲酒運転，携帯電話の使用など）

自転車の事故
- ヘルメットの着用
- 足部ガード付きの椅子の使用
- 子どもを乗せるときは最後に，降ろすときは最初に

歩行中の事故
- 自宅から 100 m 以内が 45％，500 m 以内が 65％

浴槽での溺水
- 洗い場から浴槽の縁までの高さが 50 cm 以下の浴槽は転落する危険性が高いと認識する
- 子どもが 2 歳になるまで残し湯をしない
- 子どもが浴室に入れないようにする
- 子どもだけで入浴させない
- 子どもと入浴中は電話が鳴っても決して出ない
- 入浴時は，子どもを後から浴室に入れ，出るときは子どもを先に出す
- 浴槽で足入れ付き浮き輪や首浮き輪は使用しない
- 浴槽のふたは厚くて硬いものを使用する

水遊び，釣り，ボート遊び
- ライフジャケットの着用

ベビーカーからの転落
- 5 点式ハーネスで拘束
- ベビーカーを止めたときに安定，固定の確認

ベッドからの転落
- ベビーベッドの柵は常に上げる
- ベッド柵の足掛かりから柵の上部まで 50 cm 以上確保する
- 乳児を大人用ベッドに寝かせない

クーハン，歩行器，ショッピングカートからの転落
- 使用しない
- 使用する場合はベルトで固定

スキー，スケート，スケートボード，キックスケーター，一輪車など
- ヘルメットの着用，肘・膝のプロテクターの使用

❹ 優先すべき事故による子どもの傷害予防策（つづき）

スポーツ（球技・団体競技，格闘技）
- マウスガードの使用，ヘッドギアの使用

階段からの転落
- 転落予防の柵をつける

ガラスへの衝突
- 成人の腰の高さ以下は，強化ガラスを使用する

ベランダや窓からの転落
- 手すり柵の高さは足掛かりから 90 cm 以上
- 足掛かりは 20 mm 未満
- 手すりの格子のすき間は 11 cm 以内
- 踏み台となるものは手すり柵から 60 cm 以上離して設置
- 窓際にベッドやソファや椅子を置かない
- 学校の校舎，マンションの天窓は柵でカバーする
- 高層ビルには窓ガードの設置

ドア，窓で挟む事故
- 玄関ドアの蝶番側にカバーをつける
- ドアクローザーの使用
- 子どもを確認後に自動車のドアを閉める
- 自動車のチャイルドロックの使用
- 防火シャッターは安全停止装置付きのものとする
- ドア・ペグの使用

熱傷
- 給湯温度の設定を 50℃以下にする
- 子どもを熱源から遠ざける
- 浴槽のふたの強度を確認する
- テーブルクロスは使用しない
- 熱湯の蒸気が出る加湿器は使用しない
- 最高温が 50℃の蒸気しか出ない炊飯器を使用する
- 蒸気が出ない炊飯器を使用する
- 湯漏れ防止機能がついた電気ケトルを使用する

火災・火傷
- 消火器の設置
- 住宅用火災警報器の設置，定期的に電池のチェック
- 火災防止用コンセントカバーの使用
- 難燃性のパジャマや毛布の使用
- 身体にフィットした寝衣を着る
- 途中で火が消えても花火をのぞき込まない
- 花火は水につけて完全に消す
- ロケット花火をするときは保護眼鏡の装着
- 一酸化炭素検知器の設置
- 幼児では簡単に操作できない（child-resistant）ライターの使用

- 低延焼性タバコ（fire-safe-cigarette）の使用[*1]

誤飲・窒息
- 口径 39 mm 以下の大きさのものは，床面から 1 m 以上の高さの場所に置く
- 誤飲チェッカー[*2]で大きさをチェック
- セーフティ・キャップの水薬びんの使用
- 飲み物の容器に食品以外のものを入れない
- 灯油缶に使用する簡易ポンプは小児の手の届かないところに片づける
- 一口サイズの食品で，ある程度の硬さがあるものは切って食べさせる（ミニトマト，ぶどう，みたらし団子，白玉団子，こんにゃく入りゼリー，ホットドッグなど）
- 早食い競争の禁止

気管支異物
- 3 歳（または 5 歳）になるまで乾いたピーナッツは食べさせない
- 仰臥位や歩きながらものを食べさせない
- 小さな食物塊やおもちゃなどを放り上げて口で受けるような食べ方や遊びをさせない
- 急停車する可能性がある車や揺れる飛行機のなかで乾いた豆は食べさせない
- 食事中に乳幼児がびっくりするようなことは避ける

絞扼・窒息
- 公園で遊ぶときは，かばん，水筒，ゲーム機，自転車用ヘルメット，携帯電話機などループになったヒモ状のものは身につけない
- 遊具で遊ぶときは，フードつきの上着，首周りにひものついた服を着ない
- ひものループはすぐに外れやすい仕掛けにする
- ブラインドのコードのループは切る
- 大人用ベッドに乳幼児を寝かせない

ペットによる咬傷
- 争っている動物を引き離さない
- けがをしている動物を助けようと手を出さない
- 動物が食べているときに手を出さない
- 室内犬がいる場合，乳児を畳など低い場所に寝かせない

口腔内・眼球・耳刺傷
- 箸，割り箸，歯ブラシ，フォーク，鉛筆，太鼓のばちなど尖ったものを持って歩かせない
- 耳かきのまねをして耳道に刺傷，耳かき中にぶつかり刺傷の例があり，5 歳以下では耳かき棒を使わせない．耳かき中は周囲の状況に注意する
- 綿菓子の芯は，割り箸ではなくペーパーロールとする

[*1] カナダでは国レベル，米国では 31 州で法制化（2009 年），EU も導入予定
[*2] 販売：(社)日本家族計画協会　http://www.jfpa.or.jp（Fax 03-3267-2658）

❺ 傷害予防活動として取り上げる項目例と計測値

	項目例	計測値
交通事故	・小児の交通事故データから	発生率・死亡率
	・自動車乗車時，チャイルドシートの使用（乳児，幼児）	使用率
	・自動車乗車時，全席でシートベルトの使用（学童，生徒）	使用率
	・チャイルドシートの適切な取り付け	適正率
	・自転車に乗るときにヘルメットの着用	着用率
	・自転車用足部ガード付きの椅子の使用	使用率
溺水・溺死	・浴槽に残し湯をしない	実施率
	・乳幼児が浴室に入れない仕掛けを設置する	設置率
	・浴槽で首浮き輪・足入れ付き浮き輪を使用しない	使用率
転倒・転落	・ベビーカーに乗せるときは5点式ハーネスの使用	使用率
	・ベビーベッドの柵は常に上げる	実施率
	・クーハン，歩行器，ショッピングカートは使用しない	使用率
	・階段入り口に転落予防の柵の設置	設置率
	・高層ビルに窓ガードの設置（10 cm以上，開かないように）	設置率
	・手すり柵の高さ（足掛かりの上端から90 cm以上，足掛かりは20 mm未満）	設置率
	・手すりの格子の間の幅（11 cm以内）	設置率
	・踏み台となるものは手すり柵から60 cm以上離す	設置率
誤飲	・セーフティキャップの水薬びんの使用	使用率
	・子どもの環境からタバコを排除	実施率
保育所・幼稚園・スポーツ事故	・日本スポーツ振興センター災害共済給付状況	給付率
	・プールの吸排水口の蓋の固定，吸い込み防止柵の設置	固定率・設置率
	・サッカーゴールポストの固定	固定率
	・建物の屋上の天窓に柵の設置	設置率
	・防火シャッターは安全停止装置付きのものを設置	設置率
	・スキー，スケート，スケートボード，キックスケーター，一輪車など	
	・ヘルメットの着用	着用率
	・手袋，手首・肘・膝のプロテクターの使用	使用率
	・スポーツ（球技・団体競技，格闘技）時にヘッドギア・マウスガードの使用	使用率
	・水遊び，釣り，ボート遊び時にライフジャケットの着用	着用率
	・ガラス戸の下の部分を強化ガラスにする	設置率
窒息	・早食い競争の禁止	実施率
	・ぶどう，ミニトマト，こんにゃく入りゼリーなど窒息の可能性のある食べ物	大きさを小さくして与えている率
	・ブラインドのループ状のひもにすぐに外れる仕掛け	設置率
遊具による事故	・遊具の定期点検	施行状況
	・かばん，ヘルメット，フード付き衣服などループになったひも状のものを身につけて遊ぶことの禁止	実施状況
	・身体の拘束が必要な遊具の使用時	固定率
	・すぐに外れるループ状のひもの使用	使用率
	・地表面にコンクリートがむき出しになっている部分	存在数

❺ 傷害予防活動として取り上げる項目例と計測値(つづき)

住宅内事故	・住宅内の家具の固定 ・玄関ドアの蝶番側にカバーを設置 ・玄関ドアクローザーの設置	固定率 設置率 設置率
熱傷・火傷	・テーブルクロスを使用しない ・給湯温度の設定を50℃以下とする ・消火器の設置 ・住宅用火災警報器の設置 ・一酸化炭素の感知器の設置 ・難燃性のパジャマや毛布の使用 ・子どもではつけにくい(child-resistant)ライター	使用率 実施率 設置率 設置率 設置率 使用率 使用率

傷害予防における医療関係者の役割

- 重症度が高い傷害が必ず受診する医療機関は,傷害の情報を収集するのに最も適した場であり,傷害予防の解決の糸口は医療現場にあるといってよい.
- 医療関係者の役割は,「予防につながる」傷害の発生状況を詳細に記録して,そのデータを工学系をはじめとする専門家に提供することであり,また工学,行動科学で解明された予防法を健診の場などで使用し,効果を評価することである.診療現場や乳幼児健診で具体的な傷害予防に取り組み,その予防効果を確認していく作業が必要である.
- 傷害予防として「あれも危ない,これも危ない」「十分に気をつけましょう」と指摘することは,育児不安を増長し,育児負担を強要することになる.科学的に傷害予防に取り組み,「あまり注意しなくてもよい」,「少しは目を離してもいい」製品や環境をつくることを優先することが真の傷害予防であり,ひいては育児支援となる.安全が確保されれば,保護者の気遣いの必要性も減り,子どもの活動を制限する必要もなくなり,子どもが活動的になれば健康を維持・増進することができるのである.

参考文献

- Wilson MH, et al. Saving Children:A Guide to Injury Prevention. New York:Oxford University Press;1991.(子どもの傷害予防に関する教科書)
- 山中龍宏.子どもの誤飲・事故を防ぐ本.東京:三省堂;1999.(わが国の小児の事故の実態,その予防法について概説)
- 山中龍宏.Injury prevention(傷害予防)に取り組む―小児科医は何をすればよいのか.小児内科 2007;39:1006-15.
- Peden M, et al, editors. World Report on Child Injury Prevention. WHO;2008.(世界の子どもの傷害の状況についてWHOの傷害予防部門が発刊)
- 日本小児科学会こどもの生活環境改善委員会.Injury Alert(傷害速報).日児誌(2008年3月から掲載中)

Question & Guidance

子どもの傷害予防（事故予防）

❓ 保護者からのQuestion

　ちょうど1歳になったばかりの男の子ですが，最近歩けるようになり，毎日，熱いものに触れそうになったり，転んだり，誤飲しそうになったりと，目を離すことができません．幸い，医療機関にかかるような事故には遭っていないのですが，いつか，大きな事故に遭いそうでとても不安です．どうしたらいいのでしょうか？

❗ 医療者からのGuidance

- 一般的な育児支援は，「そばにいますよ」「何か心配ごとがあったらいつでもサポートしますよ」というメッセージを発信すればよいが，傷害の予防は，こちらから積極的に働きかける必要がある．指導の内容として，「気をつけてください」など漠然としたことを言っても有効ではなく，科学的に有効な予防法を示し，その方法が保護者に受け入れられなければ意味がない．すなわち「説得」ではなく「納得」してもらう必要がある．
- しかし，安全な子育てをしてもらおうと話をしても，保護者は自分の子どもの問題と認識しないことが多い．「私が気をつけているから大丈夫」，時には「そんなことは言われなくてもわかっている」「余計なおせっかいだ」という反応を示す者もいる．
- 「階段から落ちますよ」と健診で注意したにもかかわらず，10日後に階段から落ちて受診してくる．こういう例をいくつか経験すると，どう指導したらいいのかわからないと頭を抱え，「傷害予防など指導するのもばかばかしい」，「言っても無意味だ，最近の親は…」とやる気をなくすのも事実である．しかし，これは注意の仕方が無効であったことが立証されたわけで，違うやり方を考えなければならない．
- 今現在でも，不慮の事故は確実に起こっており，子どもたちの健康が障害されている．子どもたちのことを考えれば，傷害予防は必要不可欠であるが，いったい誰がやってくれるのだろうか．この25年間みてきたが，その答えは「誰もやってはくれない」のである．
- 行政の対応は縦割りで，事故の問題のように各省庁，部署にまたがる問題には有効に対応できない．また前例主義，単年度事業のため，継続が必要な傷害予防にはまったく対応できない．教育の現場では，事故は「存在してはならないもの」として隠蔽される傾向が強い．マスコミは，特異な事故については好んで取り上げるが，すぐに次の話題に飛びつき，事故の予防までは決して取り組まない．母親に対して実際に傷害予防の指導をした経験がない人は，うまくいかないのは「医師や保健師の指導が悪い」「母親が悪い」と主張する．
- こうしてみると，傷害予防は自分でやるしかないのである．「どうしたらいいのか？」と言っていても，ものごとは進まない．まず，自分で一歩踏み出してみるしかないのである．一つの事例を取り上げ，試行錯誤しながら予防まで徹底して取り組めば何をすればいいかがわかるようになるはずである．

✅ 医療者の確認事項

- 多くの保護者は，日々の育児で多忙を極めており，詳細な傷害予防の話は伝わらない．
- そこで，それぞれの月齢において，重症度が高い，または発生頻度が高い事故，事故関連製品を3つあげ，それらについて話をするとよい．3つ選ぶ場合は，チェックシートの各項目を参考にする．

保護者に話をする場合に優先度が高い項目
0～4か月児：チャイルドシート，うつぶせ寝，転落
5～9か月児：チャイルドシート，誤飲，転落
10～12か月児：チャイルドシート，誤飲，やけど
1歳台：チャイルドシート，風呂での溺水，やけど，転倒・転落
2歳以降：チャイルドシート，窒息，転倒・転落

チャイルドシート
- ☐ 自動車にお子さんを乗せることはありますか？
- ☐ どこにチャイルドシートを設置していますか？
- ☐ チャイルドシートは進行方向に対して，どちら向きにつけていますか？
- ☐ お子さんは，おとなしく座っていますか？

誤飲
- ☐ どれくらいの大きさのものがお子さんの口に入るか知っていますか？
- ☐ 誤飲したら危険なものは，何だと思いますか？（⇨ボタン電池，強酸・強アルカリ洗剤，有機系溶剤）

風呂での溺水
- ☐ おうちの浴槽の縁の高さは，洗い場からどれくらいの高さですか？
- ☐ お子さんが浴槽の脇に立つと，縁の高さはどれくらいの位置になりますか？
- ☐ いつも残し湯をしていますか？
- ☐ 浴室の入り口に，子どもが入れないような工夫をしていますか？

やけど
- ☐ お子さんはどんなものでやけどをすると思いますか？（⇨炊飯器，電気ケトル，加湿器，熱いお茶，カップラーメンなど）
- ☐ 何度以上だと，やけどになると思いますか？（⇨50℃以上）

窒息
- ☐ 乳幼児ののどや気管につまりやすいものは，どんなものだと思いますか？（⇨乾いたピーナツ，ぶどう，ミニトマト，こんにゃく入りゼリー，みたらし団子など）

❤ 医療者としてのアドバイス例

- 3歳児健診の場でのアンケート調査によると，10人中7～8人の子どもは，生まれてから3年間の間に医療機関を受診するような傷害に遭遇しています．また，3歳児の傷害について，事故が起こったときの状況を調べてみると，8割の保護者は子どものそばにいて，そのうちの6割は子どもから目を離さず見ている目の前で事故が起こっていました．これらのデータから，毎日，「危ない！」と思っているのはあなただけではありません．

- 多くの保護者は，子どもの事故について「私は気をつけているから大丈夫」「まさかうちの子に限って」と心の底では思っています．しかし，それでは予防することはできません．「ひょっとしたら，うちの子にも事故が起こるかもしれない」と考えるところから「予防」が始まるのです．

- 子どもの事故は発達に伴って起こるので，何か月になったら，どういう事故が起こりやすいかはわかっています．

- まず，自分のお子さんの月齢で起こりやすい事故にはどんなものがあるかを調べてください．とくに，事故が起こったときに重症になりやすいものは何かを知る必要があります．それらの事故について予防法を調べ，すでに予防対策が施されている製品があれば，それを購入するようにします（たとえば，やけど予防のために，湯漏れ防止機能付き電気ケトルなど）．また，子どもが嫌がったとしても，自動車に乗る場合は必ずチャイルドシートを使用するようにします．

- 具体的な予防策については，❹の各項目を参考にしてください．

子どもと家族の個性と育ちを支える　日常診療のアドバイスポイント

食を考える

堺　武男｜さかいたけお赤ちゃんこどもクリニック

乳幼児の「食」について

- 現在子どもたちの「食」の乱れが，多くの場を通じてさまざまに指摘されている．その食の乱れ方の内容は，個食（家族が別々なものを食べる），欠食（食べないこと），孤食（一人で食べる），固食（同じものしか食べない），などであり，それらの頭文字をとって「コケッココ：ニワトリ症候群」ともよばれている．
- 子どもたちの生活に食がもたらす影響はきわめて大きいが，一度乱れてしまった食生活を正すことはなかなか容易ではなく，そのためには乳児の成育過程のできるだけ早い時期からそのあり方を考えることが重要である．
- 食のあり方とは，当然であるが乳幼児が独自につくるものではなく，家族によって行われる育児の方法と密接につながっている．したがって，食の基本とは，児の発育段階にどのような育児を家族が遂行できていたかが大きな要因となる．そこではできる限り自然の食物に親しみ続けていくことが重要であり，その意味では，可能な限り新生児期の母乳育児を推進することが大きな鍵となると思われる．
- 母乳育児については，新生児期と乳児期早期における「確立」と，その後の乳幼児期における「継続」という2つが大切なポイントとなる．

母乳育児の推進

母乳育児の確立

- 母乳育児の確立については，産科施設内，とくに母乳育児の重要性を認識し始めた助産師の増加とその努力によって，日本ではこの数年大きく改善してきている．
- 母乳育児の確立に最も有効な方法は，WHO，ユニセフが1989年に提案した「母乳育児成功のための10か条」（以下「10か条」）である（❶）．
- 母乳育児の確立には最低でも2か月の期間が必要であると思われる．母親の産科入院中は，赤ちゃんの抱き方，吸わせ方などについての要点を助産師から学ぶ．そのためには，助産師は「10か条」の第2条に記載されている「母乳育児を実施するのに必要な知識と技術」をしっかりとマスターしておくことが前提になる[*1]．
- 産科施設退院の時期までに母親が学んでおくことは，① 頻回の授乳，② 新生児が飲みたいときのサインの認識，③ 新生児の様子（元気さ，皮膚の張り，排尿・排便，その他）の観察方法，などである．

---

❶ 母乳育児成功のための10か条

「10か条」は開発途上国での母乳育児率の低下に伴う感染性疾患，消化器疾患の流行による死亡率の悪化に危惧を抱いたWHO，ユニセフが開発途上国に向けて提案したものであるが，その内容が先進国に対しても普遍的であることから，広く世界中で用いられるようになった．

「10か条」は基本的には産科施設における母乳育児確立のための技術論的な意味合いで作成されているが，同時に母乳育児を望む母親への精神的支援としても有用な指標である．この「10か条」に基づいて母乳育児を推進している施設は，ユニセフから「赤ちゃんにやさしい病院（BFH）」として認定される．現在日本では70に上る施設がBFHとして認定されている．

BFH：Baby Friendly Hospital

[*1] ただし，あまり形式にこだわるのではなく，新生児が母乳を自然に飲める方法を勧めるようにする．さらに，その後の乳頭損傷などを防ぐために，新生児がしっかりと乳輪をくわえる飲み方の確立を目標にする．

❶ 母乳育児成功のための10か条

1. 母乳育児についての基本方針を文書にし、関連するすべての保健医療スタッフに周知徹底する
2. この方針を実施するのに必要な知識と技術を、すべての関係する保健医療スタッフに覚えてもらう
3. すべての妊婦に母乳育児の利点と授乳の方法に関する情報を提供する
4. 母親が出産後30分以内に赤ちゃんに母乳を飲ませられるように援助する
5. 母親に母乳育児の方法を伝え、母と子が離れることが避けられない場合でも母乳分泌を維持できる方法を教える
6. 医学的に必要でない限り、赤ちゃんには母乳以外の栄養や水分を与えないようにする
7. 母親と赤ちゃんが一緒にいられるように、終日、母子同室を実施する
8. 赤ちゃんが欲しがるときに欲しがるだけの授乳を勧める
9. 母乳で育てられている赤ちゃんには、ゴム乳首やおしゃぶりを与えないようにする
10. 母乳育児を支援するグループ作りを後援し、母親が産科施設を退院するときにそれらのグループを紹介する

● 退院後は出産した産科施設で2週間健診を受けるようにし、そこで退院後の母子の状態についてアドバイスをもらう。その段階で重要なことは、乳児の発達・発育のすべての指標が体重であるというような「体重至上主義」に医療者側と母親の双方が陥らないことである[*2]。

▶ 何よりも大切なことは、母親に育児に対して自信と余裕をもってもらうことであり、医療者はそれを支えることを第一の責務とすることが肝要である。

母乳育児の継続

● 乳児期中期から後期になり、母乳育児を長く継続することが勧められるが、その内容と方法についてはなかなか浸透しておらず、逆に医学的にも実践的にも妥当な理由を欠いたまま断乳を強いられている母親はきわめて多い。その最も多い理由は体重の増加が悪いということだと思われるが、これについては日本小児科学会も警鐘を鳴らしている[1]。小児科医が体重のみをみるという乳児健診のあり方も反省されるべきである[*3]。
● 具体的な授乳回数についても、月齢の進行に伴い授乳回数を減らすようにとか、授乳間隔をあけるように指導する医療従事者もいるが、これはまったく間違っている。授乳間隔をあけたり授乳回数を減らすことは、とりもなおさず母乳分泌を悪くすることであり、母乳育児の断念につながり、このような間違った指導は厳に戒められるべきである。

📖 離乳食の進め方・内容

離乳食の進め方

● 月齢が進むにつれて離乳食が開始されるが、その開始時期については5～6か月が最適であると考えられている。ただし5か月では、まだ口に固いもの(スプーンなど)が入ると舌で出してくること(挺舌反射)が多く、母親

*2
とくに医療者側にこの傾向が多く、体重の増え方が少しでも緩徐であるとその原因は母乳不足であるとして、人工乳を足すようにという指導が安易に行われている。その結果、母親は育児不安を増強させ、自分の育児に早い時期から自信を失ってしまう。

*3
乳児健診
母子の成長に寄り添い、悩みを聞き、発達についてアドバイスを行うことである。その段階でさらに数回の受診が必要であれば、母親の不安を募らせないようにしつつ定期的な通院を勧める。要点は、体重、発達を決してワンポイントで判断せず、継続した診察を通じて乳児の状態を把握することである。

*4
米国小児科学会は「離乳前の乳児には果汁を与えてはならない」と禁止声明まで出している[3]．日本でも，母子健康手帳には「離乳前に果汁を与えることの栄養学的意義はない」と2002年から記載されるようになった．

なぜ乳児に果汁が勧められていたのか

果汁に含まれるビタミンCは鉄分の吸収に必要な補酵素である．かつては人工乳が粗悪で牛乳に近く，鉄分もビタミンCもほとんど含まれていなかったころは，鉄分の吸収をよくするためにビタミンCの補足が必要であり，当時は果汁の存在意義はあった．しかし，母乳は鉄分の吸収率が45～100％と高く，現在の人工乳には鉄分とビタミンCがそれなりに含まれており，母乳であっても人工乳であっても離乳食前に果汁をあえて乳児に与える必要性はなく，むしろ副作用の存在も示唆されている．そのようなことが確認されても，旧来の内容を改善しようとしない風潮が日本の行政に残存していることが，果汁の補足がだらだらと指導され続けてきた原因であると考えられる．

*5
現在の母子健康手帳では，「離乳準備食」「違う味に慣れる」「スプーンに慣れる」などのことは，以上のような理由で2002年に削除され，現在はまったく使われていない．しかしながら，それらが2002年まで理由なく存在し続けたことも，日本の行政がもつ乳幼児の食への関わり方を反映しているのかもしれない．

*6
詳細については内容は拙著[4]を参照されたい．

が不安にならない6か月の開始が勧められている．
- 離乳食の開始時期は，早すぎても，逆に遅すぎて7か月を過ぎても食物アレルギーの確率が高くなると報告されている[2]．

果汁，離乳準備食などは必要ない

- 離乳食を開始する前に果汁などを「離乳準備食」として与える，あるいは「違う味に慣れる」とか，「スプーンに慣れる」などということが以前は母子健康手帳にも記載され，指導されていたが，現在ではその必要性は完全に否定されている．
- 果汁についていえば，果汁の摂りすぎは乳児の発達や発育を悪くすることがわかっている*4．
- 「離乳準備食」の内容であるが，まず，離乳食とは乳児の成長に伴い，乳汁から固形食摂取に至る過程の食事内容である．したがって固形食を食べればそれはすでに離乳食となり，果汁などの液体は離乳食の準備にはならない．その意味では「離乳準備食」とは矛盾だらけの表現であった．
- また，この「離乳準備食」と同時に「違う味に慣れる」ということも，もっともらしくいわれていたが，どんな味であっても最初の出会いから始まるわけであり，「慣れる」ということがもつ意味はない．さらに「スプーンに慣れる」も，母子健康手帳には以前は4～5か月のころからと記載されていた．しかし，5か月ころまでは乳児は口腔にスプーンなどの固いものが入ってくると反射的にそれを押し出してしまう反射がある（挺舌反射）．そのような乳児のもつ自然な反射に対して「慣れさせる」ことなど，もともと無理な話である*5．

離乳食の進め方

- 離乳食の内容については，乳児のためにとくに特別なメニューは考えず，家族の食事のなかから乳児の発育時期にちょうどいいと思われるものを軟らかくして与える．そのようにすることで食材の種類も少しずつ増やしていくことが可能である．
- この時期に家族が同じものを分け合って食べる習慣をつけることは，家族団らんの食事にもつながり，家族全体で食を見直すよい機会でもある．また，父親がなかなか一緒に食べられない場合でも，休日などを利用して一緒に食べるようにする．
- 味つけも，極端に甘味，塩味，辛み，苦みなどの強いものでなければ，家族の味を乳児にも経験させるよい機会でもあり，家族の味を考える機会にもなる．

> ▶離乳食とはそれまでの乳汁から固形食を食べ始めることと同時に，食の始まりを考えるという大切な意味ももっている．したがって，できるだけ手作りのものを与え，食材を増やしていくことが重要になるが，それも家族の食事から分けて与えることで十分であり，母親の離乳食メニューへの悩みの軽減にもつながる*6．

母乳・ミルクをどのように減らすか

- 一方で離乳食の量が増えるに伴い，母乳やミルクをどのように減らすかについても検討が必要である*7．
- 食事量の増加に伴い，栄養補給を主目的にした人工乳は減らしていき，乳歯の萌出にも併せ哺乳びんの使用を終わらせるようにする．一方で母乳については，栄養補給と同時に母子の精神的なつながりという意味合いも強く，安易に断乳を勧めることは母子関係上は推奨できない*8．

> ▶ 医学的には母乳をやめなければならない時期というものはなく，基本的には母と子の関係で決められることであり，医療者が恣意的な思いで母子関係に介入してはならない．

*7 2007年に出された「授乳・離乳の支援ガイド」[5]には，「3回食になっても母乳は子どもの欲するままに与え，ミルクは徐々に減らしていく」と記載されている．

*8 米国小児科学会は「母乳育児は最低でも12か月続けられ，その後は母と子の欲するまま続ける」[6]としており，WHOは「適切な離乳食とともに最低2年，またはそれ以上続ける」とアピールしている．

乳児期の栄養の問題点

- この時期には栄養学的にさまざまな問題も生じる．その一つが鉄欠乏である．

鉄欠乏と貧血

- 鉄分は妊娠の末期に母体から胎児に輸送され，その量は1.6～2.0 mg/kg/日とされる．胎児はこれを貯蔵鉄として肝臓に貯蔵し，出生後の鉄の需要を満たす．したがって，早産児ではこの鉄移行が少なく貯蔵鉄が少ない．また，正期産児でも胎盤機能に問題がある胎児発育不全（FGR）や母体糖尿病などでは鉄分の輸送が少なく，注意を要する．
- 乳幼児期の鉄分不足は，貧血のみならず細胞の呼吸鎖，DNA合成，内分泌ホルモン合成，神経発達などに影響を及ぼすため，その影響は大きい．また貧血があるとほとんどの鉄分は造血に動員されるため，他の役割が果たせなくなる．とくに鉄欠乏性貧血の神経発達に与える影響は，乳児が成長した後にも影響を及ぼすことが報告されている[7]．したがって，乳児期の鉄欠乏性貧血は極力予防することが望ましい．

FGR：fetal growth restriction

母乳中の鉄の吸収と乳児の鉄欠乏

母乳中の鉄の吸収率は45～100％であり，人工乳・牛乳の4～10％と比してかなり高いことが知られている．これは，母乳中の鉄はラクトフェリンと結合し（結合能はトランスフェリンの300倍），ラクトフェリンレセプターを介して効率的に吸収されるからである．さらに母乳中の乳糖にも鉄の吸収を促進する作用がある．ところが母体血清中の鉄濃度と母乳中の鉄濃度には相関性がなく，母体が鉄分を多く摂取しても母乳中の鉄濃度は上昇しない．これは乳腺に鉄の濃度調整機能が存在するためだと考えられている．したがって，貯蔵鉄が枯渇する6か月過ぎにはほとんどの乳児は鉄欠乏の状態にあり，その一部の乳児に鉄欠乏性貧血が起きる可能性がある．米国では生後4か月以降，一律に鉄を補充することも提案されているが，その根拠については賛否両論がある．

❷ 鉄分を多く含む食品

動物性食品(mg/100g)		
レバーペースト	7.7	15g＝大さじ1
鶏レバー	9.0	60g＝1羽分
豚レバー	13.0	50g＝小1枚
牛肉(赤肉)	2.7	80〜100g＝1枚
豚肉(かた赤身)	1.1	80〜100g＝1枚
卵黄	6.0	20g＝1個
植物性食品(mg/100g)		
ひじき(乾燥)	55.0	10g＝大さじ2/3
ごま	9.6	10g＝大さじ1
きな粉	9.2	6g＝大さじ1
納豆	3.3	40g＝1パック
小松菜	2.8	100g＝1/3束
ほうれん草	2.0	100g＝1/3束
チンゲン菜	1.1	100g＝1/3束
豆腐(もめん)	0.9	100〜150g(1/2丁)

植物性食品の非ヘム鉄はヘム鉄より吸収率は低いが，動物性蛋白質やビタミンCとともに摂取すると吸収率は高まる(野菜は生の重量)．

（母子衛生研究会．2008[8])より作成）

- 要は，鉄欠乏の状態に陥りやすい生後6か月以降は鉄分を多く含んだ離乳食を与えることと，この時期には鉄欠乏性貧血のスクリーニングを実施し，貧血が認められた場合は必要な期間鉄剤を投与するように努める．その際，母乳育児はそのまま継続し，フォローアップミルクなどに替える必要はない．
- また，牛乳の早期からの摂取は，鉄とキレートをつくり鉄の吸収を抑制するCa，Pが過剰になることから，鉄欠乏性貧血の可能性が高い1歳前には牛乳摂取を行わない．その後も牛乳の早期摂取と過剰(1日600mL以上)な摂取は，過剰な蛋白とミネラルが乳児の腎臓に負担になることから，腎機能が未熟な時期までは推奨されていない[8]．
- 鉄欠乏については，1歳を過ぎるころになると乳児の成長速度が緩やかになり，生体内への鉄の蓄積が始まり，鉄欠乏は減少するので，この時期を乗り切ることが重要である．
- 鉄分を多く含み，離乳食に使いやすい食品を❷に示す．

ビタミンD不足とくる病

- 近年，母乳中のビタミンD不足による「くる病」[*9]の増加が報告され，母親たちを不安に陥れている．近年それが問題になった背景には，現代生活の変化があげられ，それがもたらす影響が大きいと考えられる．
- ビタミンDの体内の量は，一つは食物，主に魚類からの摂取量によって決まり，魚類の積極的な摂取が勧められる．もう一つのビタミンD量の規定因子は，紫外線によって皮膚で合成される皮膚産生量である．とくに

*9
くる病
「骨の基質の石灰化不全が成長過程の小児の骨に起こり，成長の遅延(低身長)，骨の変形(O・X脚)をきたす疾患」と定義され，その原因は「ビタミンDの機能低下」とされている．農家の多くが日光のささないかやぶき屋根であった住宅事情の時代に多発したが，近年ではまれな病気となっていた．

❸ ビタミンDの必要量(1 μg＝40IU)

0〜5か月の乳児
適度の日照環境：2.5μg/日
日照の少ない環境：5μg/日
上限はいずれも25μg/日
ビタミンD量
母乳中：0.3μg/dL
人工乳中：0.88〜1.2μg/dL
(低出生体重児用：6.4〜9.4μg/dL)

（滝元広ほか．2012[9])より作成）

妊娠中の女性は，胎児の骨形成が始まる在胎33週ごろから，授乳中の女性は授乳時期を通じての魚類摂取が勧められる．また同時に適度の日光浴も勧められるが，これも手掌，二の腕に10～15分程度でよく，外出がなかなかできない第一子の場合などは，ベランダに洗濯ものを干すときに半袖になる程度でよい．そのときは乳児も一緒にその程度の日光浴を行い，長い時間の外出の際は日焼け止めを用いてもかまわない．

- このビタミンDの合成が，最近の女性の食生活の乱れと，極度に紫外線を嫌う傾向の2つが重なることによって，母乳中のビタミンD含有量を低下させていると考えられる．それがビタミンD不足による「くる病」の増加をもたらしている大きな原因である．したがって，食生活の改善と適度の日光浴によって予防は可能であり，母乳育児を中断する必要はない*10．
- ビタミンDの必要量を❸に示す[9]．

離乳食の完了と卒乳

- 離乳食から普通食への移行，つまり離乳食の完了とはどのようなことであるかは，これまで厳密には定義されていない．家族と同じものを，ほとんど同じ固さのままで食べることができれば，そのときは離乳食から普通食に移行できたと考えてよい．離乳食そのものが固形食への移行食であることから，「固形食が主になる時期」という程度のもので，クリアカットである必要はない．
- 時期的にはその乳児により個人差があるのは当然であり，12～20か月ごろが目標である*11．
- この時期の食事の栄養状態についても，「野菜を食べない」とか，「蛋白質を摂らない」とかで神経質になる必要はない．毎日同じものであっても，それが甘い菓子だけであるという極端な場合でなければ，たとえば毎日納豆ご飯であっても心配ない．栄養のバランスはさておいても，食べてもらうことを優先する*12．
- 同時にこの時期に問題になるのが，母乳・人工乳の卒業のしかたである．人工乳については固形食の量が増えるに従いその量と回数を減らしていき，18か月までには哺乳びんをやめるようにする．一方で母乳育児は，母子関係を支える精神的側面と，長期に継続することが母子ともに有益であることが科学的に証明されてきており，一概に1歳，2歳と卒乳（断乳）*13の時期を決めることは，逆に母子に不利益を与えかねない*14．
- また，この時期になると母乳の栄養分はまったくなくなると母親に告げる医療者もいるが，これも残念なことである．母乳は母親の血液成分からつくられているので，医学的にいっても母親が極端な栄養失調状態にでもなっていない限り，そのようなことは起こりえない．月齢の推移と母乳中の栄養成分の内容についての詳細な研究があり[11]・*15，その内容を❹に示す．

---

*10
母乳児に対するビタミンD補充の考え方―日米の違い

「ビタミンD欠乏によるくる病」の増加が米国で問題になったのは2003年ごろからであり，10年以上前である．加えて，米国は多民族国家であること，その他の習慣の違いなどからも食生活の改善，生活パターンの統一はなかなか難しい．そのような事情から米国小児科学会は2005年に母乳で育てられているすべての乳児には，生後2か月までビタミンDを1日1,200単位（＝30μg）与えることが望ましいという勧告を出した．一方，わが国では，比較的食習慣，生活習慣の改善が求めやすいこと，一般的には正期産で生まれた健康な児では母乳栄養だけで十分な骨の石灰化が行われると考えられること，さらに，母乳育児と「くる病」の増加が問題になったのはつい最近のことであることなどから，ビタミンDの画一的な補充を勧める段階には至っていない．ちなみにわが国でのビタミンD摂取の目安量は日照環境のよいところで2.5μg/日，日照環境の悪い地域では5μg/日と設定され，上限は25μg/日とされている．それと比べるとかなり大量のビタミンDを米国小児科学会は推奨していることになる．また，母乳中のビタミンD量は0.3μg/dLであり，1日800mLの母乳と適切な日光浴で十分と思われる（1日の母乳量は平均で800～1,000mL）．そのような理由から，日本ではビタミンKのようにすべての乳児にビタミンDを服用させるということにはなっていない．

*11
2002年の母子健康手帳までは，1歳の欄に「離乳食完了」という項目があったが，1歳で完了する乳児は少なく，母親に不安を与えるだけだということで，2002年以降は1歳6か月の欄に「離乳食完了」は移されている．

*12
古来，人類は現代人より粗末な食事で強く生き延びてきている．

❹ 日齢，季節による母乳成分の変化

分析項目\泌乳期	3～5日 冬季	3～5日 夏季	6～10日 冬季	6～10日 夏季	11～15日 冬季	11～15日 夏季	16～30日 冬季	16～30日 夏季	31～60日 冬季	31～60日 夏季	61～120日 冬季	61～120日 夏季	121～240日 冬季	121～240日 夏季	241～482日 冬季	241～482日 夏季
全固形分(g/dL)	12.3	13.1	12.5	12.9	13.1	13.0	12.7	12.9	12.5	12.6	12.1	12.4	12.0	12.2	11.7	11.8
粗蛋白質(g/dL)	2.04	2.21	1.94	1.93	1.68	1.63	1.53	1.46	1.36	1.33	1.17	1.18	1.09	1.13	1.13	1.11
脂肪(g/dL)	3.06	3.38	3.34	3.47	3.99	3.74	3.74	3.67	3.71	3.81	3.51	3.71	3.72	3.56	3.18	3.26
乳糖(g/dL)	5.16	5.24	5.29	5.56	5.59	5.58	5.83	6.12	5.89	6.22	6.03	6.38	6.15	6.33	6.10	6.44
灰分(g/dL)	0.32	0.29	0.31	0.33	0.26	0.29	0.23	0.26	0.23	0.23	0.21	0.22	0.22	0.22	0.20	0.23
差引き糖質(g/dL)	6.88	7.22	6.91	7.17	7.17	7.34	7.20	7.51	7.20	7.23	7.21	7.29	6.97	7.29	7.19	7.20
エネルギー(kcal/dL)	63.2	68.1	65.5	67.6	71.3	69.5	68.6	68.9	67.6	68.5	65.1	67.3	65.7	65.7	61.9	62.6
ナトリウム(mg/dL)	30.0	37.4	26.5	28.4	20.4	23.6	17.5	17.1	15.2	15.9	13.0	13.6	12.2	13.0	13.0	15.4
カリウム(mg/dL)	74.1	73.4	70.8	75.8	61.4	62.4	57.7	60.5	53.8	55.5	45.7	51.7	47.4	49.9	46.1	46.7
塩素(mg/dL)	62.8	74.0	57.5	59.1	44.4	50.4	41.2	40.5	39.6	42.1	39.8	41.6	39.7	41.9	41.5	44.6
カルシウム(mg/dL)	30.3	28.4	30.2	29.9	27.4	27.2	28.2	27.8	29.3	28.6	27.5	28.3	25.9	26.0	23.1	23.1
マグネシウム(mg/dL)	2.85	2.91	2.78	2.91	2.59	2.61	2.37	2.34	2.45	2.46	2.94	2.92	2.99	3.14	2.97	2.97
リン(mg/dL)	17.5	16.0	18.7	18.4	18.2	17.8	17.2	17.4	16.2	15.9	14.0	14.5	13.5	13.6	12.8	12.2
鉄(μg/dL)	43.3	46.9	39.6	44.4	45.7	43.2	36.7	39.8	34.8	35.9	27.7	29.5	25.4	25.1	20.9	28.2
亜鉛(μg/dL)	487	549	411	434	352	373	280	302	207	226	125	139	80.9	98.7	62.5	76.2
銅(μg/dL)	47.2	47.9	54.1	55.2	40.9	50.3	40.6	44.0	33.6	35.6	23.2	25.0	19.4	20.6	13.7	13.7

（井戸田正ほか．1991[11]）

*13
断乳・卒乳
従来用いられていた「断乳」という言葉が2002年の母子健康手帳から削除になり，「卒乳」が一般的になったが，たとえば「1歳になったら卒乳（この場合実際には「断乳」）というように混乱して使われていることも事実である．しかしながら，「卒乳」ということが普遍的にあることで，母乳育児はある時点でやめるべきものであるという意識がなくなれば，ある程度の混乱は許容されるべきであろう．

*14
とくに，母乳育児の長期的効果として，将来の生活習慣病などの頻度が低下することが多方面の研究で明らかになっており[10]，医療者はこの事実を把握しておく必要がある．

*15
この報告によると，母乳のカロリーは100mLで約70kcalであり，月齢が過ぎても変わらない．蛋白は徐々に低下するが，脂肪，糖質は変化せず，これも乳児の摂取する離乳食の内容に則していると考えられる．

文献

1) 母乳推進プロジェクトチーム．小児科医と母乳育児推進．日児誌 2011；115：1363-89.
2) Prescott SL, et al. The importance of early complementary feeding in the development of oral tolerance：concerns and controversies. Pediatr Allergy Immunol 2008；19：375-80.
3) American Academy of Pediatrics. The use and misuse of fruit juice in pediatrics. Pediatr 2001；107：1210-3.
4) 堺武男．これで安心 離乳食のすすめ方．東京：日本母乳の会；2013.
5) 厚生労働省雇用均等・児童家庭局母子保健課．授乳・離乳の支援ガイド．2007.
6) American Academy of Pediatrics. Beastfeeding and the use of human milk. Pediatr 1997；100：1035-9.
7) Halterman JS, et al. Iron deficiency and cognitive achievement among school-aged children and adolescents in the united states. Pediatr 2001；107：1381-6.
8) 母子衛生研究会編．授乳・離乳の支援ガイド実践の手引き．2008；p.96-7.
9) 滝元広，板橋家頭夫．ビタミンの補充．周産期医学 2012；42増刊号：539-44.
10) American Academy of Pediatrics. Beastfeeding and the use of human milk. Pediatr 2012；129：e827-41.
11) 井戸田正ほか．最近の日本人人乳組成に関する全国調査（第一報）．日本小児栄養消化器病学会雑誌 1991；5：145-58.

Question & Guidance

離乳食の悩み

6〜7か月健診でよく聞かれること

❓ 保護者からのQuestion

離乳食を全然かまずにそのまま丸飲みばかりするので，なかなか離乳食の固さを調節できません．どのようにすればかむ運動をださせることができるでしょうか？

❗ 医療者からのGuidance

- 咀嚼とは，奥歯（萌出は第一乳臼歯が1歳6か月から2歳，第二乳臼歯が3歳）を用いて行う「すりつぶし」運動であり，本格的にかむことが始まるのは，したがって幼児期になる．
- 母乳を飲む際の吸啜にはかむ運動も含まれており，乳児はそもそもかむ運動＝咀嚼能力をもっている．ところが離乳食が開始すると，最初に与えられるおもゆなどは母親の乳首よりも軟らかいのでかまずに飲み込むことが多い．かまないからと軟らかいものを続けると，丸飲みを続けてしまうことになる．
- おもゆ→七分→五分粥と徐々に進めていき，野菜などもそれに合わせてすり潰し→刻みと変えていく．
- 歯は生えていなくても，歯茎でのすり潰しができれば，多少固くても大丈夫である．児の状態をみながら，固さを変えていく．ほとんどの乳児は1歳の誕生日ごろには普通の米飯を食べることができる．

💗 医療者としてのアドバイス例

- 赤ちゃんは歯ごたえのない柔らかい食べ物のうちはなかなかかんでくれません．少しずつ固くしていきましょう．7か月後半には粒々が入ってOKで，かむ運動がでてきたら少し柔らかめに煮た人参や大根をスティック状にして，ブロッコリーの葉先なども少し固めに煮て与えてみます．
- スプーンはあまり口の奥まで入れないで，お口の入り口のほうから食べさせると舌の運動，かむ運動が誘発されます．もぐもぐの運動がでてきたら，その後は固さを進めていきましょう．
- 赤ちゃんには個人差があります．赤ちゃんの食べ方を大切にしながら，焦らずに進めてください．

10か月健診でよく聞かれること

❓ 保護者からのQuestion

離乳食をあまり食べません．その原因について，母乳を飲んでいるからで，母乳を減らすように小児科の健診で言われました．離乳食を食べさせることが，母乳を与えるよりも優先するのでしょうか？

❗ 医療者からのGuidance

- そもそも乳児は離乳食が始まったとか，離乳食とは何であるかを当然理解してはいない．それをなかなか食べないからと無理強いすると，ますます離乳食を拒否するようになる．
- 母乳はこの時期（乳児期中期）になると，単なる食物ではなく，母親の存在そのものになってきており，母乳を飲みながら母親との関係を楽しんでいる．そのつながりを削ってまで離乳食を急ぐ必要はない．
- 離乳食を食べない乳児は結構いるが，時期的な違いはあっても，必ず食べるようになる．月齢，固さ，食材，味つけなどを考え，その子の食事を少しずつ変化させながら食べさせるようにする．

💗 医療者としてのアドバイス例

- 育児はすべてそうですが，マニュアル的に進むものではありません．離乳食もそうです．
- 赤ちゃんにとってこれが食事であるという認識は当然ありませんし，他の赤ちゃんより早く食べたから将来何かメリットがあるかといえば，実は何もありません．その赤ちゃんのペースを守りながら，ゆっくり見守っていくことが大事です．
- 母乳との関係でいえば，乳児期に大切なことは母子関係をしっかり確立することです．それよりも茶碗一杯のおかゆが優先するわけはありません．お母さんとの関係を離そうとすることは乳児期に形成される基本的信頼関係を損なうだけにしかなりません．
- 食材は，家族の食べているものを分けてあげれば種類も増えていきます．味はつけてあってもかまいません．そのほうが家庭の味に馴染み，将来の食育にもつながります．

子どもの口

子どもと家族の個性と育ちを支える　日常診療のアドバイスポイント

落合　聡｜おちあい小児歯科医院

- 日本の医療の発展は目覚ましく，生命の危機に瀕することが少なくなった現在，子どもの口腔内について保護者の関心が高まっている．しかし，正しい知識を理解したうえで関心を寄せている保護者ばかりではなく，無関心や誤った情報を鵜呑みにしている保護者も多い[*1]．
- いまや身体レベルでの健康，つまり「病気でないこと」だけでなく，健やかな心と体で送る健全な生活，いわゆる「生活レベルでの健康」が要求されている．このような時代に合致した，乳幼児健診時の口腔内についてのアドバイスは，たいへん有用であり重要である．

乳幼児期によくみられる歯および歯に関連した疾患

- 出生直後の児の顎骨のなかでは，胎生6週目ごろから歯の形成が進んでいて，永久歯までもが顎骨内に確認できる．したがって，乳児の歯槽部には歯の形成や萌出に関連する特徴や疾患がみられることがある．

上皮真珠[*2]（❶）

- 上皮真珠にはなんら為害作用はなく，放置しておけば自然に消失する．まれに大きな上皮真珠があり，先天性歯との鑑別が必要となることもある．

歯の萌出が早い—先天性歯（❷）

- 歯の萌出は通常，下顎乳中切歯が最も早く，生後約8か月前後で萌出することが多い．しかし，出生時や出生直後4週間以内に歯の萌出がみられることがある．これを先天性歯[*3]といい，下顎前歯部にみられることが最も多い．
- 先天性歯は，歯が十分に成熟する前に萌出していることから，とくに出産歯の場合には，歯根はほとんど形成されていないため，著しい動揺を認めることが多く，舌圧などによって自然脱落することが多い[*4]．そこで，自然脱落による誤嚥や誤飲の防止，哺乳障害の改善を図るため，とくに出産歯はしばしば早期抜歯の適応となる[*5]．

[*1] 口腔領域，歯科領域については，歯の萌出時期や萌出順序，離乳食の食べ方，う蝕（むし歯）の予防，歯列，咬合など，多くの情報を得ることができても，それをどのように取り入れるかを正しく理解できている人は少ない．

[*2] 上皮真珠
乳児の歯肉に小さな白色あるいは黄白色の腫瘤としてみられることがある．好発部位は上顎前歯部である．歯の発生の初期に歯の原基と口腔上皮を結びつけていた歯堤が吸収されずに角化して歯肉の外側に排出されたもの，つまり歯の形成において余った組織が歯肉表面に排出されてきたものである．

❶ 上皮真珠

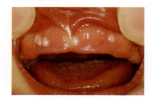

[*3] 出産歯と新生歯
先天性歯には2種類あり，出生時にすでに歯冠が目視できる状態に萌出している場合には出産歯（❷a），出生後4週間以内に萌出した場合には新生歯（❷b）とよばれ区別されている．

[*4] 歯の最外表部の人体で最も硬いといわれるエナメル質が十分に完成していないことから，歯冠はいわゆる形成不全の状態であることが多く，対合歯の上顎前歯が萌出すると，早期に咬耗してしまう場合がある．

❷ 先天性歯

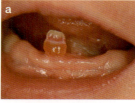 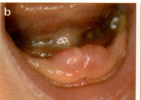 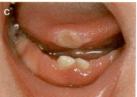

a：出産歯，b：新生歯，c：リガ・フェーデ病．舌尖，舌下部に潰瘍がみられる．

- 一方，新生歯は，萌出速度がゆっくりで歯根の形成もある程度期待できることから，自然脱落しにくく，歯冠の咬耗は生じるものの比較的長く維持できることが多い．しかし，新生歯もリガ・フェーデ病や哺乳障害の原因となる場合には，出産歯の場合と同様に歯冠の切端部の鋭縁を研磨して丸めたり，抜歯が必要なこともある．
- 出産歯，新生歯いずれにおいても抜歯の適応となった場合には，同部位の永久歯の萌出スペースが不足することから，永久歯列において叢生などの歯列不正を生じる可能性が高いため，専門医による定期的な経過観察を行ったうえで，咬合誘導あるいは矯正治療が必要となることが多い．
- 乳歯の早期萌出，先天性歯の原因
  ▶ 局所的な原因：歯胚形成が早い，歯の形成の進行が速い，歯胚が歯肉粘膜の表面近くに位置していたため，歯根が形成されないうちに萌出してしまったなど，歯の形成時期や位置の問題が考えられる．
  ▶ 全身的な原因：下垂体，甲状腺，副腎，性腺の内分泌機能亢進によっても早期萌出が起こることが報告されている[*6]．

歯の萌出が遅い

- 歯の萌出は，歯種によってだいたいの順序と時期が決まっていて，乳歯においては最も早いのが下顎乳中切歯で生後8か月ごろ，最も遅いのが上顎第二乳臼歯で2歳6か月ごろである．多少の誤差は問題ないが，この時期よりもかなり遅れて萌出が開始することがある．
- 萌出遅延の原因には，局所的な要因としては，顎骨あるいは歯肉内における歯胚の位置や方向に起因する場合をはじめ，発育中の歯の周囲の歯小嚢や歯肉の肥厚など，また永久歯においては先行乳歯の重症う蝕による歯胚位置や形成異常などがあげられるが，小児期のさまざまな疾患が原因となって歯の萌出が遅延していることもある[*7]．

歯の不足―無歯症

- 先天的に歯の原基が形成されない場合や，原基は形成されてもその後の発育が高度に障害された場合，歯数の不足が生じる．これを無歯症というが，歯数の不足が1本あるいは数本の少数歯欠如と歯列や咬合が成り立たないほど多数歯の欠如を生じる場合があり，これらを部分無歯症という．そして，まれにすべての歯が欠如している場合もあり，この場合は，完全無歯症という．
- 先天欠如しやすい歯種は，乳歯では上顎乳側切歯に最も多く，次いで下顎乳中切歯・側切歯にしばしばみられる[*8]．このように欠如する歯の種類については明らかな傾向がみられることから，部分無歯症の原因には智歯にみられるような発生学的な退化現象であることが多いと考えられ，遺伝的な要因もあるとみられている[*9]．
- 臨床的には欠如歯が多くなるに従って，咀嚼，発音，審美性に悪影響を及ぼすようになり，歯列咬合の異常などの形態的・機能的障害を引き起こす原因となる．そのため，無歯症の児については，乳歯列期からの専門医による定期的な経過観察が必要であり，障害の程度や患児の状況によって

[*5] 授乳時には先天性歯が舌の下面に強く接触することから，その機械的刺激によって褥瘡性潰瘍が生じることがあり，これをリガ・フェーデ病（❷c）というが，哺乳障害の原因となることが多く，先天性歯が母親の乳首を刺激して乳腺炎を引き起こすこともある．

[*6] このほかに，軟骨外胚葉異形成症には25％の頻度で出産歯が認められ，顔面半側肥大症では肥大側の歯が非肥大側よりも早く萌出すること，また単眼症やHallermann-Streiff（ハーラーマン・ストライフ）症候群にも出産歯がみられることが報告されている．

[*7] たとえば全身の発育障害または石灰代謝異常を引き起こす疾患であるくる病，先天梅毒，ビタミンA・D欠乏症，甲状腺先天欠如，クレチン病，副甲状腺機能低下症，また遺伝性疾患である色素失調症，鎖骨頭蓋異骨症，外胚葉異形成症などの場合にも歯の萌出遅延を認めることがある．

[*8] 永久歯では，下顎第二小臼歯，上顎側切歯，上顎第二小臼歯の順に欠如しやすいことがわかっている．

[*9] 妊娠中の風疹などへの感染や栄養障害など歯胚の形成早期に発育を強く阻害するような疾患に罹患した既往がある場合や，悪性腫瘍の治療を目的とした化学療法や放射線療法などがちょうど歯胚形成が進行している時期に施行された場合には，治療の影響によって欠如を生じるか，あるいは著しく形態の不良な歯が萌出してくることがある．
また，その他にも，先天性甲状腺機能低下症などの内分泌疾患，脈なし病などの循環器疾患，あるいはダウン症候群，外胚葉異形成症，鎖骨頭蓋異骨症，軟骨外胚葉異形成症，リーガー症候群，色素失調症などの遺伝性疾患においても先天欠如を生じることがあるが，先天的に歯の原基が形成されない無歯

症は外胚葉性組織の形成不全をきたす疾患に合併してみられることが多い．無歯症に最も関連してみられる疾患には無汗型外胚葉異形成症（❸）があげられる．

*10
乳歯列の過剰歯がきわめて少ないことに比べ，永久歯列における過剰歯は比較的多く，上顎正中部付近（❹）に埋伏した状態で発見されることが多い．

は，義歯の装着，咬合誘導あるいは矯正治療が必要となる．

歯が多い—過剰歯

- 歯の発生の初期に口腔上皮から伸長した歯堤が歯の原基である歯胚を形成するが，その際に正常な数よりも多く歯胚が形成されたり，分裂を生じたりした結果，歯が多く形成される．これを過剰歯という．原因は明らかになっていない．
- 乳歯列においては上顎乳中切歯・側切歯付近に多くみられるが，乳歯列に萌出する過剰歯は非常に少ない*10．
- 過剰歯は方向や歯冠形態に問題があることが多く，正常な萌出が困難であったり，萌出しても歯としての機能を果たせないことがほとんどである．また過剰歯の存在によって，正中離開や叢生，周囲永久歯の萌出障害や歯根吸収などを引き起こし，歯列咬合不正の原因となることが多い．
- したがって，過剰歯は早期の抜歯が望ましいが，臨床的には，過剰歯が発見された際の口腔内の状況や児の歯科治療に対する理解と協力の程度によって，抜歯手術の時期を判断することになる．

軟組織の特徴・病変

- 乳幼児期は感覚や摂食嚥下そして言語などの発達が旺盛であることから，これらの機能の発達に伴い，軟組織の形態にも変化がみられる時期であり，乳幼児に特有なさまざまな症状がみられることがある．

舌小帯付着異常

- 舌に関しては，乳幼児期では成人期と比較して舌下面と口底部とをつな

❸ 無汗型外胚葉異形成症

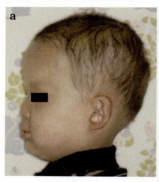
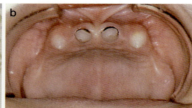
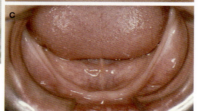
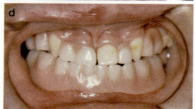

a：側貌
b：上顎
c：下顎
d：義歯装着後

❹ 上顎正中部過剰歯

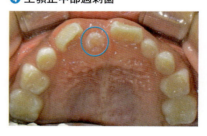

❺ 舌小帯付着異常

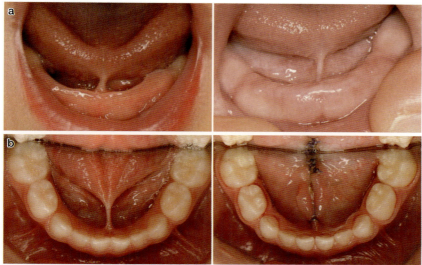

a：舌小帯短縮症，b：舌小帯切除前（左）・切除後（右）.

でいる舌小帯が太く，短く，また舌尖部付近に付着していることが多い．児の成長発育に伴い舌が長く幅広くなるのとは反対に舌小帯は相対的に退縮し，やがて舌下面と舌下小丘との間に残るのみとなり目立たなくなるが，まれに舌小帯が舌尖部に付着したままの状態が残ることがある[*11].

- 小帯によって舌の運動が制限され，哺乳や発音に影響を及ぼすような状況となったり，歯列咬合などに異常をきたす原因となっている場合には，舌小帯短縮症あるいは舌小帯強直症など，いわゆる舌小帯付着異常と診断され，切除手術の適応となる（❺）．

上唇小帯付着異常

- 乳児期では成人期と比較して上口唇粘膜と上顎前歯部歯肉正中部とをつないでいる上唇小帯が太く，また小帯が硬口蓋の前方正中部にある切歯乳頭部にまで回り込んで付着していることがある．児の成長発育に伴い，歯槽突起が高くなるのとは反対に，上唇小帯は相対的に退縮し，やがて中切歯部の唇側歯槽粘膜上部の正中部に小さな小帯として残るのみとなり目立たなくなるが，まれに上唇小帯が硬口蓋切歯乳頭部に回り込んで付着したままの状態が残ることがある[*12].
- 上唇小帯によって，上唇の動きが制限され，哺乳や自浄作用そして歯列に影響を及ぼすような状況となっている場合には，上唇小帯短縮症（❻a），上唇小帯高位付着（❻b, d）あるいは上唇小帯強直症（❻c）など，いわゆる上唇小帯付着異常と診断され，切除手術の適応となる．

萌出性囊胞[*13]（❼）

- 通常，処置の必要はなく，自然に歯小囊が破れて歯が萌出するが，疼痛を伴ったり，周囲の歯が萌出しているにもかかわらず囊胞の状態が継続し，萌出遅延などの原因となっている場合には，局所麻酔下にて歯肉に切開を

[*11]
この状態では舌を前方に突出しようとしても舌小帯のために舌尖が下顎前歯よりも前方に出せなかったり，舌尖を挙上しても口蓋に届かなかったり，さらに舌を前方あるいは上方に突出させた際，舌尖部がハート型にくびれてしまうなど，舌の運動が妨げられ哺乳の障害となったり，また年齢が上がっても自然退縮がみられず発音障害（ラ行，タ行，サ行）の原因となってしまうことがある．形態的にも舌小帯の存在によって下顎中切歯の歯間離開の原因となることもある．

[*12]
この状態では上口唇の翻転が妨げられるなど，上口唇の運動が妨げられ，哺乳に影響を及ぼしたり，上顎前歯部の自浄作用を妨げられう蝕を誘発しやすい状態となったり，小帯の裂傷を誘発する原因となったり，また年齢が上がっても自然退縮がみられない場合には中切歯の正中離開の原因となることがある．

[*13]
萌出性囊胞
歯の萌出期に，歯肉上の歯の萌出部位に青色の膨隆がみられ，X線検査を施行すると，膨隆内には歯が存在していることがある．これは，萌出前の歯を被包している歯小囊の中に組織液あるいは血液が貯留したもので，歯の萌出時期になっても歯小囊が破れず歯肉上に現れるために起こる．

❻ 上唇小帯付着異常

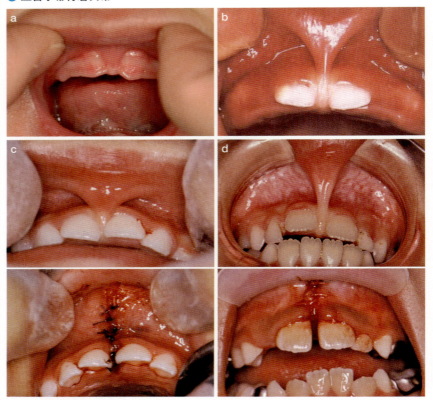

a：新生児期上唇小帯短縮症，b：乳児期上唇小帯高位付着，c：幼児期上唇小帯強直症術前（上）・術後（下），d：学童期上唇小帯高位付着術前（上）・術後（下）．

加え，歯の萌出を促す処置を行う必要がある．

ヘルペス性歯肉口内炎[*14]（❽）

- 初期症状として38〜40℃の発熱がみられ，その2〜3日後に口腔内に小水疱が生じ，やがてその水疱が破れて疼痛を伴う潰瘍となる．潰瘍は口腔内全体にわたって形成されるが，口唇粘膜，舌背，舌側縁，口蓋粘膜，歯肉，頬粘膜移行部に多発する．その他の症状として，唾液が多くなり，口臭を伴うことが多い．発病5日目ごろ，症状は最高に達し，約10〜14日で自然治癒する．

[*14] ヘルペス性歯肉口内炎
ヘルペスウイルスの感染によって生じる歯肉炎あるいは口内炎のことである．

❼ 萌出性嚢胞

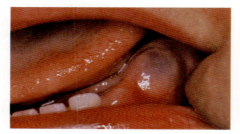

❽ ヘルペス性歯肉口内炎

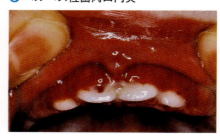

❾ 粘液囊胞

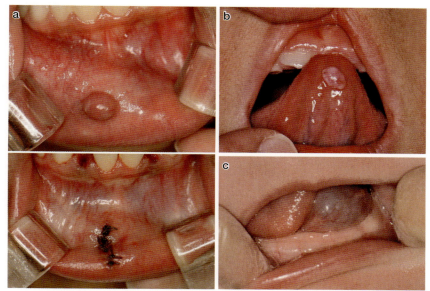

a：下口唇粘液囊胞術前（上）・術後（下），b：舌尖部粘液囊胞，c：口腔底部粘液囊胞（ガマ腫）．

- 潰瘍の多発時期は疼痛のため摂食困難な状態となるので，ヘルペスの治療を小児内科などで継続して受けながら，栄養価の高い流動性の食事を摂らせて様子をみるが，それも困難な場合には，点滴などを用いた栄養補給も必要となることがある．

粘液囊胞*15（❾）

- 自然に自潰するが，自潰部が治癒するころには再び囊胞が出現することが多く，処置としては囊胞周囲の小唾液腺も含めて外科的に切除することになるが，唾液の排泄がスムーズになると自然に治癒することもある．
- したがって，囊胞が出現した場合には，哺乳，食事や会話時などの支障が強ければ切除するが，日常生活への影響がきわめて少ない場合には，3か月程度経過を観察し，自然治癒しなければ切除を施行するという方針が望ましい*16．

乳幼児期の口腔に関連する習癖

- 子どもの口の癖は，口の働きが発達変化していく過程と関連が深く，また，生活環境や心理状態を表していることもある．

指しゃぶり

- 指しゃぶりは，乳児期においては口腔の発達に関する重要な行為であり，とくにやめさせる必要はないが，3歳を過ぎても指をしゃぶる頻度が変わらない場合は，不安や緊張などが強い生活をしている可能性を考え，それぞれの家庭において無理のない範囲で，子どもとのスキンシップや子どもなりの生活のなかにある問題点を解決する工夫が必要である．
- 乳歯の萌出後も指しゃぶりが継続していると歯列や咬合の問題が生じてく

*15
粘液囊胞
口腔粘膜直下の小唾液腺の排泄管が，誤咬などの外傷によって損傷を受けることによって生じる囊胞で，口唇，舌下面に生じることが多い．唾液腺の排泄管が損傷されると，唾液が排泄管の損傷部から周囲結合組織内に溢出したり，あるいは排泄管が外傷の治癒過程において閉塞してしまった場合，閉塞部位に唾液が貯留して囊胞が生じる．

*16
ただし，囊胞を切除する際に，周囲の小唾液腺の排泄管を損傷してしまうことがあり，その際には囊胞が再発することが多く，切除の際には再発の可能性について十分な説明が必要である．

胎生期・乳児期における指しゃぶりの意義

　胎生期において，すでに指しゃぶりをしながら羊水を飲み込む児の動きが確認されているが，胎生期の指しゃぶりは新生児・乳児期に母乳やミルクを飲むための練習として重要な役割を担っていると考えられている．

　幼児期になると乳歯が萌出し，口の動きは吸うことから咀嚼することに移行して，指をしゃぶる行為は機能発達から精神的な安心感の意味合いが強くなってくる．とくに1〜2歳のころは言葉で意思表示をすることが困難であることから，気持ちを落ち着かせたり，不安な状態のときに指しゃぶりをすることが多い．

　したがって，3歳を過ぎるころ，外遊びや友達と遊ぶ機会が増え，指しゃぶりよりも楽しいことが多くなったり，あるいは言葉による表現や理解が高まると，指しゃぶりによる不安感の解消も不要になり，自然とみられなくなる．

るが，3歳ごろまでにおさまれば，元の自然な状態に戻っていくので，3歳を一つの目安にするとよい．
- 指しゃぶりをやめさせる効果的な方法は今のところ見つかってはいないが，お絵描きのような手を使って遊ぶ機会を増やす，外で体を動かして遊ぶ時間を長くする，親子のスキンシップの時間を可能な範囲で長くもつようにする，などが効果的と考えられている．

おしゃぶり

- おしゃぶりは指しゃぶりとほぼ同様の行為であり，子どもにとって得られる精神的な安心感なども同様に期待できるものである．優れた点としては，母親の育児ストレスを軽減し，また電車の中などで騒ぎ始めた児に与えると途端に落ち着くというような手助けツールとしても有用である．
- ただし，長期間のおしゃぶりの使用によって，授乳量・時間が減少する，中耳炎の発生頻度が高くなる，などの調査報告もあり，これらは指しゃぶりにはみられない結果なので，おしゃぶりによる乳首の認知能や耳管機能の障害，細菌叢の変化などが理由として考えられている．歯列や咬合についても，指しゃぶりと同様あるいはさらに重症な症状を呈することになるという報告もある．
- したがって，おしゃぶりは指しゃぶりよりもやや早めに，1歳ごろから話しかけやスキンシップの時間を楽しむようにして，2歳ごろには少しずつ子どもに言い聞かせて終了する方向にもっていくことが望ましい．

う蝕の成り立ちとう蝕予防

- ヒトの口腔内には常在菌が存在し，常在菌の一つであるミュータンス連鎖球菌（とくに *Streptococcus mutans*）が，食物の砂糖を利用して粘着物質プラークを産生し，これが歯に粘着してその中で菌が出す酸によって生じる歯の欠損，これがう蝕である．
- う蝕ができやすい条件を⑩に示す．つまりう蝕は，歯，砂糖，細菌の3

⑩ う蝕ができやすい条件

- もともとの歯の質が弱い
- 口腔内に多量の砂糖が入ってくる機会が多い
- 口腔内常在菌の数が多く，ミュータンス連鎖球菌の占める割合が高い
- 口腔内に砂糖が存在する時間が長い

要素に，時間のファクターが関わって形成される．

母乳，哺乳びん授乳とう蝕発生について

- 母乳あるいは哺乳びん授乳とう蝕の発生については，さまざまな見解があり数多くの議論の対象となってきた．上顎前歯が萌出した後，1歳6か月健診などにおいて多数のう蝕を認める状態の児は，そのほとんどが母乳あるいは哺乳びん授乳が継続中であった．

- 母乳あるいは哺乳びん授乳によるう蝕発生の理論は，1～2歳でう蝕のある児のほとんどが授乳継続中だったという現象論に加え，乳房あるいは哺乳びんで上口唇を押さえ，舌と口蓋で乳首をはさんで飲むことで上顎前歯に乳汁が停滞しう蝕になる，という理論であった．とくに入眠前の授乳は，舌の動きも唾液の分泌も少なくなって口腔内の自浄作用が低下する睡眠時の状態を，上顎前歯部に乳汁が停滞したまま迎えてしまうことから，きわめて高いう蝕発生を促すものとしてとらえられてきた[*17]．

- これに対して，母乳は体に良いものだからう蝕の原因になるはずがない，という意見や，一部にはどうせ乳歯だからう蝕になっても生え変わるからかまわない，という意識も強く，母乳育児とう蝕予防という大きな論争でもあった．しかし，最近の研究によってこの論争にも終止符が打たれようとしている．

- 従来は母乳に含まれる糖，つまり乳糖がショ糖などと同様にミュータンス連鎖球菌に利用され，プラークが形成された結果，う蝕が発生するものと考えられていたが，最近の研究において，ミュータンス連鎖球菌には乳糖だけではう蝕が発生するほどの酸産生はできないことが明らかになってきた．しかし，プラークが存在する状態では，乳糖はミュータンス連鎖球菌の酸産生を手助けする可能性が高く，う蝕発生の補助的な役割を果たすことも示唆された．

- したがって，母乳に含まれる乳糖がう蝕の直接の原因となる可能性は低いが，多少なりとも酸が産生されるので，う蝕発生の手助けをすることも明らかとなった．つまり，母乳そのものがう蝕をつくることはないが，歯に付着した汚れ（プラーク）に母乳が加わることによって，う蝕形成が促進される．小さなう蝕がある場合，重症化するきっかけになる，ということが最近の母乳あるいは哺乳びん授乳とう蝕発生の関係であり，う蝕の発生は，母乳の与え方や口腔内の衛生状態に大きな影響を受けていることが明らかとなってきている．

う蝕予防

- 入眠前の授乳においては，きれいに歯を磨いてから授乳を行うことがう蝕予防にたいへん重要である．
- 哺乳びん授乳の場合の人工乳も母乳と同じに取り扱われるが，哺乳びんの中身が糖分を含むジュースやスポーツ飲料などの場合には，たとえ歯がきれいでもう蝕が発生することは明らかで，哺乳びんの中身は母乳・人工乳でなければ，水，白湯またはお茶のみにするべきである．

[*17] 母乳は，栄養学的，免疫学的，母子関係，精神衛生学的，そして経済的にも優れたものであるが，1歳になったらう蝕予防のために断乳の指導をすることが，かつてわれわれ小児歯科医師のう蝕予防の第一歩だった．

> **指導のポイント**
> ● 口腔内の疾患は，直接生命に関わることが少ないものが多いが，日常生活のなかで気になることが多いものでもある．
> ● 日常生活の環境は口腔内の安定にも大きく影響するが，口腔内を安定した状態に保つために一概に環境を改善するような指導を行っても，非現実的になってしまうことが多い．そこでまず，保護者がどのような生活スタイルであるか，そして，子育てにどれだけの時間を割くことができるかを理解したうえで，無理のない指導をすることが重要である．

参考文献

子どもの口についての総論

- 佐々木　洋ほか．口腔の成育をはかる．1巻　こんな問題に出会ったら―生活者とともに考える解決策．東京：医歯薬出版；2003．
- 佐々木　洋ほか．口腔の成育をはかる．2巻　具体例から実感する成育のマインドとストラテジー．東京：医歯薬出版；2004．
- 佐々木　洋ほか．口腔の成育をはかる．3巻　セカンドステージへのステップアップ―生活背景にあわせた解決策の提案．東京：医歯薬出版；2004．

〔子どもの口の中の特徴から疾患まで広く紹介されており，また治療のレベルを超えた生活に密着した子どもの口の問題，摂食嚥下，言葉の発達，指しゃぶりなどの習癖，子育て支援の読み物としても十分な内容〕

母乳とう蝕の関連

1) 藤原　卓．口の中の微生物．小児科臨床 2010；63：2289-95．
2) 佐藤恭子ほか．プラークバイオフォルムモデルにおけるミュータンス連鎖球菌の酸産生―哺乳う蝕の再評価に向けて．小児歯科臨床 2007；12：73-8．
3) 藤原　卓．齲歯の原因食品・牛乳の過飲用との関係．日本医事新報 2012；第4621号．
4) 藤原　卓．むし歯の原因―最近の知見．小児科臨床 2008；61：937-44．
5) 藤原　卓．母乳育児への支援を考える―口腔内細菌の立場から．小児歯科臨床 2008；13：23-9．
6) 藤原　卓．授乳と齲蝕リスクのEBM．小児歯科臨床 2004；9：27-37．

〔母乳やミルクが直接う蝕の原因になっているわけではなく，不潔な状態の口の中に母乳やミルクが加わることによって，もともとあった小さなう蝕が重症化したり，う蝕の形成を促進するという内容（文献の優先順位は数字のとおり）〕

Question & Guidance

う蝕予防

❓ 保護者からのQuestion
う蝕予防について，子どもが生まれてから心がけることはありますか？

❗ 医療者からのGuidance

- う蝕予防のポイントは次の4つである．
  1. **歯質の強化**：フッ素塗布，フッ素洗口によって可能である．現在，フッ素応用以外に有効な方法はない．
  2. **砂糖摂取量の制限**：萌出直後の歯は，まだエナメル質の構造が未成熟で，萌出後数年の間に唾液などにさらされて成熟する．つまり，萌出直後の歯ほどう蝕に罹患しやすいため，砂糖を多く含む市販の菓子類は3歳まで与えないようにする．また，離乳食を開始する際に果汁を与えることがあるが，果汁がやがて市販のジュースになってしまうことがある．ジュースは砂糖含有量が多く，う蝕になりやすい．したがって，離乳食としてジュースを与えないようにすること，また，年齢が上がって普通食となった後もジュースの多飲を避けることが重要で，のどが渇いたときには水かお茶を飲む習慣をつけること，ジュースは1日1回のお楽しみというような位置づけにするとよい．イオン飲料もジュースと同様の注意が必要である．
  3. **口腔内常在菌の数を減らす**：細菌数を減らすための最も有効な方法は，歯磨きを1日1回，いつでもいいから（食事の直前でもいいから）行うことである．しかし，乳歯がすべて萌出しさまざまな食物を摂取している3歳児においては，最も歯磨きが必要な年齢であるにもかかわらず，歯磨きを嫌がる児が多く，口腔内の清掃に難渋している保護者が多いようである．これは，身体の外表面と比較して口腔内は感覚が鋭敏で，他人が口の中を触ることの危険性を察知して，拒否行動にでるためである．これを解決するための最も有効な方法は，出生直後の原始反射である哺乳反射がみられるうちから，口腔ケアを開始することである．

  具体的には，
  ① 歯がはえる前（出生時～5か月ごろ）：歯肉を指でマッサージする（口の中を触られることに慣れる）．
  ② 下顎前歯が萌出したら（生後6～9か月ごろ）：ガーゼや脱脂綿で歯を清拭する（口の中に道具が入ることを覚える）．
  ③ 上顎前歯が萌出したら（生後10～12か月ごろ）：歯ブラシを使って上の前歯をよく磨く．

  このように，哺乳反射のみられる時期から，指→ガーゼ→歯ブラシというように少しずつ強い刺激に慣れていくように口腔内ケアを開始すると，拒否反応に難渋することなく，歯磨きを受け入れてくれるようになる．

  また，口腔内常在菌の種類や状態は，親子間で類似している．これは，親の口から子どもの口に常在菌が移り住むからで，その経路は，親が使ったスプーンや食器類を児が一緒に使うことによって，親の常在菌を含んだ唾液が児の口腔内に入るためである．しかし，標準的な家庭環境において，親の唾液が児の口の中に入らないように生活することはきわめて困難であり，また親子間のスキンシップなどにも大きな影響を及ぼしてしまう．そこで，親の口腔内を清潔に保ち，う蝕や歯周病などの治療を積極的に行い，清潔な口の環境を整えていくことで，その良好な環境が児に受け継がれていくように，児だけでなく親の口腔衛生にも関心をもってもらうというアドバイスが有用である．

  4. **口腔内に砂糖が存在する時間を短くする**：現代の食生活において，市販の菓子類など，砂糖を多く含む食物を避けて生活することは困難であるが，食べる時間を規則正しく決め，食事やおやつの間隔が一定時間あくようにすることで，口腔内の自浄作用や唾液の緩衝能によって口腔内に砂糖が存在する時間を短くすることは可能である．また，これと同様に，ゆっくりとよくかんで食べる時間を与えることによって，唾液の分泌を促し，口腔内の自浄作用を促進することも重要で，これによって口腔内の清潔が維持しやすくなる．

- 以上のように，推奨される具体的なポイントとしてあげられるのは，歯磨きのスムーズな受け入れ，規則正しい食生活，それに加えてフッ素の利用となる．

乳幼児によくみられる皮膚疾患の治療とスキンケア

佐々木りか子 | りかこ皮フ科クリニック

- 本項では，日常の外来でよくみられる乳幼児の皮膚疾患について，小児科の外来で参考となる治療やスキンケアのポイントについて述べる．

乳児アトピー性皮膚炎

治療と指導

保護者に今後の見通しを告げる

- 海外を含めてこれまでの統計によると，生後2～6か月までに発症した症例は，ほぼ2歳までに70％が寛解する（少なくともいったんは）ことが記載されている．
- 母親にとって，この疾患の見通しを告げることは，治療への迷いをなくすためにも非常に有意義だと思われる．しかし，だからといって放置して「自然に」治そうとすることは，将来に影響を与える可能性があり，早期介入が重要である[*1]．
- 1歳以降にアトピー性皮膚炎らしい症状になってきた，あるいは2歳になってもまだ湿疹が続く場合は，就学前に良くなるかどうかがカギである．就学後も続く場合は，思春期前に良くなるか，あるいは成人期以降も続くという経過をとる．

乳児にステロイド外用薬を安全に使う方法

- 乳児のアトピー性皮膚炎は，少なくとも1.5～2年間は治療を継続する必要がある．したがって，治療に当たる医師は，その間はステロイド外用薬を少量ながらも使い続ける可能性があることを考えておく．しかも，乳児期には顔への症状が必発するので，顔への使用も必要な場合が多いことを考慮しておかなければならない．
- 治療者は，乳児にはステロイド外用薬はなるべく使用しないというよりも，使うことを前提として，使用に際しては正しい知識をもとに臨床的経験を重ねていく必要がある．
- ステロイド外用薬を使用するとき，安全性を確保するためには❶に示す3つのポイントがある．

保湿薬とステロイド薬の処方の盲点

- 初診時にステロイド外用薬と保湿薬を渡して，「ステロイドを使って良くなったら保湿にするように」と保護者に指導をすることがあるが，これは母親のステロイド不安を増幅させる場合が多い．ステロイドの血管収縮作用は乳児の顔には顕著に表れるため，その指示のもと母親は1日でやめ

[*1] 経皮的感作を予防すること，すなわち早期介入がアレルギーマーチを予防する可能性がある[1]．

❶ ステロイド外用薬を使用する際の安全性を確保するためのポイント

① 年間の総使用量を計算し，月単位でグラム数を把握しておく
年間の総使用量[*2]は，6か月間の使用量を2倍にして考えればよいであろう[*3].

② 間欠的投与で漸減を図る
安全に使用するためには，徐々に1日おき，2日おきと間欠的使用をするとよい．5～7日に1回の使用になれば，保湿だけにすることが可能である．

③ 予防のためのスキンケアをきちんと指導する
最も大切なことは，清潔と保湿を旨とするスキンケアを徹底させて，予防を図り，治療薬を必要最小限にとどめるよう努めることである．

[*2] Furue M, Terao H (表1)[2)] を参考にされたい．

[*3] たとえば，1歳未満の乳児では，だいたい1か月に1回の受診を考えて，顔面でロコイド軟膏2.5g以下/月，顔面以外で20g/月を処方していけば，2年後に副作用なく寛解期を迎えることができる．

ることが少なくない．また「良くなった」ことと「炎症がとれた」こととは異なる．上記の説明では，母親は赤みがとれたら良くなったと判断してステロイドをやめてしまい，保湿すると悪くなったと感じることになり，それをステロイドの「リバウンド」と思い込むことが多い．それがドクターショッピングの引き金になっているとは，医師側は想像もしていないであろう．

● したがって，ステロイド外用薬は，1週間ないし2週間はきちんと使用させて，やめないように約束して必ず受診させ，症状を診て医師の主導で漸減を行う．ここで急にやめるとまた失敗することになる[*4]．

スキンケア指導について

● 保湿は1日3回必要と考えられる．その理由として，① 乳幼児は成人と異なり皮脂がほとんど分泌されていない，② 保湿薬の効果は4時間ほどしか持続しない，③ 汚れが多い，④ 発汗量が多い，ということがあげられる．

● 外用薬についても，③④の理由から1日夜1回しかつけていなかったのを3回にすることで効果がより上がることが経験される．つまり成人と異なり，子どもの皮膚生理と生活状況では，塗ったものがとれやすいのである．しかし実際に幼児期以降に1日3回外用療法やスキンケアを実行することはなかなかできない．とくに朝は忙しくて塗れないと保護者は言う．それでも，朝は必ず塗るようにと説得して指導することが大切である[*5]．

● 塗りやすさからは，ローションや乳液が好まれる．ローションは保湿力という点では軟膏より落ちるが，保護者や子どもの希望に沿うことは，実践してもらうことを第一に考えれば大切なことである．

● ただし，乳児の顔の手入れは，白色ワセリンがよい．ぬらした柔らかいタオル（ガーゼは摩擦するので避ける）を用いて，こまめに唾液や食物をそっとぬぐい，そのたびにワセリンを塗布する．ワセリンの撥水作用により，頻繁に流れ出る唾液が角層から侵入することを予防できる．

新生児期からの保湿とアトピー性皮膚炎予防

● 1990年に山本は，国立小児病院皮膚科の統計において，患者の出生月と小児アトピー性皮膚炎有病率との関連について調査したところ，9～11月に生まれた子どもにアトピー性皮膚炎有病率が有意に高いことを示し

[*4] なぜなら，アトピー性皮膚炎が1，2週間で治ることはない．保湿だけで維持できるのは，だいぶ後になる．医師側から顔への使用を3日以上行ってはいけないと言う場合もあるが，それも同様の失敗につながるであろう．もし3日で良くなったら，それはアトピー性皮膚炎ではない可能性のほうが高いからである．

[*5] 「夜塗った保湿は朝には乾いています．朝はバリアをつくってから生活を始めることが湿疹の予防になります．朝塗らないと夜の薬はやめられませんよ」と筆者は説明している．

*6 新生児期からの保湿の必要性

秋生まれにアトピー性皮膚炎が多い理由は明らかではないが，統計的有意差を示しており，以下に想定される仮説を述べる．アトピー性皮膚炎は遺伝的素因をもつ子どもに生じやすいが，乳児期発症のアトピー性皮膚炎の多くは新生児期にはまだ起こらない．生後2か月目からの発症が圧倒的に多いため，生後から発症までの間に何らかの予防的対策がとれる可能性を秘めている．Simpsonら[4]のパイロットスタディーでは，新生児期から保湿することによりハイリスク家系の新生児の発症率を下げられることが示されている．また，最近の国立成育医療研究センターのコホート研究結果でも同様に，新生児期からの保湿によってアトピー性皮膚炎の発症を予防しうることが報告された[5]．新生児期にはテストステロン分泌により皮脂量が豊富な部位があるものの，生後2か月になると停止しはじめることは周知のとおりである．生後2か月目に真冬（皮膚が非常に乾燥する季節）を迎える東京都の9〜11月生まれの乳児は，新生児期に分泌されていた皮脂が生後2か月になると極度に減るため，角層の乾燥が進み，強いバリア破壊が引き起こされる．その結果，アトピー性皮膚炎の発症につながるものと考えられる[3]．

*7
羊水内から出生して急に陸生の生活を始めるという環境変化がヒトに与える影響は多大であり，新生児期のスキンケアについて皮膚科医が研究していくことは，今後ますます必要とされていると思われる．

*8 痒疹
非常に慢性的に経過する，結節状でかゆみの強い皮膚疾患の総称である．

た[3]・*6．

- 1991年ころから新生児期のバリアとアトピー性皮膚炎発症の関連を示す根拠となる論文は散見されたが，2010年には米国皮膚科学会誌に，新生児期から保湿を開始したハイリスク家系（両親か，そのどちらかがアトピー性皮膚炎）20例は2年以上の経過において3例のみが発症しているというパイロットスタディーが報告されている[4]．
- 生後2か月から発症しやすいアトピー性皮膚炎について，出生後から発症までの1〜2か月間の保湿が，発症の予防や予後になんらかの効果をもたらすとする考えはたいへん興味深い*7．

虫刺されによる痒疹*8

- 日常的に高頻度にみられる小児の痒疹は，四肢（とくに下腿，前腕）の虫刺されに対する過敏反応によるものである．乳児にはまず生じないが，幼児期以降のアトピー体質の子どもによくみられる．病理組織学的に，真皮上層の血管周囲性に比較的境界明瞭な，好酸球を混ずる巣状のリンパ球浸潤を認める．
- 治療が遷延しやすいので，慢性の結節性痒疹に変化することが少なくなく，1年以上続いて本人や家族を悩ませる．
- もともとアトピー性皮膚炎の子どもは蚊刺にも敏感で，強い反応を示す傾向がある（初期はかゆがらない）が，症状の特徴は，虫の刺し口を頂点にもつ孤立した紅い膨疹〜紅い小結節（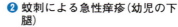）で，下腿に好発する．慢性期に至ると，❸のように褐色に変化し，固い充実性の小結節となる．機械的刺激，温熱などで突発的に激しい瘙痒を生じる．

治療
外用療法
- 急性期：strong〜very strongクラスの副腎皮質ステロイド軟膏かクリー

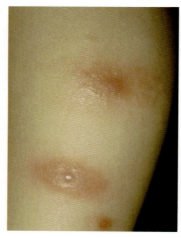

❷ 蚊刺による急性痒疹（幼児の下腿）

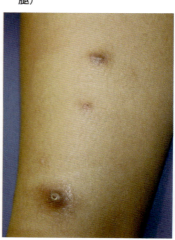

❸ 蚊刺による慢性痒疹（幼児の下腿）

ムを，患部からはみ出さないように，綿棒などを用いて塗布する．急性期の治療をきちんと行うことが，慢性化させないために大切である．アトピー性皮膚炎の子どもの蚊刺が長引くときには，初期治療から積極的に介入し，痒疹化を予防するとよい．
- **慢性期**：very strong クラスの副腎皮質ステロイド外用薬が必要である．ステロイドテープを患部からはみ出さないように貼付するか，凍結凝固療法も有効である．また，タクロリムス軟膏が有効な場合も少なくない．とくにステロイド外用薬長期使用により患部に多毛を生じている場合，あるいは瘙痒に対する効果が低い場合には，試みるべきである．

内服療法
- 急性期・慢性期にも，痒疹には外用療法だけというよりも，第2世代抗ヒスタミン薬内服を併用したほうが有効である．
- 急性期や亜急性期には，搔破から膿痂疹化する場合が少なくない．この場合には，抗菌薬の内服と外用を併用する．

スキンケア
- 局所は二次感染を招きやすいので，低刺激性の洗浄料を用いてよく洗浄してから外用薬を塗布する．患部の冷却により瘙痒感が抑制できる．
- 基礎にアトピー性皮膚炎がある小児は，周囲の皮膚の治療やスキンケアも同時に行うことが大切で，夜間の搔破を防ぐため包帯被覆を励行する．
- 保護者には，まず，しっかりとした治療を初期に行うことが重要なので，スキンケアや外用療法を細かく指導する．急性・亜急性期には慢性化しやすいので，初診だけではなく1，2週間後に再診してもらい経過観察したいことを伝える．慢性期には，辛抱強く，治療をきちんと継続するように話し，2週間に1回は定期的に受診を求める．

伝染性膿痂疹

- 伝染性膿痂疹は，いわゆる「とびひ」といわれるもので，表皮角層下の細菌感染症であり，黄色ブドウ球菌による水疱型膿痂疹（❹）と化膿性連鎖球菌による非水疱型膿痂疹（痂皮型膿痂疹）（❺）に分けられる．
- **水疱型膿痂疹**：初夏から初秋にかけてみられることが多く，虫さされ，外

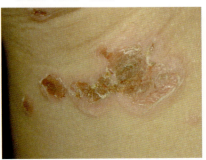

❹ 黄色ブドウ球菌を起因とする水疱型膿痂疹（幼児の腋窩）

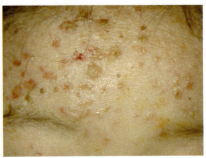

❺ 溶連菌を起因とする非水疱型膿痂疹（痂皮型膿痂疹）（幼児の前額部）

傷，湿疹局面から発症することが多く，基礎にアトピー体質のある子どもがほとんどで，2〜8歳に好発する．その後，皮疹は炎症性浮腫から水疱が形成され，それぞれ拡大・増大する．水疱は弛緩性で容易に破れてびらんになり，その辺縁に水疱が新生し，遠隔部位にも新生病変が広がり，掻破により指を介して他部位に拡大していく．自覚症状としては，最初子どもは痛がり，だんだんとかゆみに変わる．

- **非水疱型膿痂疹**：小水疱に始まり，膿疱，固着する滲出液，厚く堆積する痂皮へと進展する*9．鼻腔内，外耳道にも症状がみられることが多く，これらも一緒に外用治療しておくと，再発を予防できる．

*9 近年増加しているメチシリン耐性黄色ブドウ球菌による膿痂疹は遷延化しやすいが，臨床症状からは鑑別できない．

CRP：C-reactive protein
ASO：antistreptolysin O
ASK：antistreptokinase

診断
- 通常，臨床的に視診で診断しているが，本来は，水疱型膿痂疹では水疱液または表面の滲出液を，非水疱型膿痂疹では膿疱内容または痂皮の下のびらん面の滲出液を採取し，グラム染色や細菌培養を行う．溶連菌の場合には，血球検査，CRP，肝機能検査，ASOやASKなどの連鎖球菌関連の抗体検査も必要なことがある．
- 鑑別としては単純性疱疹やカポジ水痘様発疹症があるが，水疱内容のギムザ染色を行い，ウイルス性巨細胞の有無により鑑別可能である．

治療とスキンケア
- 細菌培養の結果から，感受性のある抗菌薬の全身投与を行えば5〜7日で治癒する．
- 培養結果が判明するまでは経験的な抗菌薬の投与が必要となるので，第1選択としてはペニシリン系薬剤とβラクタマーゼ阻害薬の合剤，ペネム系，新世代セフェムであり，次いでマクロライド系となる．
- 局所は消毒薬ではなく，石けんやボディーソープを用いて1日2〜3回，微温湯を流して洗い，感受性のある抗菌薬の外用薬を塗布する．
- 包帯被覆するよりは開放にしたほうが早期に治癒するが，集団生活や家族内感染を防ぐためには包帯被覆をし，1日2〜3回は患部の洗浄を行う．
- 最近の起因菌はほとんどゲンタマイシン耐性であり，注意が必要である．
- 治療が遷延したり再発を繰り返す場合は，細菌感受性検査にて抗菌薬を選択する．
- 連鎖球菌による膿痂疹では10〜14日内服投与する必要がある．

伝染性軟属腫

- 伝染性軟属腫ウイルスの皮膚感染による，いわゆる「みずいぼ」で，効果的な薬がないため，治療は「取るか」取らないで「放置するか」が，いつも論議されている．
- 2〜5歳の幼児に好発し，一般外来でみられる小児のウイルス性皮膚感染症のなかで，最も高頻度にみられる疾患の一つである．9歳以下の小児への伝染力が強く，集団生活を送る幼稚園や保育園児，あるいはきょうだい間で感染し合うが，やはりとびひと同様，バリア機能の弱いアトピー性皮膚炎児に発症しやすい．

- 個々の皮疹は非常に小さく最初は無症状なため，発見が遅れやすい．数日の間に多数に増殖して，徐々に瘙痒感を伴うようになると，患者は搔破するので，その段階になって初めて治療に訪れるか，あるいは保育園や幼稚園のプールが始まる前に治療に訪れる患者が非常に多い．
- 抗ウイルス薬およびワクチンともにない．一方で，血清抗体が発見されていることからも明らかなように，感染から1～2年で抗体を獲得し自然治癒する．

原因

- ヒトからヒトへ感染する伝染性軟属腫ウイルス（MCV）（ポックスウイルス群）が，皮膚表皮角化細胞に感染し，他のヒトの皮膚が接触することで伝播するとされるが，正確な潜伏期間や感染経路は不明である．伝染性軟属腫ウイルスは，MCV1・2・3・4型が報告されているが，1型の検出率が高い．

MCV：molluscum contagiosum virus

症状

- 皮膚に，初期は平均0.5～1mmの，触れると硬く，少しぴかぴか光沢がある常色から白色の小丘疹が多発する．初期は数個以下で自覚症状を欠き，みずいぼを見たことがない親はもちろん，医師側もよく注意して皮膚を診察していないと見逃すことがある．数日の間に数倍の個数に増殖し，何か月かの間に徐々に炎症を起こして瘙痒感を伴うようになる．
- 瘙痒感を伴う時期には，軟属腫の周囲に湿疹様変化を伴い，毛孔一致性の白い丘疹と乾燥が目立つようになる．これをモルスクム反応（molluscum reaction）とよぶ．個々の軟属腫も大きさを増して淡紅色を帯びたり，中央臍窩をもつようになる（❻）．
- 初発の好発部位は圧倒的に腋窩から側胸部が多いので（❼），アトピー性皮膚炎の子どもを診察するときは，腕を持ち上げて診察しておく習慣をつけるとよい*10．

*10
腋窩から側胸部のほか，背部，項部，前頸部，肘窩，膝窩，上下肢，殿部，肛門周囲，陰茎，陰嚢，顔面と全身どこにでも播種するが，掌蹠にはまずみられない．

検査所見

- 原因の特定に役立つ一般検査や特殊検査はない．ただし，特異な臨床像や異常な多発を示す例では，HIV感染，白血病などの免疫不全を伴う基礎

❻ 伝染性軟属腫の拡大：中央に臍窩をもつ

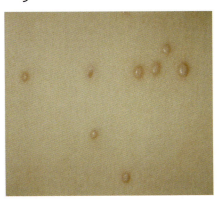

❼ 多発する伝染性軟属腫（幼児の腋窩，側胸部）

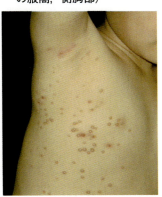

⑧ 保険適応外の治療

1. 角層を組織障害する物質を塗布して、やがて枯渇させることを目的とする方法
   ① 自家調製した20％ステリハイド®L液、10～20％グリコール酸液、40％硝酸銀溶液など、あるいは局方のイソジン液を患部に綿棒などで塗布．刺激性皮膚炎を起こすことに注意
   ② サリチル酸絆創膏（スピール膏®）を小さく貼付し2～3日固定
2. ビタミンD_3軟膏を病変部に塗って絆創膏で被覆
3. 漢方薬ヨクイニンエキス内服処方
4. 液体窒素療法

疾患の有無を検索する必要がある．
- 皮膚病理組織学的所見として、表皮は肥厚し、錯角化を伴う過角化がみられる．表皮内には、好酸性細胞質封入体を有する軟属腫小体（molluscum body）が、ぶどうの房状に認められる*11．

鑑別診断
- アトピー性皮膚炎の毛孔一致性丘疹、光沢苔癬、稗粒腫．孤立した皮疹が巨大化すると、孤発性の若年性黄色肉芽腫、ケラトアカントーマなどと鑑別が必要である．

治療
- 抗ウイルス薬が存在しないため、以下のような治療が行われている．

保険適応の治療
- 日本で健康保険が適用される治療は、軟属腫摘除術のみである．
  ▶ 軟属腫摘除術：睫毛摂子、トラコーマ摂子などを用いて、軟属腫を挟み、内容物を釣り上げて出す治療である．軟属腫は表皮内にあるため、比較的容易に内容物を取り出すことが可能であるが、疼痛、出血を伴うことが問題で、数が多くなればなるほど大変である．
  ▶ 疼痛を緩和させるため、リドカインテープ（ペンレス®）を貼付して局所麻酔をした後、上記の摘除を行う．リドカインテープを、患部と周囲の皮膚に1～2時間貼付すると疼痛が緩和される．

保険適応外の治療
- 適応外の治療を ⑧ に示す．

📖 外傷に対する湿潤療法

- 最近、保育の現場や家庭でも、けがの「ラップ療法」とか、「湿潤療法」などの言葉が浸透してきている．
- 以前は炎症期にガーゼを当てて滲出液を吸い取っていたが、湿潤療法では滲出液を傷の表面に1週間ほど十分貯留させて、創傷治癒を早めることを目的とする．
- 患者には ⑨ に示す利点がある．

乳幼児期への応用の問題点とその対策
- 小さい子どもに湿潤療法を応用する際には、⑩ に示す問題点があり、期待した結果が得られないことがある．

---

*11 これが、皮疹を摂子で挟むと中から出てくる粥状の白い内容物である．「摘除」はこの行為のことをいう．

創傷治癒過程
① 炎症期：傷の表面は、フィブリンが析出し痂皮を形成．血管壁から滲出液（白血球、貪食細胞、リンパ球、蛋白分解酵素などを含む）が出る．
② 増殖期：コラーゲン線維増殖と新生血管増生（肉芽組織）．
③ 成熟期：瘢痕形成．

⑨ 湿潤療法の利点
- 空気に触れないため痛みを感じない
- かさぶたをつくったときのかゆみがない
- ガーゼを交換する痛みがない
- 1週間後まで放置するので交換の手間がかからない
- 瘢痕をつくりにくく傷がきれいに治る

- 保育現場や家庭で行う場合，に示すことが生じやすいということを，あらかじめ園医が保育士や保護者に知らせ，清潔操作の基本や被覆材を貼るときの注意点，経過の予測などを知らせておけば，園や家庭でも応用が利く方法である．
- しかし，創傷は，初期治療が適切であるかどうかが予後を左右するので，園内で治療にふみ込みすぎるとトラブルのもととなるかもしれない．洗浄までにとどめて，あとは専門医や救急医療機関へ早期につれていくことが賢明であろう．

⑩ 保育現場や家庭で乳幼児に湿潤療法を行う際の問題点

- 洗浄，貼付する際の清潔操作が不十分あるいは不適切である．
- 消毒薬を閉鎖密封してしまう．
- 幼児は発汗量が多く被覆材が剥がれやすい．
- 幼児は，被覆材や固定するテープに接触皮膚炎を起こしやすい．

湿潤療法

ごく最近の治療のようにいわれているが，外国の医学史では非常に古くからある方法で，日本では1960年（昭和35年）から「ストーマ（stoma）」の周りや褥瘡（床ずれ）のケアに行われてきた．

2002年に厚生労働省が入院患者の褥瘡を「チーム医療」で治すようにと指導したため，いろいろな科の医師や看護師がこの治療に関わるようになり，だんだんと保育現場を含めて一般家庭でも外傷の手当てに応用されるようになったと考えられる．

保育現場では，白色ワセリンをラップで覆う方法や，市販のキズパワーパッド®が汎用されている．

文献

1) Lack G. Epidemiologic risks for food allergy. J Allergy Clin Immunol 2008；121：1331-6.
2) Furue M, et al. Clinical dose and adverse effects of topical steroids in daily management of atopic dermatitis. Br J Dermatol 2003；148：128-33.
3) 山本一哉，佐々木りか子．アトピー性皮膚炎と出生月―9月～11月出生児に高率．日本小児皮膚科学会誌 1990；9：163-5.
4) Simpson EL, et al. A pilot study of emollient therapy for the primary prevention or atopic dermatitis. J Am Acad Dermatol 2010；63：587-93.
5) Horimukai K, et al. Application of moisturizer to neonates prevents development of atopic dermatitis. J Allergy Clin Immunol 2014；134：824-30.

Question & Guidance

アトピー性皮膚炎

❓ 保護者からの Question

生後6か月の乳児ですが，3か月前からアトピー性皮膚炎と診断されています．なかなかよくならないので，小児科や皮膚科に4，5軒かかりましたが，行くたびに言われることが違います．ある先生からは，入浴のときに石けんは使ってはいけないと言われましたが，ある先生からは，使わないといけないと言われました．どうしたらよいのでしょうか？

❗ 医療者からの Guidance

- アトピー性皮膚炎の治療は，ステロイド外用薬，清潔，保湿が基本となる．皮膚を清潔に保つことは，バリア機能が低下している皮膚表面から症状を悪化させる物質や刺激物を取り除く効果がある．乳幼児の皮膚は遊びや食事の際についた汗，涙，唾液，食べかす，ダニ，土，砂などで汚れている．
- 汚れをきちんと落とし，清潔を保った皮膚にステロイド外用薬，保湿外用薬を塗らないと効果は上がらない．

> ✅ **医療者の確認事項**
> ☐ 入浴のときには弱酸性か低刺激性の石けんを使用していますか？
> ☐ 頭髪用シャンプーと皮膚用洗浄液を分けていますか？
> ☐ ガーゼ，ナイロンタオルなど刺激の強いもので洗っていませんか？

💗 医師としてのアドバイス例

- これは，とてもよくある質問です．答えから言いますと，アトピー性皮膚炎（AD）のお子さんの皮膚には，石けんを使わないよりは使ったほうがよい，ということになります．なぜなら，お湯や水だけでは落とせない汚れがあるからです．ADのスキンケアは，まず汚れを落とすことが大切で，石けんというアルカリ性の洗浄料よりも，1日1回（原則）弱酸性低刺激の洗浄料を使って洗うことをお勧めします．

  どんなものを使ったらよいかは，お医者さんからアトピー性皮膚炎の人を対象にした使用試験の論文にのっている製品を勧めてもらうか，市販しているベビー用製品の「低刺激性」かつ「弱酸性」のものを選べばよいと思います．できるだけ，全身用ではなく，頭は頭用，皮膚は皮膚用を，それぞれ使うと汚れがきちんと落とせます．

- 「液体の洗浄料は合成の界面活性剤を使っているから，湿疹の赤ちゃんには固形の石けん，とくに無添加の石けんなどのほうが肌に優しいのではないのですか？」という質問を受けることもよくあるので，これについても説明しておきましょう．

  まず，石けんも界面活性剤であることには変わりはなく，また，アルカリ性であるということと，石けんで洗った後の皮膚には，石けんカスとよばれる金属石けん（水道水中の金属イオンと石けんの成分が結合したもの）が残ってしまうことが大きな欠点です．また，よく洗い流しても，石けんは皮膚の角層に吸着して残りやすいため，洗った後の皮膚は2～3時間アルカリ性になることがわかっています．

- 本来，正常な人の皮膚は弱酸性ですが，ADの人の皮膚はアルカリ側に傾いていて，これが炎症を悪化させたり，病原菌の繁殖を促すことに関連しています．したがって，ADのお子さんのスキンケアとしては，弱酸性低刺激の洗浄料を使用して，できるかぎり皮膚の生理的機能を温存しながら，汚れをきちんと洗い流すようにすることが大切です．そして，その後すぐに保湿をすることも忘れないでください．

乳児湿疹

❓ 保護者からの Question

生後10か月の乳児です．生後2か月から皮膚に湿疹ができやすく，治療を受けてよくなってきましたが，口の周りの赤みがどうしてもとれません．お薬をつけると良くなりますが，保湿だけにするとすぐに赤くなって汁が出ることもあります．どうしたらよくなるでしょうか？

❗ 医療者からの Guidance

- 乳児湿疹とは，乳児期に発症する「湿疹反応」の総称であり，じくじく，ブツブツ，びらん，痒み，乾燥などを伴う乳児期の皮膚炎をさす．すなわち，乳児脂漏性皮膚炎およびアトピー性皮膚炎もその範疇に入ることになる．たとえ部分的に脂漏が多いとされる新生児期でも，乳児期の皮膚は大人よりも皮膚表面が乾燥していることがわかっており，バリア機能は脆弱で，皮膚の外側についた刺激因子によって免疫反応が引き起こされ，湿疹をきたしやすい．
- また，乳児湿疹をアトピー性皮膚炎と鑑別するには，①2か月以上つづく，②掻痒感が強い，③臨床的に全身の皮膚に特徴的な皮膚所見がみられれば，アトピー性皮膚炎を考える．いずれにしろスキンケアが最も重要な予防手段で，清潔と保湿が基本となる．

✅ 医療者の確認事項

- ☐ 3親等以内の親族のなかに，アトピー性皮膚炎，アレルギー性鼻炎，気管支喘息の方はいますか？
- ☐ よだれが顔についたときなどに，どのように対処していますか？

💗 医師としてのアドバイス例

- 乳児期の湿疹は，顔の症状が強いのが特徴で，赤ちゃんはかゆいので顔をお母さんの胸にこすりつけたり，自分の手で掻くため，汁が出てジクジクしています．汁が出るのは急性湿疹の特徴で，細菌感染ではありません．
- 湿疹というのは，かゆみの強い赤いブツブツや平らな赤み，乾燥，びらん，かさぶたなどが入り混じった皮膚炎のことで，湿疹の原因は，皮膚の外側からものがついて起こります．
- 子どもの皮膚は，大人より厚さが薄く，皮膚の表面（いちばん外側の角層）の水分量は，大人より少ないのです．一見すべすべに見える赤ちゃんの皮膚も，実は大人より表面は乾燥しています．乾燥しているということは，すなわち「荒れている」状態なので，皮膚の外側についたものが侵入しやすくなります．侵入したものを，からだは異物として認識して免疫反応を起こし，これが湿疹（皮膚炎）になります．
- 赤ちゃんの口の周りの湿疹の原因は，ひっきりなしに流れ出る唾液と，母乳・ミルク・食物などがくっつきやすいことだと考えてください．お薬を塗れば炎症はとれますが，その後の予防のスキンケアができていないために繰り返すのです．
- これらのものがついたら速やかにお湯か水で絞った柔らかいタオルで優しくぬぐい，そのたびに必ず保湿を忘れずにします．ガーゼは摩擦力があるので拭き取る布には向きません．その後に塗る保湿剤としては，白色ワセリンがよいと思います．白色ワセリンは撥水作用をもつので，拭いた途端に出てくる唾液をはじく作用があるからです．口囲につく唾液が減る1.5～2歳には，湿疹もよくなります．

母乳育児と服薬

石和 俊 | 石和こどもクリニック

母乳育児への支援

- 妊産婦の多くは母乳育児を望んいて，小児科医は母乳育児の利点を妊産婦や医療関係者にも広く啓発することが求められている[*1]．また小児科医は日常診療の場において服薬と授乳の安全性について質問される機会も多く，科学的に安全性を判断して母乳育児を継続できるように授乳婦を支援することも大切である．

- 日本小児科学会では，2007年に栄養委員会が母乳育児に関する基本的知識を「若手小児科医に伝えたい母乳の話」[3]にまとめており，また2011年には日本小児科学会栄養委員会と新生児委員会が，小児科医が診療・健診・育児相談・地域活動などさまざまな場面において母乳育児推進を実践するための指針，母乳推進プロジェクト報告[4]を行っている．

- 母親の疾病（悪性腫瘍，HIV・HTLV-I感染など）や限られた薬ではあるが，服薬によって母乳育児を回避・中断せざるをえない場合もあり，このような母親や家族への精神的支援も心がけたい．

母乳育児と服薬の安全性評価の現状

- 授乳をしているために診療や投薬を断られた授乳婦や，授乳への安全性が高い薬であっても服薬や授乳を中止した授乳婦は日常診療で多く経験される．これは，授乳婦が不安感から自己判断で服薬を中止した場合や，また医師や薬剤師が科学的な安全性の判断を行わずに指導したことが大きな原因となっている．

- 医師から科学的な安全性の判断に基づいて薬の処方を受けても，薬剤師から医薬品添付文書に基づいて授乳中止の指導を受ければ授乳婦は大きな不安にかられることとなる[*2]．このように，ある薬に対して医師・薬剤師・医療関係者間で授乳への安全性の判断が異なると，授乳婦に大きな不安をもたらす結果となる．われわれ医療関係者の安全性に対する判断の混乱は，そのまま授乳婦への不安増大の大きな要因となっている．

- 愛知県では平成18年度から妊娠・授乳中の薬剤投与に関する相談ネットワーク構築の取り組みが行われており，妊娠・授乳期の母親，医療関係者を対象としたアンケート調査の結果が報告されている[5]．それによると，妊娠・授乳期での服薬に不安を経験した母親はアンケート回答者の半数を超え（52％），またその多く（68％）は医師に安全性の相談を行っていた[5]．一方，小児科医を対象とアンケート調査では，授乳と薬の相談件数は1

[*1] 母乳育児を推進するために米国小児科学会（AAP）は1997年[1]と2005年[2]に母乳推進の声明を発表し，診療の場のみならず，それぞれの地域においても母乳推進に小児科医がリーダーシップをとることを求めている．

AAP : American Academy of Pediatrics

HIV : human immunodeficiency virus

HTLV : human T-cell leukemia virus

[*2] 授乳の科学的な安全性評価は医薬品添付文書からは得られず，書籍，インターネット情報を参考にする必要がある．

医療機関あたり年間20件程度が最も多く，安全性の判断を行った情報源は74％が医薬品添付文書で，書籍は18％と少なかった．同じく薬剤師への調査でも，安全性の情報源は医薬品添付文書が最も多かったと報告されている[5]．

- このように多くの医療関係者が医薬品添付文書から安全性情報を入手し，判断を行っているのが現状であろう．

医薬品添付文書での評価

- 医薬品添付文書は薬事法に基づく公的な資料であり，現在では医療関係者のみならず一般の人もインターネットで容易に入手可能である．しかし，現在の医薬品添付文書からは薬と授乳の科学的な安全性の情報を入手することはできず，このことが混乱の一因となっているともいえよう．
- 1997年に厚生省が「医療用医薬品添付文書の記載要項」(❶)を通知(薬発第606号)しており，それに従って添付文書が記載されている．医薬品添付文書では「使用上の注意」で，「妊婦，産婦，授乳婦等への投与」の項目が設けられているが，この「妊婦，産婦，授乳婦等への投与」項目の記載要項も示されており，授乳に関しては「薬物がヒトの乳汁中に移行し，乳児に対し有害作用を起こすとのデータがある場合」と「動物実験で乳汁中に移行するとのデータがある場合」があれば，「投与しないこと」「授乳を避けること」「授乳を中止させること」等の措置をとるように記載されている．
- 医薬品添付文書の記載要項からしても，薬剤の乳汁移行だけを根拠として「授乳禁」としている医薬品添付文書がわが国では多いことが推察される*3．

❶ 医療用医薬品添付文書の記載要項（平成9年厚生省 薬発第606号）

妊婦，産婦，授乳婦等への投与に関する表現方法

A （データ）
8. 薬物がヒトの乳汁に移行し，乳児に対し有害作用を起こすとのデータがある場合
9. 動物実験で乳汁中に移行するとのデータがある場合
↓
B （理由）
8. ヒト母乳中へ移行する（移行し○○を起こす）ことがあるので
9. 動物実験で乳汁中に移行することが報告されているので
↓
C （注意対象期間）
5. 授乳中の婦人には
↓
D （措置）
1. 投与しないこと
2. 投与しないことが望ましい
3. 治療上の有益性が危険を上回ると判断される場合にのみ投与すること
4. 減量又は休薬すること
5. 大量投与を避けること
6. 長期投与を避けること
7. 本剤投与中は授乳を避けさせること

*3 大分県「母乳と薬剤」研究会による『母乳とくすりハンドブック・改訂版』では日常診療でよく処方される680品目の薬剤が記載され，うち458品目(67％)の医薬品添付文書では「授乳中止」と，また20品目(3％)は「治療上の有益性が危険を上回ると判断される場合にのみ投与」と記載されている．

- 2007年に厚生労働省が通知した「授乳と離乳の支援ガイド」では，「薬の使用による母乳への影響については科学的根拠に基づき判断の上，支援を行う」とされている．科学的根拠に基づく安全性判断を，医薬品添付文書ではなく，他の書籍などから入手することが必要である．

母乳育児と服薬の安全性の科学的評価のために

薬剤の乳汁中移行に影響する因子と指標

- 薬剤の乳汁中移行を評価する場合の薬剤の因子と指標を ❷ にまとめる．
- **分子量（MW）**：低分子量（＜200）の薬剤は乳房の上皮細胞壁の細孔をくぐりぬけることで容易に母乳中へ移行し，分子量（MW）が小さいほど母乳への移行性が増加する．高分子量の薬剤は細胞の脂質膜に溶解して膜内を通過しなければ母乳中へは移行せず，母乳中の濃度は低下する．
- **蛋白結合率（PB）**：血液中の薬剤は血漿アルブミンなどの蛋白質と結合し，蛋白結合率（PB）が高い薬剤は母乳コンパートメントへの侵入が困難となる．蛋白結合率が高いほど母乳移行の可能性は低くなる．
- **最大血漿中濃度到達時間（T_{max}）**[*4]：薬剤は血漿中濃度に応じて母乳へ移行するため，薬剤濃度が高い間の授乳を避けることができる．
- **消失半減期（$T_{1/2}$）**[*5]：短い（1～3時間）ほうが好ましく，薬剤の影響を避けながら授乳可能か判断を行う．
- **経口バイオアベイラビリティ（生体利用率）**[*6]：生体利用率の低い薬剤は母乳への影響が少ない．
- **M/P 比**[*7]：M/P 比が低い（＜1）場合は母乳へ移行する薬剤が少ないことを示している．M/P 比が高い場合でも血漿濃度が低い場合には母乳へ移行する薬剤の絶対量は少なく，授乳可能と判断されることもある．M/P 比のみで薬剤の授乳への安全性の判断を行うことは困難である．
- **相対的乳児投与量（RID）**[*8]：薬剤が用量依存性に作用を発現する場合には薬理学的に効果が発現する薬剤量の1/10以下であれば薬理学的効果はなく，副反応も生じることがない．よって，RID が10%以下であれば授乳

MW: molecular weight

PB: protein binding

[*4] **最大血漿中濃度到達時間（T_{max}）**
薬剤の投与から血漿中で最大濃度に達するまでの時間．

[*5] **消失半減期**
血漿中の薬剤が半減するまでの時間．

[*6] **経口バイオアベイラビリティ（生体利用率）**
経口投与後の薬剤が消化管での吸収や肝臓での代謝によって影響を受け体循環に到達する指標である．

[*7] **M/P 比**
母乳中の薬剤濃度（M）と母体血漿中の薬剤濃度（P）の比で，母乳への薬剤移行の指標として用いられる．

[*8] **相対的乳児投与量（RID）**
母乳を介して児が摂取した薬剤量が実際の児への治療量のどの程度に相当するのかパーセント指標として算出される．児への治療量が不明の薬剤に関しては，母親の体重あたりの治療量（mg/kg/日）を代用する．

RID: relative infant dose

❷ 薬剤の乳汁中移行へ影響する因子と指標

因子	1. MW（分子量）：分子量が低い（＜200）ほど移行しやすい 2. PB（蛋白結合率）：蛋白結合率が高い（＞90%）ほど移行しにくい 3. T_{max}（最大血漿中濃度到達時間）：ピークに達する時間は授乳を避ける 4. $T_{1/2}$（消失半減期）：半減期が短い（1～3時間）ほうが好ましい 5. 経口バイオアベイラビリティ（oral bioavailability）：薬剤が体循環に到達する能力 6. pKa：イオン性と非イオン性が同等のときのpHで，より低いpKaが望ましい 7. Vd（volume of distribution；分布容量）：体内分布の指標
指標	8. M/P（母乳／血漿比）：比率が低い（＜1）ほうが好ましい 9. RID（相対的乳児投与量）：10%以下であれば安全に投与可能 $$RID = \frac{乳児が母乳を介して摂取した薬剤量（mg/kg/日）}{乳児の治療量（mg/kg/日）} \times 100\%$$

は安全と判断される．乳汁中薬剤濃度の測定値から最高濃度を使用してRIDを算出するため，実際より高く見積もった値となる．

母乳育児と服薬の参考資料

- 薬剤と授乳に関する科学的根拠に基づく安全性判断を記載した書籍・インターネットサイトを ❸ にまとめる．
- 日本語書籍では，2010年に伊藤真也先生（トロント小児病院）と村島温子先生（国立成育医療研究センター）による『薬物治療コンサルテーション 妊娠と授乳』[6]が発刊され，1,468品目の薬剤と安全性情報が文献とともに詳述されており，妊娠・授乳期処方の中心的な情報源となるであろう．
- 米国では，妊娠と授乳を記載したBriggsの教科書[7]，授乳を記載したHaleのハンドブック[8]がある．
  ▶ Briggsの教科書には1,198品目の薬剤が記載され，授乳への安全性の検討では62％が安全，27％が注意，11％が禁忌とされている．
  ▶ Haleのハンドブックは2年ごとに改訂されて16版を重ね，薬剤の半減期・分子量・蛋白結合率・M/P比などの情報と5段階の安全性のリスク分類が薬物ごとに記載されている．1,222品目の薬剤が検討され，82％が安全，12％が危険，6％が禁忌とされている．
- インターネットでは米国の国立衛生研究所（NIH）の一部門である国立医学図書館（NLM）がTOXNET（Toxicology data network）とよばれるデータベースを運営しており，このなかに授乳と服薬の安全性情報のデータベース

NIH：National Institutes of Health

NLM：National Library of Medicine

❸ 授乳と薬の参考文献

書籍

1. 伊藤真也，村島温子．薬物治療コンサルテーション 妊娠と授乳．東京：南山堂；2010．
2. 水野克己．母乳とくすり―あなたの疑問解決します．東京：南山堂；2009．
3. 菅原和信，豊口禎子．薬剤の母乳への移行．東京：南山堂；2008．
4. 大分県地域保健協議会・大分県「母乳と薬剤」研究会．母乳とくすりハンドブック改訂版．2013．
5. Hale TW. Medications and Mother's Milk. 16th ed. Hale Publishing；2014.
6. Briggs GG, et al. Drugs in Pregnancy and Lactation. 9th ed. Lippincott Williams & Wilkins；2011.

インターネット情報

1. 国立成育医療研究センター．妊娠と薬情報センター「授乳と薬のご相談について」．
   http://www.ncchd.go.jp/kusuri/junyuu.html
2. あいち小児保健医療総合センター．妊娠・授乳と薬 対応基本手引き（改訂2版）．2012年12月改訂．
   http://www.achmc.pref.aichi.jp/sector/hoken/information/pdf/drugtaioutebikikaitei%20.pdf
3. TOXINET（NLM/NIH）. Drugs and Lactation Database（LactMed）.
   http://toxinet.nlm.nih.gov/cgi-bin/sis/htmlgen?LACT
4. National Health Service（UK）. UK Drugs in Lactation Advisory Service.
   http://www.ukmicentral.nhs.uk/drugpreg/guide.htm

*9
LactMed
薬剤ごとに，要約，薬物濃度，授乳した児への影響，母乳分泌への影響，他の薬剤への変更，文献を参照することができる．

- の LactMed*9 があり，最新の情報が入手可能である．
- AAP が 2001 年に発表した母乳と薬のリスク評価は 2010 年に失効し，AAP も LactMed を参考にすることを推奨している[9]．

地域全体としての取り組みの重要性

- 現状では，多くの医師のみならず薬剤師も服薬と授乳の可否の判断情報を科学的な根拠のない医薬品添付文書に求めていることが，授乳婦へ大きな不利益と不安を与えている．
- 地域全体の医療関係者間で授乳と服薬の安全性に関する共通認識を普及させることがこの混乱の最も有効な解決策となると思われ，そのためには簡単に参照できるハンドブックを地域全体に普及させて利用を促すことが最も有効な手段と考えられる．

大分県と愛知県での取り組み

　大分県では小児科医会・産婦人科医会・薬剤師会が協力して安全性の手引きとなる『母乳とくすりハンドブック』を 2010 年に初版，2013 年に改訂版を作成し，県内すべての医療機関，調剤薬局，歯科医療機関，保健師に配布して，授乳と服薬の安全性に関する共通認識の普及に取り組んでいる．
　愛知県薬剤師会でも，2012 年度に『「妊娠と授乳と薬」対応基本手引き』（改訂第 2 版）が作成され広報が行われ，地域全体としての取り組みが行われている．

POINT

母乳育児の重要性を熟知した小児科医が，健診や一般診療の場のみならず地域のなかでも母乳育児を推進し，授乳と薬剤の安全性に関する共通認識を普及させることにもリーダーシップをとることが求められている．

文献

1) American Academy of Pediatrics. Work Group on Breastfeeding. Breastfeeding and the use of human milk. Pediatrics 1997；100：1035-9.
2) Gartner LM, et al. Breastfeeding and the use of human milk. Pediatrics 2005；115：496-506.
3) 日本小児科学会栄養委員会．若手小児科医に伝えたい母乳の話．日児誌 2007；111：922-41.
4) 日本小児科学会栄養委員会．新生児委員会による母乳推進プロジェクト報告．日児誌 2011；115：1363-89.
5) 五十里明．平成 18 年度地域保健総合推進事業—妊婦・授乳婦の医薬品適正使用ネットワーク構築に関する研究．2007．
http://www.achmc.pref.aichi.jp/sector/hoken/information/pdf/drugnetwork2006.pdf
6) 伊藤真也，村島温子編．薬物治療コンサルテーション　妊娠と授乳．東京：南山堂；2010.
7) Briggs GG, et al. Drugs in Pregnancy and Lactation. 9th ed. Lippincott Williams & Wilkins；2011.
8) Hale TW. Medication and Mother's Milk. 16th ed. Hale Publishing；2014.
9) Sachs HC；Committee On Drugs. The transfer of drugs and therapeutics into human breast milk：an update on selected topics. Pediatrics 2013；132：796-809.

Question & Guidance

母乳育児と服薬

❓ 保護者からの Question

　生後4か月の児を母乳で育てています．私が咽頭痛のために，かかりつけの小児科に相談したところ，授乳しても大丈夫とクラリスロマイシンの処方を受けました．ところが薬局では薬の添付文書から授乳は避けたほうがよいと説明を受けました．本当に薬を服用して授乳しても大丈夫なのでしょうか？　それとも授乳中は薬の服用はせずにがまんしたほうがよいのでしょうか？

❗ 医療者からの Guidance

- 頻用される例として，❹にクラリスロマイシン（CAM）の授乳への安全性評価をまとめた．
- CAM の分子量は748と200以上で，蛋白結合率も40〜70％で，乳汁への薬剤の移行が考慮される．
- 医薬品添付文書では「ヒト母乳中に移行することが報告されているので，授乳中の婦人には本剤投与中は授乳を避けること」と記載されている．
- Hele のハンドブックと LactMed ともに，12名の授乳婦を対象として血中・乳汁中濃度測定を行った1993年の文献が引用されている．そのなかで CAM の最高乳汁中濃度が内服2.2時間後に 0.85 mg/L（血中濃度の25％）と報告され，RID は 1〜2.1％以下と推定され，授乳可とされている．

❹ クラリスロマイシン（CAM）の授乳への安全性評価

因子

MW（分子量）	PB（蛋白結合率）	T_{max}（最大血漿中濃度到達時間）	$T_{1/2}$（消失半減期）	Oral（経口バイオアベイラビリティ）	pKa	Vd（分布容量）
748	40〜70％	1.7時間	5〜7時間	50％	13	3.0〜4.0

指標

M/P 比（母乳/血漿比）	RID（相対的乳児投与量）
>1	1〜2.1％

安全性評価

添付文書	「妊娠と授乳」伊藤・村島編	Hale	Briggs	LactMed	大分県「母乳と薬剤」研究会
禁授乳	安全	L1 Safest	No Human Date-Probably Compatible	acceptable in nursing mothers	◎

💗 医療者としてのアドバイス例

- 授乳していることを理由に受診を諦めること，病気の症状をがまんすることは避けましょう．お母さんの病気の回復が遅れれば赤ちゃんにも悪い影響が心配されることにもつながります．
- 母乳は血液からつくられるので，多くの薬はある程度母乳へ移行します．しかし，その量は微量で赤ちゃんへの影響はないと判断されることが多く，薬の授乳への安全性は高いと考えられています．
- 一般の方もインターネットでも薬の添付文書をみることができますが，安全性に関する項目のなかに授乳についての注意点が記載されています．ヒトや動物で薬が乳汁中へ移行したとの報告があれば，その量や赤ちゃんへの安全性への影響を科学的に評価することなく，授乳を避けるようにと添付文書では記載されています．添付文書からは薬と授乳の安全性の判断は行えないので，必ず，医師にご相談ください．

知恵の実

保護者のレジリエンスに有効な HP

　国立精神・神経医療研究センター精神保健研究所には，下記のようなサイトがあり，情報を発信しています．このような資料を用いて，支援を必要としている親子とじっくり時間をとって話してみるのも大切だと思います．
http://www.ncnp.go.jp/nimh/jidou/research/research.html#03

◎ 0 歳後半から 3 歳代にお子さんの人と関わる力やコミュニケーションの力がどのように芽生えていくかを見守っていただくためのリーフレット
1 歳を迎えるお子さんをもつ保護者の方へ
http://www.ncnp.go.jp/nimh/jidou/research/elearning9.pdf
1 歳半児対象：見て見て 1 歳 6 か月児〜子どもの心と体を育てよう〜
http://www.ncnp.go.jp/nimh/jidou/research/elearning10.pdf
2 歳児対象：イヤイヤ 2 歳児〜子どもの心と体を育てよう〜
http://www.ncnp.go.jp/nimh/jidou/research/elearning11.pdf
3 歳児対象：わんぱく 3 歳児〜子どもの心と体を育てよう〜
http://www.ncnp.go.jp/nimh/jidou/research/elearning12.pdf

◎ 1 歳半〜2 歳半の子どもをもつ保護者の方へ
ペアレンティング：環境づくりのコツ
http://www.ncnp.go.jp/nimh/jidou/research/elearning5.pdf
ペアレンティング：声かけのコツ
http://www.ncnp.go.jp/nimh/jidou/research/elearning6.pdf
ペアレンティング：子どもとの遊びを楽しむコツ
http://www.ncnp.go.jp/nimh/jidou/research/elearning7.pdf
ペアレンティング：子どもの意欲を育むコツ
http://www.ncnp.go.jp/nimh/jidou/research/elearning8.pdf

向田隆通（むかいだ小児科・キッズハウス）

配慮を要する子どもたち

低出生体重児, 疾病をもって生まれた児

配慮を要する子どもたち

江原伯陽｜エバラこどもクリニック

NICU：neonatal intensive care unit

- 周産期医療の発展により，従来生存不可能といわれていた1,000g未満の超低出生体重児までが生存可能となり，NICUでの長期入院中，さらに退院後の在宅医療においても，中核病院と地域小児医療を担うかかりつけ医との連携が必要になってきた．そのため，たとえ地域で開業している小児科医であっても，これらハイリスク新生児およびその家族と診療を通じて接触する機会が増えてきた．しかし，これらの児はさまざまな合併症を抱えていることが多く，NICUから退院の後，地域で生活していくためには，かかりつけ医となった小児科医は身体的な疾患について深く理解したうえで診療するだけでなく，精神的な問題や福祉に関する手続きに奔走する家族にも配慮しなければならない．
- 現在地域で開業している新生児科医を経験した小児科医が，2007年7〜9月の3か月間にNICUから退院した児62人を診察した疾患分布を❶に示す．
- 出生体重1,500g未満の極低出生体重児は外来で診療するNICU退院児全体の40％であり，この子たちの多くはNICUを有する病院で診療を継続しているため，かかりつけ医の外来では特別の療育をしていないものの，可能な限りの成育支援が行われている[1]．

極低出生体重児に起こりやすい疾患

脳室内出血（IVH）

IVH：intraventricular hemorrhage

- 早産児に起こる病態であり，その発症は児の神経学的な予後に大きな影響を与えるため，発症予防は周産期医療における重要な課題である．

❶ 3か月間外来に通院していたNICU退院児62人の背景

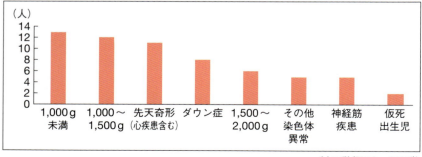

（小口弘毅ほか．2013[1]）

❷ IVH 発生率（%）

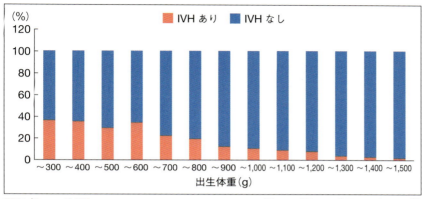

2011 年, n＝5,030　　　　　　　　　　　　　　　（Neonatal Research Network Japan[2]）

- IVH の発症には，早産児に特有な解剖学的特徴（脳室上衣下胚層の存在：在胎 34 週以降には消失する）が関連している[*1]．
- 190 の NICU と 5,299 人の極低出生体重児のデータベースを有する Neonatal Research Network Japan の 2011 年の統計では，出生体重ごとの発症率は ❷ のとおりである[2]．
- 神経学的予後の悪化は，脳室周囲における出血性梗塞の合併と出血後水頭症に大きく左右される．発症時期は，生後 24 時間以内が 50％，日齢 2 が 25％，日齢 3 が 15％ と，生後 72 時間に多く，ベッドサイドでの経時的な超音波検査が有用である[*2]．

合併症

- 出血後水頭症：出血塊による閉塞機転，慢性くも膜炎による髄液の吸収障害などの髄液循環動態の障害により，10〜15％ に頭蓋内圧亢進症状を伴う脳室拡大（水頭症）を認め，Grade Ⅱ 以上では，のちに 25％ に進行性の脳室拡大を認め，その 40％ は急速に進行する出血後水頭症に移行する．多くは一過性であるが，出血後脳室拡大の 5〜10％ に VP シャントが必要となる．

予後

- 出血の程度が強いほど，脳実質への波及があるほど，とりわけ Grade Ⅲ 以上では生命予後不良である．出血後水頭症の合併症ほど高く，脳実質病変を伴う重症例は痙性麻痺，知的障害の合併率が高い（❸）．

❸ Volpe の分類（死亡率と合併症の頻度）

重症度分類	出血範囲	死亡率（%）	出血後水頭症発症（%）	神経学的後遺症（%）
Grade Ⅰ	脳室上衣下出血のみ	5	5	5
Grade Ⅱ	脳室内出血が内腔の 10〜50％	10	20	15
Grade Ⅲ	脳室内出血が内腔の 50％ 以上	20	55	35
Grade Ⅳ	脳実質内出血（出血性梗塞）	50	80	90

（Volpe JJ. Neurology of the Newborn. 4th ed. Saunders ; 2001）

[*1] 分娩時や呼吸障害による頭蓋内圧の変化，動脈管の存在などによる静脈圧の上昇，子宮内感染に伴う血管内皮の障害や凝固能の亢進などが複雑に絡み合っている．

[*2] わが国では出生体重 1,500 g 以下の極低出生体重児での IVH の頻度は 13％ で，そのうち半数（7％）は重症 IVH（Grade Ⅲ または Ⅳ）であった（新生児リサーチネットワーク，2006 年）．

VP：ventriculo-peritoneal

PVL：periventricular leukomalacia

ASD：autism spectrum disorder

LD：learning disability

ADHD：attention deficit hyperactivity disorder

ID：intellectual disability

IQ：intelligence quotient

MD：mental deficiency

＊3
HF（高機能）ASD，LD，ADHD相互の重複が大きいのが特徴で，HFASDは全員LS，約70％がADHDを併存していた．LDでは「計算する」あるいは「推論する」能力の問題，ADHDでは「不注意」がとくに多かった．LDIの尺度別では学習面でのつまずきは「計算する」「推論する」に，次いで「書く」能力に多くみられた．ASDの症状別では，「視線が合わなかった」「他の子に興味がなかった」「地名や駅名など特定のテーマに関する知識獲得に没頭する」というエピソードの出現率はELBW児に低く，ELBW児のASDでは，社会的相互作用における質的以上の症状がやや軽かった．金澤は以上を「早期産活動表現型」としている[4]．

LDI：learning disability index

ELBW：extremely low birth weight

＊4
ASDは家庭支援を行うことが発達予後の改善のうえでも重要であり，その観点から，少人数・短期間のASDに特化したペアレントトレーニング（PTSS）を開発し，それによって養育者の自信度が高まり，子どもの問題行動が減少するなどの有効性を証明している．さらに，ASDの中核症状に対して，世界で初めてオキシトシンの点鼻薬をASDの10～15歳の子ども8人に長期間投与し，社会的双方向性に改善を認めている[5]．

PTSS：parent training of small groups and shorter schedules

脳室周囲白質軟化症（PVL）

● 早産児のみに発症する虚血性疾患（在胎34週未満の早産低出生体重児の5％）であり，その原因としては，脳の虚血が主な原因であることが知られてきているが，最近では感染による影響も重視されてきており，症例によってはこの2つの因子が重畳することによって発症するものと考えられる．

● 脳虚血については，在胎34週未満の早産低出生体重児では，側脳室周囲白質は代謝率も低く，動脈系の発達が未熟であることが知られている．このため，全身血圧の低下が生じた際に，この部位が特異的に虚血をきたしやすいものと考えられる．34週を過ぎてくると，脳室周囲大脳白質には，脳室や脳底部からの動脈系が発達してきて，虚血を生じにくくなるためにPVLの発症はまれである．

● 感染としては，絨毛羊膜炎，臍帯炎などの子宮内感染や，新生児期の敗血症などとの関連が疫学的にも示唆されている．左右対称性に発症した場合，ほぼ100％の確率で，後に下肢を中心とした（脳性）麻痺を発症するが，障害の程度はさまざまであり，麻痺以外にも後に立体像把握の不足などのさまざまな症状を呈する．

脳性麻痺の早期徴候と発達経過

● 脳性麻痺児においては，姿勢保持の障害，筋緊張亢進，生活リズムの障害，呼吸障害，摂食障害，上部消化管障害（るいそうによる上腸間膜動脈症候群），知的障害，てんかんなどがみられ，そのためQOLの低下，育児困難，育児障害ないし心理発達障害がみられる．

● 適切な医療・療育の対応，さらに生活，育児，発達への援助が必要である．外来においては個別リハビリテーション，通園・デイサービス，母子入園，ショートステイや訪問支援などを，多職種との連携のもとにコーディネートすべきである[3]．

発達と知的な遅れ

● 金澤らは，1990年から20年以上，約500人の出生体重1,000ｇ未満の超低出生体重児の長期予後を調べてきた[4]．そのうち，これら児の行動や学習問題について，対象児平均年齢8歳173人（平均出生体重730±154ｇ，平均在胎週数26.5±2.3週）を分類した結果，自閉症スペクトラム障害（ASD）は13.3％，学習障害（LD）は23.7％，注意欠陥多動性障害（ADHD）は19.7％，他に知的障害（ID）と境界知能（IQ＜80）を合わせた精神遅滞（MD）は21.4％であった[*3]．

● 谷池らによれば，ASDは全出生の1.47％を占め，男児42人に1人，女児182人に1人となり，男女比は4.5：1で，ここ数年でも有病率は増加している．また，早期介入が発達の軌跡を改善させること，逆に家庭内の問題が発達の軌跡を増悪させることがあるとしている[5]・[*4]・[*5]．

感染症

● 胎児・新生児感染症の主な疾患とその頻度は ❹[6] のとおりである．

❹ 胎児・新生児感染症の主な疾患とその頻度

疾患名	10万出生あたりの推定発症数 （2006〜2008年）
先天性CMV感染症	9.5
HBV母子感染	5.2
HCV母子感染	3.6
新生児ヘルペス	2.6
先天性梅毒	1.7
先天性トキソプラズマ症	1.1
先天性パルボウイルスB19感染	0.75
HTLV-I母子感染	0.54
先天性風疹症候群	0.34
HIV母子感染	0.14

（木村宏．2014[6]）

*5
発達評価については，日本では新版K式検査を用いるが，欧米ではBayley Scale 3を用いているので，比較が困難であるが，日本のデータを海外の論文で発表する際も新版K式検査で通している．なお，知的評価については，WISC Ⅲ あるいはⅣを用いている．

WISC：Wechsler intelligence scale for children

先天性サイトメガロウイルス（CMV）感染症

- 従来，わが国では乳幼児期にほとんどがCMVの初感染を受けていた．CMVは一度感染すると免疫ができ，妊娠時に再感染しても胎児に影響することはない．しかし，近年CMVの免疫をもたない妊婦の数が増えており，妊娠可能年齢の女性におけるCMV抗体保有率は，30年前は90%を超えていたが，今では70%以下まで減少しているといわれている．免疫のない妊婦にCMVの初感染または再活性化を認めた場合，ウイルスが胎児に感染しうることが報告されている．とくに初感染の場合はその可能性が高いことが知られている．

- 感染した胎児には，中枢神経障害や視覚・聴覚障害などが生じることがあるが，症状も障害の程度もさまざまである．感染しても何も症状がないことが多いことが知られている*6．しかし，出生時に異常がなくても成長するにつれて症状が出てくる場合（遅発性障害）もある．最も問題なのは，言語形成前に発症する進行性の不可逆性の難聴である．

- 先天性CMV感染症はTORCH症候群の一つとして重要であり，トキソプラズマ，風疹，単純ヘルペスウイルスなどとともに，妊婦健診において早期の対応ができるような体制づくりが望まれる[7]．しかし，CMV感染症のスクリーニングは血中CMV-DNAでは不十分で，尿中CMV-DNAを用いるべきである*7．

CMV：cytomegalovirus

*6
症状がみられるのは感染児の10〜30%．

TORCH：toxoplasmosis, other infections, rubella, cytomegalovirus infection, and herpes simplex

*7
近年，尿CMVスクリーニング検査によりABR異常を伴う先天性CMV感染症と診断した症例に対し，抗ウイルス薬であるバルガンシクロビル（VGCV）の経口投与により，聴力予後の改善の可能性を示唆した報告がある[8]．

ABR：auditory brainstem response

📋 NICUを有する病院での支援

ケアマネジャーに代わる医療ソーシャルワーカー（MSW）の重要性

- ハイリスク児新生児とその家族に生活課題が発生し，支援が必要となる状況とはどういうものであろうか．宮崎らは，超低出生体重児，未熟児網膜症，双子，全前脳胞症，慢性肺疾患，染色体異常，水頭症などを有する10例について分析したところ，これらの児と家族が抱える社会的困難さについて，病院におけるソーシャルワーカーの絶対数の不足を指摘してい

MSW：medical social worker

- さらに，周産期における患者・家族の支援は，その抱えている問題の複雑さにより，医療制度の充実のみならず，地域福祉施策との連携と施策の充実が必要であるため，1職種だけでできるものではない．医療チーム全体のスキルアップにより周産期・新生児分野の医療の発展が期待できる．質の高い連携を実現することこそ発展につながることであり，そのためにも，専門職どうしの専門性を理解し，コミュニケーションの充実を図り，専門性を認め合った連携が今以上に必要であるとしている[9]．
- ハイリスク新生児へのソーシャルワークにおいては，新生児期の集中治療のための入院中はもちろんのこと，退院後も長期的な支援を行い，生活面での問題が発生した場合，その時々の状況を的確にアセスメントする．サポーターが適切に機能していないことや，対処するために十分な内的・外的資源がないと判断した場合は，積極的に介入を行う必要がある[*8]．
- 一方，近年においては，NICU退院コーディネーターという職種が設けられ，退院に際して，地域の開業医，訪問看護ステーションの看護師，事業所のヘルパー，相談支援専門員とともに，退院前カンファレンスを開催して，退院後の医療と生活環境が整えられるようになった．

周産期医療における遺伝カウンセリング[*9]の役割と課題

- 遺伝カウンセリングを遂行するには，相談者とカウンセラー（医療者）との良好な信頼関係が必須であり，単なる医療情報の提供ではなく，コミュニケーションを通じた心理的・精神的援助を伴ったものである．その対象は ❺のとおりである[10]．

> 📋 **地域での支援**

late preterm 児への支援

- 在胎34週0日から36週6日で出生したlate preterm児は，発達の遅れや行動異常を起こす頻度が高いため，注意深く観察を行う必要がある．母親の育児不安が強いことが知られており，late preterm児の保護者に対しては，児のDHA，EPA，コレステロールを与えるために，なるべく母乳とすることを伝える．また，出産予定日までに，出産後は児とスキンシップをとることをアドバイスしておく．
- 成長・発達の評価，離乳食の開始などは修正月齢を参考にすることを伝えておく．
- late preterm児は，生後も肺機能が劣っている可能性があり，気道感染を合併すると重症化しやすい．RSウイルスに対するヒト化免疫グロブリン（パリビズマブ：シナジス®）は，在胎36週未満であれば出生体重2,500g以上でも保険適用があるため，親・保護者に情報提供を適切に行う必要がある．また，免疫不全状態にある，あるいはダウン症候群でも生後2歳まで保険適用となった．

感染症予防

- パリビズマブ（シナジス®）の適応は ❻のとおりである．

＊8
ハイリスク新生児への支援を適切に行うためには，まず病院内のソーシャルワーカーの平均人数が2.77人であり，そのうち新生児・小児医療分野（新生児から始まる疾患の治療に関連する）のケース経験があるものは65.7％であり，しかもそのうちの93.7％は循環器疾患・がん・難病などの他の分野のケースと並行して援助を行っている状況を考えると，今後はソーシャルワーカーの援助の質を高めると同時に，働く環境面において，マンパワーの充実などの整備がいっそう必要であると考えられる．

＊9
遺伝カウンセリング
遺伝性疾患患者やその家族，またはその可能性のある人に対して，生活設計上の選択を自らの意思で決定して行動できるよう臨床遺伝学的診断を行い，医学的判断に基づき適切な情報を提供し，支援する行為である．

❺ **遺伝カウンセリングの対象**

- 患者またはその家族に既知の遺伝性疾患（またはその疑い）がある場合
- 先天奇形
- 高齢妊婦
- 流産の反復
- 催奇性物質に曝露された場合
- 血族結婚
- 若年発症のがんの家族歴がある場合
- 精神発達遅滞
- その他

⑥ パリビズマブ（シナジス®）の適応

早産児
- 在胎 28 週以下で RS ウイルス流行開始時に 12 か月齢以下の乳児
- 在胎 29〜35 週で RS ウイルス流行開始時に 6 か月齢以下の乳児

慢性肺疾患をもつ子ども
- 過去 6 か月以内に気管支肺異形成症などの呼吸器疾患の治療を受けたことがあり RS ウイルス流行開始時に 24 か月齢以下の子ども

先天性心疾患をもつ子ども
- RS ウイルス流行開始時に 24 か月齢以下の先天性心疾患児で血行動態（心臓や血流）に異常がある子ども

免疫不全を伴う子ども
- RS ウイルス流行開始時に 24 か月齢以下の免疫不全を伴う子ども

ダウン症候群の子ども
- RS ウイルス流行開始時に 24 か月齢以下のダウン症候群の子ども

（シナジスの添付文書より）

⑦ 赤血球の形態異常と Hb 値との関連

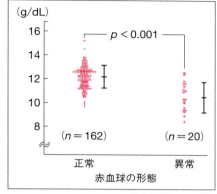

（江原伯陽．2004[11]）

見落としがちな乳幼児の鉄欠乏性貧血[11]

- 乳幼児の鉄欠乏性貧血は，日常診療でよく遭遇するにもかかわらず，見落としがちな疾患の一つである．

未熟児出生，出生時の輸血歴などで多くは疑われる

- 乳幼児の貧血はゆっくりと進行し症状が明確でないため，親のみならず小児科医でさえ日常診療上，見落とすことが多い．顔色不良，食欲がない，生気がないなどで気づくことはむしろ少なく，未熟児出生，出生時の輸血歴，体重増加不良や，1 歳まで母乳栄養が主で離乳食があまり進んでいない，などのリスクの認識で，初めて鉄欠乏性貧血を疑い始めることが多い．

赤血球の形状異常は常に注目すべき

- しかし，赤血球の形態異常（大小不同，環状，奇形など）がみられるときは，高率に重症の鉄欠乏性貧血が見つかる場合がある（⑦）ので，日常よく検査する血算（CBC）のデータ読み取りにおいては，赤血球の形態異常について常に注目しなければならない．たとえ，形態異常が 1＋（顕微鏡視野 200 倍にて 10 個以下）であっても，さらに詳細な鉄欠乏性貧血の病歴の聴き取りや詳細な血液検査を実施すれば，重症の鉄欠乏性貧血を見つけることが可能である．

CBC：complete blood cell count

地域での看取りについて

- 今まで長期生存が不可能であった 18 トリソミー染色体異常児は，NICU で積極的な延命治療をせず，末梢からの点滴や抗菌薬投与などの緩和ケアのみを行ってきたが，近年，外科治療が試みられるようになった[*10]．手術なし群の在宅への移行率が高い（早期死亡を除く）が，その後の平均生存期間は，手術なし群が 4.3 月であり，手術あり群は 7.16 月である[12]．たとえ，家庭で過ごせる期間が短くても，家族と一緒に生活できるこの期間は何物にも代えがたく，地域で開業する小児科医として，命の終焉まで在宅酸素療法，感染時の対応，栄養管理，薬物治療などについて家族と協議したうえで，児の尊厳を損なうことなく，最後は母親の胸で看取られ，そ

[*10] 手術は，十二指腸閉鎖根治術，胃瘻造設術，食道閉鎖根治術，動脈管結紮術＋絞扼術，中心静脈ルート造設術や気管切開術などである．

の後のお別れ会，思い出の寄せ書きまで温かいまなざしで見守るべきであろう[13]．

> **新生児医療の経験がない開業医がNICU退院児を外来で診る**
>
> 　NICUを退院した児は，NICUを有する中核病院や周産期センターが安全と判断するまでは，病院の外来で定期的にフォローしている．そのため，開業小児科医はこの児が遠方の病院に受診する前に，ゲートキーパーとして日ごろの予防接種や市中感染症の診療に努め，完治していない原因疾患については，注意深く観察しながら，NICUの病院と連携し，状況が悪化傾向にあるときには，NICUの病院へ受診するように勧める．
>
> 　また，児に障害があり，在宅医療が必要な場合は，保健師に依頼して，地域にある社会資源を活用するために，訪問看護ステーション，ヘルパー，訪問リハビリ，訪問入浴などの事業所に連絡してもらって，ケース会議を開催する．この家族の1週間の生活スケジュール，また，家族が疲れすぎないように，児のきょうだいと親が接する時間があるように，児を一時預かりできる(短期入所)施設確保などについて，コーディネートしてもらう．

文献

1) 小口弘毅ほか．NICU退院児の成育支援―超低出生体重児を中心に．小児看護 2013；36：1615-23．
2) Neonatal Research Network Japan. http://nrn.shiga-med.ac.jp/Englishdefault.htm
3) 北住映二．脳性麻痺の早期兆候と発達経過．第32回ハイリスク児フォローアップ研究会抄録集．2013．p.6．
4) 金澤忠博．超低出生体重児の行動や学習の問題を全国調査(文部科学省，2012)と比較する．第33回ハイリスク児フォローアップ研究会抄録集．2014．p.14．
5) 谷池雅子．エビデンスに基づく発達障がい児の理解と支援．第33回ハイリスク児フォローアップ研究会抄録集．2014．p.10．
6) 木村宏．先天性・周産期感染症の実態調査．小児感染免疫 2014；25：471-2．
7) 先天性サイトメガロウイルス(CMV)感染症．Medic Medical Information Center；2014．
8) 森岡一朗ほか．尿スクリーニング検査にて早期発見し，抗ウイルス薬療法により聴性脳幹反応異常が軽快した先天性サイトメガロウイルス感染症の一例．近畿新生児研究会会誌 2014；3：45-8．
9) 宮崎清恵．ハイリスク新生児とその家族に生活課題が発生し支援が必要になる状況とは．神戸学院総合リハビリテーション研究 2012；7(2)：43-5．
10) 中込さと子．周産期医療における遺伝看護の役割と課題．近畿新生児研究会会誌 2012；21：27-34．
11) 江原伯陽．見落としがちな乳幼児の鉄欠乏性貧血．小児科外来診療のコツと落とし穴 3．乳幼児健診．東京：中山書店；2004．p.68．
12) 望月成隆．18トリソミー児に対する外科治療と予後および在宅移行について．すべて見せます，大阪の在宅小児医療．大阪小児科医会；2013．p.51-2．
13) 船戸正久ほか．事前ケアプランに従って看取った超重症児(者)の1例．日児誌 2014；118：1503-7．

Question & Guidance

超低出生体重児

❓ 保護者からのQuestion

　里帰り出産のため，実家がある遠方のNICUを退院したばかりで，主人がいる現住所に帰ってきました．在胎26週，出生体重800gですが，今後，後遺症がないかとても心配です．NICU退院後，かぜをひいたときはどこに行けばよいでしょうか？　また，予防接種はどこで受けることができますか？

❗ 医療者からのGuidance

- 周産期医療の発展により，これまで生存不可能だった1,000g未満の超低出生体重児であっても生存可能となってきた．
- 在胎34週以前の出生児は，神経学的な予後に影響を与える脳室内出血や脳室周囲白質軟化症，視力障害を引き起こす未熟児網膜症のリスクが高くなる．
- そのため，超低出生体重児がNICUを退院した後は，成長・発達の評価に応じたフォローアップが必要となる．ハイリスク児フォローアップ研究会のプロトコールによれば，1歳6か月（修正月齢），3歳（暦年齢），6歳，小学校3年の4つのkey ageに，問診，診察，発達評価（知能検査）を行うとされる．
- 一方，NICUで長期入院している，あるいは後遺症や先天性障害が残った児は，いずれ地域へ戻ることになるが，退院後の在宅医療においてもこれら児が地域で生活していけるために，中核病院と地域小児医療との連携が必要になってきた．
- そのためには，NICU退院児と家族への支援ネットワークを知り，地域で活用できる訪問看護ステーション，ヘルパー，訪問リハビリ，訪問入浴などの事業所に連絡し，ケース会議を開催するよう企画する．
- 家族の1週間の生活スケジュールを把握し，時には家族が疲れすぎないように，児を一時預かりできるレスパイト施設（短期入所）の利用などについてもコーディネートする必要がある．

✅ 医療者の確認事項

- ☐ （後遺症が残った早産児の場合）その悩みを誰に相談していますか？
- ☐ 地域の保健所・保健センター，訪問看護ステーションと連絡を取り合ったことはありますか？

🔴 医療者としてのアドバイス例

- 一度，NICUがある近くの病院の発達外来に紹介しますので，そこできちっとしたフォローアップのスケジュール（「医療者からのGuidance」参照）を立ててもらいましょう．その際，入院していた病院の退院サマリーが必要になるので，取り寄せてください．
- かぜひきや予防接種などについては，一般開業小児科医でもよいですが，できれば児の病態をよく理解できる新生児医療の経験がある小児科医がベターでしょう．とくに，冬に流行するRSウイルス感染症については，パリビズマブ（シナジス®）を打って予防してもらいましょう．

配慮を要する子どもたち

障害児を診る
―外来から在宅まで

髙橋昭彦 | ひばりクリニック

📄 子どもと家族の暮らしの背景に関心をもつ

- 目の前に障害児が現れたとき，それは新たな出会いの瞬間である．来院には必ず，理由と背景がある．まず，どうしてここに受診したのかを聞く．それは，かぜ症状のこともあるだろう．湿疹の相談や予防接種かもしれない．その理由をもとに診療をしながら，治療や必要な対応をする．また，その子どもや家族の暮らしの背景についても関心をもつ．それはお互いを引き寄せることになり，出会いの頻度は増えていく．
- 乳幼児期の子どもの受診では，母子健康手帳は重要な情報源となる．まず，分娩時の状況，在胎週数，出生時の身長と体重などを見ながら，周産期の状況を聞いていく．次に4か月，10か月，1歳6か月など節目になる時期の記載を見て，発育や発達の状態を把握する．併せて予防接種が順調に受けられているかを見ておく[*1]．
- 誰が子どもを連れてきているのかにも注意を払う．母親なのか，父親なのか，祖父母なのか．もし母親が連れてこない場合には，「お母さんはどうなさったのですか」とさりげなく聞く．また，可能なら，きょうだいや，祖父母など同居の家族についても聞いておく．
- 子どもの病状や障害によっては，待合室で待つことが難しい場合もある．そんなときは，別室で待機できる体制を確保できるとよい．自家用車であれば車の中で待機してもらうこともあるだろう．
- 障害児とその家族は，社会から排除されがちである．一度嫌な思いをしたら，「ここは来てはいけないところだ」と感じる．障害児とその家族が，「○○の相談なら，○○の診療なら，ここに来てもいい」と感じられるところが増えると，その地域は住みやすくなるだろう．すべての診療を行わなくてもかまわない．障害児と家族の暮らしの背景に関心をもちつつ，できる診療を行うだけでも，救われる親子はきっといる．

> ▶大切なことは，医師本人やスタッフが「ここは誰でも受診していいところです」という思いで，温かな視線や空気を発することである．その雰囲気は，待合で待つ他の患者と家族にも伝わる．

📄 障害児のかかりつけ医になる

- まず，普通の子どものかかりつけ医と同じように，その子どもの日常的な

[*1] 母子健康手帳の表紙をめくると父・母の名前を書く欄があるが，もし，空欄があったり苗字が今と違っている場合，その背景をいずれは把握しておきたい．これには，初対面のときに聞くやり方（聞きにくいことは最初に聞く）と，もう少し関係性ができてから聞くやり方がある．

診療を行う医師になることである．障害の原疾患は，発達障害，染色体異常，脳性麻痺，神経筋疾患など多岐にわたる．神経，心臓，消化器，運動器など複数の臓器にまたがる疾患も少なくない．医師として一生に一度出会うかどうかという疾患もあるだろう．これらの疾患の専門医になることは難しくとも，かかりつけ医*2として関わることはできる．

- 特別な施設やスタッフをもたない開業医が，障害児のかかりつけ医としてできることを❶に示す．
- 地域にかかりつけ医がいない子どもは，何かあると主治医のいる小児病院や大学病院などの医療機関（以下，専門医療機関）を受診することになる．しかし，専門医療機関までの距離は遠いことが多く，その受診は容易ではない*3．そこで地域にかかりつけ医がいれば，発熱，かぜ症状，気管支炎，下痢，脱水などの一般的な外来診療を担うことが可能である．できれば，専門医療機関から情報提供書を得ておくと，その後のやりとりがスムーズになる．入院治療が必要なら，専門医療機関を受診するように勧める．
- 子どもの成長・発達に寄り添う医師がいることは，保護者にとっても心強いであろう．幼稚園や保育園などに就園するときや就学する際にも，必要なアドバイスを行う．学校に在学中や卒業後も身近な存在でありたい．
- 障害児も可能な限り予防接種を行うほうがよい．しかし，以前に比べると定期接種や任意接種の種類が増えてきている．そこで，地域で個別接種を受託している医療機関であれば，かかりつけ医として予防接種を行うことができる．
- 障害児のきょうだいは気がかりな存在である．とても「いい子」に見えるきょうだいもいるが，きょうだいは後回しになってしまい，がまんしていることが少なくない．障害児の受診にきょうだいが同伴した場合には，声かけをしたりして，きょうだいに関心をもっている大人がいることをさりげなく伝える．また，きょうだいの診療や健康相談にも積極的に応じる*4．
- 障害児のかかりつけ医となるにあたり，可能であれば，診察室まで車いすで入れる構造にしておく．発達障害のため落ち着かない子どもや病状が不安定な子どものために，個別に待つことができる部屋は確保しておきたい．構造上バリアフリーが難しい場合には，玄関に掲示や呼び鈴を設置して「車いすの方，お手伝いします」という体制をスタッフでつくる心のバリアフリーを心がける．

> ▶障害児のいる家庭では，家族に通常の子育て以上の負担がかかる．子どもの介護のためにいずれかの親が仕事を辞めることも多い．両親が障害についてどのように受容しているのかも気がかりである．また，両親をサポートする祖父母や他の親戚の負担も少なくない．このような家族背景を理解しながら話を聞いたりアドバイスができるとよい．

---

*2 ここでいうかかりつけ医とは，障害児を全人的に診て，暮らしに寄り添う医師のことである．

❶ **障害児のかかりつけ医の役割**
- 日常的な診療を行う
- 成長・発達に寄り添う（就園・就学時から卒業に至るまでのアドバイス）
- 予防接種を行う
- きょうだいに関心をもち，診療も行う
- 家族に関心をもつ
- 診察室まで車いすで入れる構造にする
- 別室で待つことができるようにする

*3 行き帰りの時間，待ち時間，診察時間などを合わせると長時間かかるため，受診するだけで親子は疲れてしまう．

*4 なぜなら，障害児がいることで，きょうだいの受診が難しい場合も少なくないからである．きょうだいの気持ちに関心をもつ医師がいることは，保護者にとっても安心の糧となる．

もう一歩踏み込んで，障害児の暮らしに関わるには

- 障害児に関わる医師のなかには，小児神経，小児呼吸器，小児外科などさまざまな専門資格をもつ医師がいる．また，成人領域の診療を基礎としながらも，目の前の障害児に対して必要なことを行う医師もいる*5．
- 疾患や障害のため，気管切開，経管栄養，導尿などの医療的ケアを受けている子どもが増えてきている．子どもにとって，これらの医療的ケアは暮らしに必要な生活援助行為である[1]．通常は，気管カニューレや胃瘻，尿カテーテルなどは専門医療機関が主たる在宅療養指導管理料を算定して指導管理を行うことが多い．これらケアに用いられる「管」は閉塞や抜去などのトラブルが起こりうるが，地域にサポートする医師がいない場合，専門医療機関へ受診するしかない．しかし，医療的ケアの現場に医師が積極的に参画すると，訪問看護師や保育園・幼稚園・学校看護師に必要な指導ができ，緊急時の対応力もアップする*6．
- かかりつけ医が身体障害者手帳の診断書を書く医師になると障害児とその保護者に喜ばれる．これは身体障害者福祉法第15条に基づき，都道府県知事または政令市市長，中核市市長（以下，知事等）が指定を行う医師（以下，指定医）のことである．
- 障害児に関連する書類は，指定医でなくとも書けるものが多い．痰の吸引や経管栄養を実施するヘルパー事業所には医療的ケアの指示書が必要となる．障害児の介護を常時担う保護者がきょうだいを保育園に預けるためにも診断書が必要な場合がある．また，18歳を過ぎると，障害者総合支援法に基づく障害区分の認定のための医師意見書，特別障害者手当や障害年金の診断書などを求められることがある*7．
- 障害児の家庭にはいろいろなことが起きる．障害児の入浴サービスが必要，きょうだいが不登校になった，母親の養育能力が低いなど，医療だけでは解決できない課題があるときは，地域の社会資源につなぐ必要がある．こんなとき頼りになるのが調整役となる行政保健師や障害者相談支援専門員である．まず家族に「調整役として保健師や相談員が関わっていますか？」と聞いてみる．地域担当の保健師は，障害児以外の家族の相談にも関わってもらえる．

小児在宅医療を始める

- 今，地域で小児在宅医療へのニーズが高まっている．在宅医療の対象となるのは，寝たきりまたは寝たきりに準ずる状態で，通院が困難なものであるが，小児の場合，脳性麻痺などの重症心身障害児，神経筋疾患，悪性疾患などで移動に介助が必要な子どもや，医療的ケアの必要な子どもなどが対象となる*8．
- 実際に，小児在宅医療の担い手には，大きく2つのタイプがある．一つは在宅療養支援診療所を拠点にする成人の在宅医が行う場合であり，もう一つは小児科医や新生児科医などの小児科領域の医師が在宅医療を担う場

---

*5 このような医師は，通常の外来診療に加えて，❷のようなことを行い，障害児の暮らしを支えている．やる気と条件が整えば，地域の医師は，障害児をもう一歩サポートできる．

❷ もう一歩踏み込んで，障害児の暮らしに関わる

- 気管切開，経管栄養，導尿などの管理を行う
- 身体障害者福祉法第15条に基づく指定医になる
- 書類を書く医師になる
- 地域の社会資源につなぐ

*6 専門医療機関と役割分担をしておけば，地域のかかりつけ医が該当する在宅療養指導管理料を算定して，物品の供給と指導を行うことができる．必要な物品を箱単位でそろえておくことは経営的にはリスクを伴うが，最近はバラ売りをする業者や，医師会単位で共同購入をするところなど，さまざまな取り組みが進んでいる．

指定医

指定医は，身体障害者手帳の診断書や，車いすなどの補装具の意見書を書くことができる．
指定医になるためには，医籍登録日，担当する障害分野，職歴，主たる研究歴と業績などを申請書に記載して知事等に申請する．障害種別に関係のある診療科において通算して5年から7年程度の臨床経験が条件となる（期間は自治体により異なる）．たとえば，障害分野「肢体不自由」の場合，関係のある診療科には，整形外科，外科，小児外科，内科，神経内科，脳神経外科，小児科，リハビリテーション科などがある．
診断書の記載にあたっては，先輩医師に教わるか，過去の診断書の写しを参考にするとよい．

合で，どちらから始めてもよい．
- 在宅医療を始めるにあたり，まず，近隣で小児の在宅医療を担っているところがあれば訪問の同行をさせてもらうとよい．医療機関の情報は，地元の訪問看護ステーションに聞くのが早道である．日本の在宅医療のノウハウは，高齢者を中心とする成人領域で十分な蓄積があり，その多くは小児の在宅医療にも活用できることと，子どもはいずれ大人になることから，成人の在宅医療を見ておくことも大切である．
- 在宅医療を行う場合，訪問看護ステーションにファーストコールを担ってもらうとよい．小児の経験が豊富な訪問看護ステーションと組むと心強い．在宅療養支援診療所の連携グループに入るなどして，留守中に往診可能な体制を確保しておくと外出のときも安心である．
- 在宅医療を始める際には，訪問看護ステーションや専門医療機関の地域連携部門などに「小児の在宅医療やります」と声をかけておく．依頼がきたときは，入院中であれば退院前カンファレンスに在宅のチームで参加する．在宅のチームとして，在宅医と訪問看護ステーション，調整役は必須である．調剤薬局で訪問薬剤管理指導ができるところを探しておくと，経管栄養の流動食や臨時の薬にも対応ができて，家族の負担も軽減できる．呼吸器疾患や緊張が強い場合には，当初から訪問リハビリテーションの導入が望ましい．初めての訪問診療のときは，在宅チームでカンファレンスを行い，方針やスケジュールの決定をしていく*9．

小児在宅医療の特徴
- 小児在宅医療の特徴を❸にまとめる．
- 人工呼吸器，気管切開など高度な医療的ケアが必要であり，その頻度が高い．そのため，医療的ケアができる訪問看護師に対する期待も大きい．
- 成人の場合には在宅医が決まると定期的に病院に通院することは少ないが，小児の場合は，専門医療機関への受診を継続しながら在宅医療を受けることがほとんどである．そのため，在宅医療に入るときは，専門医療機関と在宅医の役割分担を確認しておく必要がある*10．
- 小児の場合，介護保険制度のケアマネジャーに相当する調整役が不在だったため，調整の多くを親が担っていた経過がある．今後，相談支援を担う障害者相談支援専門員の活躍が期待される．
- 通所や短期入所などの福祉制度は医療的ケアを理由に利用を断られることが多く，実際に使える社会資源がきわめて少ない．
- 教育との連携が必要となるが，これも成人にはない部分である．重症で医療的ケアが必要な子どもは24時間，ケアができる誰かがそばにいる必要があるため，家族の負担は大きく，親のいずれかが自分の仕事を辞めて介護を行うことが多い．

多職種チームで関わる
- 小児在宅医療では，多職種チームによる関わりが一般的である．
- 人工呼吸器をつけた小学生が東京ディズニーランドへ修学旅行に参加するにあたり，在宅医，訪問看護師，ヘルパー，日中一時支援スタッフ，特別

---

*7
確かに行政関連の意見書や診断書の作成には手間暇かかるものがあるが，いずれもその障害児・者の暮らしに必要なものである．丁寧に所見をとり，病歴を得ることができれば，ほとんどの書類は書くことができる．

障害者相談支援専門員

障害者相談支援専門員は，介護保険のケアマネジャーに相当する役割が期待されている．18歳未満の計画作成とモニタリングを障害児相談支援，18歳以降の計画作成とモニタリングを特定相談支援という．今後，すべての障害児・者は相談支援を受けることになっていく．障害者相談支援専門員のほとんどは福祉職である．そのため，彼らが医療的ケアの必要な障害児を担当した場合には，医師としてできる限りの協力と応援をする．

*8
どれくらいの子どもが地域にいるのだろうか．残念ながら全国統計はないが，経管栄養や痰の吸引，人工呼吸器などの医療的ケアが必要な子どもは全国に7,000～9,000人いると推定されている．これは人口10万人あたり5.5～7.1人となり，決して多い数ではない．少ないがゆえに経験の蓄積が難しいが，小児の在宅医療への取り組みは増えてきている[2]．

*9
診療報酬については成書を参照されたい[3]．

*10
通常は，専門的な治療や入院治療，高度な検査，物品の管理と供給は専門医療機関が担い，日常的な医学管理と入院を必要としない程度の医療，訪問看護ステーションへの指示，在宅の多職種チームとのやり取りは在宅医が行うことが多い．

❸ 小児在宅医療の特徴

- 人工呼吸器など高度な医療的ケアが必要
- 訪問看護師に対する期待が大きい
- 専門医療機関の受診は継続する
- 調整役が不足している
- 利用できる社会資源が少ない
- 教育との連携が必要
- 家族への負担が大きい

❹ 多職種カンファレンスの実際

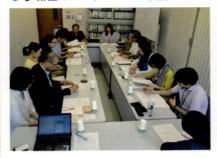

❺ 日中レスパイトケアの様子（うりずん）

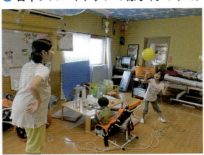

支援学校教諭，障害者相談支援専門員，保健師，行政担当者が集まってカンファレンスを行ったことがある（❹）．高齢者のカンファレンスに比べて小児領域では関わる人が多いのが特徴である．

● なお，カンファレンスでは，医療職以外のスタッフにもわかるように医学英語や略語は使わず，平易な言葉で伝えるのがルールである．

大人となっていく障害児の将来

● 子どもはいずれ大人になる．大人になると小児慢性特定疾患から外れる．重症心身障害児の認定がなされていなければ医療費は重くのしかかる．親もやがて年をとり，介護が難しくなっていく．そのときに，あるいはもう少し早い時期に，その障害児・者のことを理解できる，支援できる他人が地域にどれだけいるのか．地域で生き，地域で逝きたいという希望があったとき，受け皿はあるのか．大きくなった障害児・者を支えるのは社会の責任である．

● ある障害児の母親が，今後について語った言葉を紹介して本項を終える．

「私が棺桶に入るときには，娘のことは気にしていたくない」

文献

1) 日本小児神経学会社会活動委員会，北住映二．杉本健郎編著．新版 医療的ケア研修テキスト．京都：クリエイツかもがわ；2012．
2) 前田浩利編．地域で支える みんなで支える 実践!! 小児在宅医療ナビ．東京：南山堂；2013．
3) 永井康徳．たんぽぽ先生の在宅報酬算定マニュアル．改訂版．東京：日経BP社；2014．

Question & Guidance

子どもの在宅医療（医療的ケアが必要な幼児）

保護者からのQuestion

　ダウン症の3歳児です．気管狭窄のため気管切開を受けて退院しました．痰の吸引がこんなに大変だとは思いませんでした．昼夜を問わず2時間おきに痰の吸引をしていて，疲れています．上の子もがまんしているようですが，かまってあげることができません．私は母親失格でしょうか？

医療者からのGuidance

- 病院から退院する際，親は吸引のやり方の指導を受けていることが一般的である．ただ，病院で医療者に囲まれた状態で「できる」ことと，自宅に帰って子育てや家事をしながらいつでも痰の吸引を行う責任を負っている状態で「できる」ことは違う．まず母親の話をよく聴くことから始める．
- 痰の吸引は，必要最小限行うべきであり，時間がきたら行うというものではない．2時間おきの吸引は，母親が不安でそうしているのか，実際に必要があってそうしているのか．もし頻回の吸引が必要なのであれば，訪問看護や訪問リハビリを活用することで，肺理学療法などを行い，痰を減らすことができるかもしれない．吸引のやり方なども見ておきたい．
- 母親が疲れていては，子どもにやさしく接することは難しい．母親が休息をとり，上のきょうだいとも向き合うためには，物理的に障害児を一時的に預かるレスパイトケアを利用する必要がある．預けることは，罪ではない．
- レスパイトケアには，児童発達支援，日中一時支援，短期入所などが障害児の制度としてある．しかし，医療的ケアが必要な子どもを受け入れてくれるところは限られる．また，訪問看護師やホームヘルパーが自宅に滞在して子どもの世話を行うことで母親が休んだり外出できる場合があるが，調整が必要である．
- 調整役となっている障害者相談支援専門員や保健師を確保し，在宅ケアの多職種チームとしてこの問題を考えていくことが重要である．
- それぞれのサービスを行う事業所では，医療的ケアが必要な子どもの受け入れをためらう．医師として，緊急時の連絡や相談を受けることは，事業所にとっても障害児と家族にとっても心強いであろう．

医療者の確認事項

☐ お子さんは訪問看護を利用していますか？
☐ 呼吸リハビリを行う訪問リハビリは利用されていますか？
☐ 障害児を一時的に預かるレスパイトケアのサービスがあるのをご存じですか？
☐ サービスを調整したり相談できる人は決まっていますか？

医療者としてのアドバイス例

- 昼夜を問わず痰の吸引をするというのは大変なことです．今までよくがんばってこられましたね．
- 痰の吸引は本人にも負担のかかる行為なので，必要最小限にしていく必要があります．訪問看護師や理学療法士，作業療法士などのスタッフが訪問することで，肺の風通しをよくしたり，肺を健康にして，痰が少なくなることもあります．どうか一人で悩まないでください．
- お母さんが疲れていては，子どもにやさしく接することはできません．これは普通の育児より何倍も時間と労力のかかる介護です．障害児を一時的に預かるレスパイトケアというサービスがあります（❺）．子どもが楽しく過ごせるところを探して，お母さんも安心して休息をとりましょう．その時間を利用して上のきょうだいに向き合うこともできます．
- 痰の吸引などの必要な子どものレスパイトケアを行う事業所はまだ多くありません．利用には事業者と調整をしたり，こちらもかかりつけ医として応援をする必要があります．障害者相談支援専門員や保健師に調整をお願いしてみんなで考えていきましょう．

配慮を要する子どもたち

成長の評価と遅れに気づいたとき

田中敏章 | たなか成長クリニック

子どもの成長と成長障害

- 成長は子どもの大きな特性の一つで，成長障害は，内分泌疾患だけでなく，体のどこかに慢性的な障害（心疾患，腎疾患など）や，精神的ストレス（愛情遮断症候群など）を受けると発症することがある．それゆえ，子どもが正常に発育しているということは，心も体も健全であるという表れでもある．
- 子どもの成長が障害されているかどうかを判断するには，健常な小児と低身長小児の発育パターンの両方を知っておく必要がある．

健常小児の成長

- 約50 cmで生まれた子どもは，約15～18年の間に男子で約171 cm，女子で約158 cmに達するが，一定の割合で伸びていくわけではない．発育パターンは大きく分けると，3～4歳ごろまでの乳幼児期，3～4歳ごろから思春期のスパートが始まるまでの前思春期と思春期の3つで，それぞれ特有の成長パターンを示す．
- ❶に，健常小児の平均年間成長率を示す．

身長の程度の評価と標準成長曲線の利用

- 同性・同年齢の子どもを多数集めたとき，身長の度数分布は正規分布するため（❷），統計的な幅を示す標準偏差（SD）を用いて，身長の程度（身長SDスコア）を表す．各年齢・月齢ごとの平均身長および標準偏差は，2000年の学校保健統計調査および乳幼児体格調査のデータからすでにつくられている[*1]．個々人の身長SDスコアは｛（実測身長－平均身長）÷標準身長｝で計算される．
- 全体の95.4％は正常身長[*2]で，2.3％がそれぞれ低身長と高身長になる．したがって，同性・同年齢の子どもを1,000人集めたとき，22～23人は低身長と定義されるわけである[*3]．
- 身長SDスコアをいちいち計算しなくても，標準成長曲線にデータを記入することで，おおよその身長SDスコアを知ることができる．用いられている標準成長曲線は，平均値と±1SD，±2SDの曲線が描かれている横断的標準身長・体重曲線（2000年度版）で，主に成長障害，とくに低身長の評価のために診療で用いられている．標準成長曲線は，インターネット[*4]からダウンロードまたは自動作成できる．

SD：standard deviation

[*1] 日本成長学会または日本小児内分泌学会のホームページ参照．

[*2] **正常身長**
平均－2SDを超えて平均＋2SD未満と定義され，平均－2SD以下の場合を低身長，平均＋2SD以上を高身長と定義する．平均を略して，単に身長SDスコア－2SD以下とする場合が多い．

[*3] たとえば，4歳3か月男子ならば平均身長は101.9 cm，標準偏差は4.0 cmなので，91.9 cmの男子の身長SDスコアは（91.9－101.9）÷4.0＝－2.5と計算され，－2SD以下なので低身長と定義される．4歳3か月男子の－2SDは93.9 cm（101.9－4.0×2＝93.9）にあたるので，その身長以下の子どもは低身長と定義される．

[*4] http://jcrgh.com/health/sukusukuland/general/1_child/d1.html
http://ghw.pfizer.co.jp/c_down/index.html
http://www.nordicare.jp/about/grow02.html
https://www.growthhormone.co.jp/growingclub/pdf.aspx

❶ 健常小児の平均成長率曲線

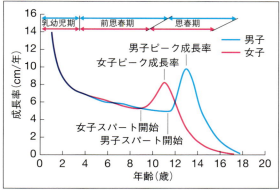

❷ 身長は正規分布する

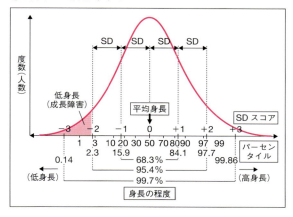

乳幼児期は，成長率が生後急速に低下する時期であるが，この時期の成長が将来的にも重要である．この時期の成長は，栄養が主に関与していると考えられる．前思春期の成長率は3〜4歳ごろから緩やかに下降していき，思春期の直前でいちばん低くなる．前思春期の成長には，成長ホルモンが重要であると考えられる．思春期は，成長率は急速に上昇（スパート）するが，女子11歳ごろ，男子13歳ごろに成長率のピークを過ぎると急速に低下し，成人身長に達する．思春期はスパートと成長のストップの時期で，性ホルモンがそれらの作用を司っている．

身長の程度（身長SDスコア）の変化

- 秋田の疫学調査[1]による身長の程度（身長SDスコア）の変化を，❸に示す．
- 身長SDスコアの変化の内容を検討してみると，身長の低い群は高いほうに，身長の高い群は低いほうに変化する傾向がみられた．

思春期の発来・成熟

- 乳幼児期・前思春期は，男子・女子の間には，成長パターンに大きな差はない．しかし，二次性徴[*5]の発現時期である思春期の成長パターンには，男子と女子の間には，大きな違いが認められる．
- 思春期の成長は，主に性ホルモンの影響によるもので，当然，二次性徴の発現と密接な関係があり，また男女差がはっきりとしてくる．思春期の発来は，男子においては精巣容量の増大から始まり，陰茎増大，陰毛発生と進んでいく．女子においては乳房の発達から始まり，陰毛発生，初経と進んでいく．❹に成長のスパートと二次性徴の発現の関係を示す．
- 思春期開始の平均年齢は，女子は10歳前後，男子は11歳6か月前後で，思春期開始年齢の正常範囲は，女子7歳6か月〜12歳，男子9〜14歳である．身長の高い子どもは早く思春期に入る傾向があり，身長の低い子どもは遅く思春期に入る傾向がある．
- 思春期には性ホルモンが分泌され，成長率が上がる[*6]．しかし，性ホルモンは思春期の後半には骨年齢を進めて，最終的には骨を大人の骨にして成長を終了させるという働きもあるので，思春期が早く始まると成長の終了も早くくるため，成人身長が低く終わることになる．思春期が始まったということは，成長が止まるメカニズムも動き始めたということになる．男

*5
男子では精巣4mL以上，女子で乳房が膨らんできたとき．

*6
成長スパート
成長曲線を描くと，成長曲線が急に上向きになり，これを成長のスパートという．

❸ 乳幼児期・前思春期・思春期の身長SDスコアの変化

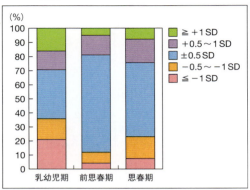

❹ 二次性徴の発現と成長率

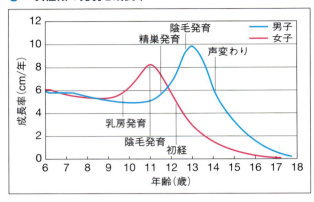

身長の程度が変化しない（身長SDスコアに変化±0.5SD以内）子どもの割合は，乳幼児期は約35％，前思春期約70％，思春期約55％である．逆に0.5SD以上変化する人の割合は，それぞれ約65％，約30％，約45％以上で，思春期に身長SDスコアが1SD以上変化する（上昇または下降する）人の割合は，それぞれ約37％もいる．乳幼児期は身長SDスコアが変化する割合がいちばん大きい時期で，前思春期はその変化がいちばん小さい時期である．このことは，3〜4歳の身長の程度が，標準曲線に平行に思春期まで成長することを示している．

子で9歳未満，女子で7歳6か月未満に二次性徴が始まったときには，思春期早発症を考える必要がある．
● 二次性徴は，専門医でないと判定できないことがあるが，学校で測定した記録をもとに正確に成長曲線を描いていれば，思春期のスパートは比較的容易に判定がつく．

低身長児の発育パターン

乳幼児期成長障害

ISS：idiopathic short stature

GHD：growth hormone deficiency

＊7
SGA（small for gestational age）
「出生時の体重および身長がともに在胎週数相当の10パーセンタイル未満であること」と定義されている．在胎週数相当の体重，身長の基準は，日本小児内分泌学会，日本未熟児新生児学会のホームページに掲載されている．

SGASS：small for gestational age short stature

● 低身長小児がいつから低身長になるか，筆者のクリニックを通院中の，6歳時に身長SDスコアが−2SD以下の低身長児183人を，その後の検査結果などもふまえて，特発性低身長症（ISS）119人，成長ホルモン分泌不全性低身長症（GHD）33人，SGA*7性低身長症（SGASS）31人に分け，身長・体重・栄養摂取状況の経時的変化について後方視的に検討し，6歳時正常身長児と比較した（❺）．
▶ 6歳時低身長児は，出生時の身長SDスコアは0SD〜−0.5SDであるが，出生時から6か月までの伸びが6歳時正常身長児よりもかなり少なく，その後の伸びも少ないため，1歳時には−1.5SD前後，3歳時にはすでに−2SD前後までの成長障害をきたしており，とくに乳児期の成長の重要性が示唆された．
▶ 低身長で生まれた児も，6歳時正常身長児は6か月までに−1SDを上回っているが，6歳時低身長の低出生身長児は，あまりキャッチアップ（追いつき）していなかった．

❺ 6歳時低身長児と6歳時正常身長児の乳幼児期の成長

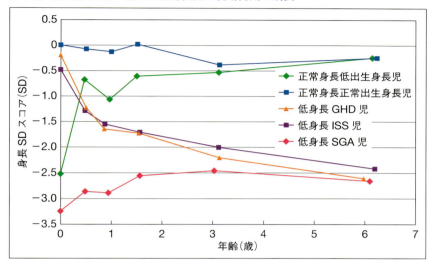

▶栄養摂取状況に関しては，低身長児群では正常身長児群に比較し，ミルクの飲みが悪い割合も，離乳食の摂取不良の割合も有意に高かった．

- この時期の成長障害を予防するのは困難である．この時期に身長SDスコアが低下してくる子は少食の子が多く，飲まない子にミルクを飲ます，食べない子に離乳食を食べさせるのは不可能である．そのような子に食事を強要しても逆効果になるので，この子の個性だと思ってあまり焦らず，しかし食事内容を工夫してみることが必要である．
- 生まれたときに小さくても，約85〜90％の子どもは3歳までに正常身長（−2SD以上）にキャッチアップする．しかし，追いつかない約10〜15％の子どものなかに，成長ホルモン（GH）治療の適応となるSGA性低身長症が含まれている．SGAで生まれて2歳までに正常身長にキャッチアップしなかった子どもで，出生体重または出生身長が−2SDだった場合は，SGA性低身長症と定義される．しかしSGA性低身長症のうち，GH治療の対象になるのは，❻の条件をすべて満たした場合である．診断も治療も専門的な知識を必要とするので，SGAで生まれた場合は，3歳時健診のころに，一度小児内分泌専門医に診てもらうとよい．
- SGA性低身長症のGH治療成績は良好で，1年目は約9cm/年の成長率が認められている．GHDよりも多い治療量が認められているため，それ以後の成長も良好であるが，成人身長に関しては日本での多数例の報告はいまだない．治療は小児内分泌専門医に行ってもらう必要がある．

前思春期成長障害

- 前思春期は，ほとんどの子どもが標準曲線にほぼ平行に成長する時期であるので，この時期における成長率の低下は，特発性GHDだけでなく，後天性甲状腺機能低下症，尿崩症や脳腫瘍などによるGHDなどが診断されることが多く，なんらかの病因を検索する必要がある．
- ❼に，GHDと診断された7歳男子の成長曲線を示す．

GH：growth hormone

❻ SGA性低身長症でGH治療の対象になる場合

- 3歳以上
- 身長SDスコアが−2.5SD未満
- 成長率SDスコアが0SD未満
- 他の疾患の除外

❼ 成長ホルモン分泌不全性低身長症の成長曲線

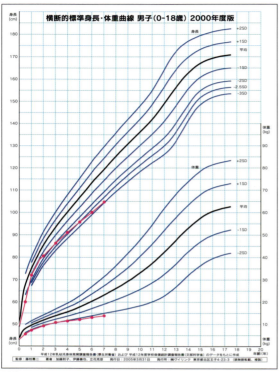

低身長であるために専門医を受診した，7歳の男子の成長曲線である．出生時身長はほぼ平均だったが，ミルクの飲みも悪く，離乳食もあまり食べなかった．1歳以後も少食で体重の増えも悪く，1歳半ごろの身長SDスコアは−1SD程度だったが，徐々に低下して2歳には−2SD，7歳には−3SDまで低下してしまった．検査の結果，成長ホルモンの分泌が少ないGHDと診断され，成長ホルモン治療が開始された．

❽ 思春期早発症の成長曲線

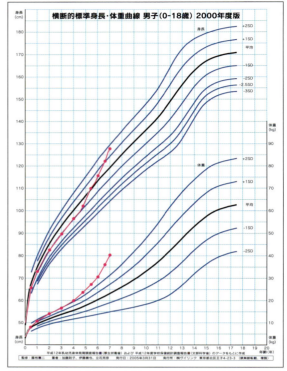

4歳ごろまでやや小柄だったが，急に身長が伸びてきて両親は喜んでいた．しかし7歳で陰毛が生えてきたのであわてて専門医を受診した．検査の結果，脳腫瘍による思春期早発症と診断され，治療が開始された．

- またこの時期に，成長率が上昇してくる場合も要注意である．
- ❽に，脳腫瘍による思春期早発症と診断された7歳男子の成長曲線を示す．
- 女子は7歳6か月未満，男子は9歳未満で思春期徴候が始まったり，急に伸び始めたりしたときは，思春期早発症の可能性があるので，なるべく早く専門医に診てもらう必要がある．

思春期成長障害

- 6〜17歳までの身長の程度（SDスコア）の変化は，主に思春期に起こる変化を示しており，乳幼児期に次いで身長SDスコアの変化が大きい時期である．身長の程度が変わらない子（身長SDスコアの変化±0.5SD以内）が約50％いるが，身長が0.5SD以上大きくなった子，小さくなった子がそれぞれ約25％もいる．この身長SDスコアの変化の方向は，乳児期と同様に大きい子は小さくなる方向に，小さい子は大きくなるように変化する（❾）．
- このように，身長SDスコアが上昇する（身長の程度が大きくなる）子と，

❾ 思春期前後における身長SDスコアの変化

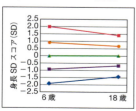

身長SDスコアが低下する（身長の程度が小さくなる）子の違いは，思春期が早いか遅いかの違いによるものである．思春期が早いほど，身長SDが低下し，思春期が遅いほど身長SDが大きくなる．前思春期の低身長児（身長SDスコアが－2SD以下）は，一般的には思春期が遅いので，約半数は成人身長が正常化（身長SDスコアが－2SDを超える）する．
- 思春期の伸び（思春期が始まってから成人身長に達するまで）は，平均的な身長の男子では約30cm，女子では約25cmである．しかし，低身長の男子の思春期の伸びは約25cm，低身長女子は約19cmなので，前思春期に低身長の子どもが健常小児と同じか早く思春期に入ってしまったら，成人身長は低く終わってしまう．

成長曲線を描こう

- 日本ほど子どもの身長・体重を測定している国はない．乳幼児健診，保育園・幼稚園での身体測定，小学校・中学校・高校での身体測定と，何回も測定している．それらのデータは，厚生労働省の乳幼児身体発育報告書や，文部科学省の学校保健統計報告書として発表され，子どもの成長を評価する標準値の作成に利用されているが，個々の子どもの成長の評価にはあまり利用されていないのが現状である．その原因の一つに，どのように成長を評価するのかという方法がわからないことがあげられる．
- 子どもの成長を簡単に評価する方法は，標準的成長曲線のグラフに個々の子どもの身長・体重をプロットして，滑らかな曲線で結び，一人ひとりの子どもの成長曲線を描くことである．子どもの成長曲線を描き続けてみると，身長の程度（高身長，低身長），体重の程度（肥満，やせ），思春期が早いか遅いかなど，子どもの成長曲線を標準成長曲線と比較することによって，いろいろな情報を得ることができる．子どもの成長曲線を通して，子どもの健全な成長を見つめることができる．

専門医[*8]への受診

- 子どもの成長曲線が標準成長曲線に沿っていれば，基本的にはその子どもなりの健全な成長をしているといえる．しかし，徐々に身長SDスコアが低下して－2SDの線より下になってしまった場合や，－2SD以下にならなくても急激な身長SDスコアの低下が2年以上続いた場合には，専門医を受診したほうがよい．
- 女子で7歳6か月未満，男子で9歳未満に子どもの成長曲線が急に上向きになった場合は思春期早発症の可能性があるので，同様に受診したほうがよい．
- 体重曲線も重要で，急激な体重増加，逆に体重が増えない，やせてくるなどの場合は肥満症や食欲不振症などの場合がある．

[*8] 小児内分泌の専門医は，日本小児内分泌学会のホームページに掲載されている評議員，公益財団成長科学協会のホームページに掲載されている地区委員を参考にするとよい．

文献
1) 田中敏章．健常小児の0歳から17歳までの身長SDスコアの変化．日本成長学会雑誌 2012；18：63-71．

Question & Guidance

身長を伸ばしたい（生活習慣）

❓ 保護者からの Question
生活習慣で，成長を促進することはできますか？

❗ 医療者からの Guidance
- 子どもの成長は，多くの要因が影響を与える．内的要因としては遺伝的要因やホルモン，代謝などがあり，外的要因としては栄養，感染，薬剤，情緒・精神的環境，運動，睡眠などがある．しかし，成長の多くの部分は内的要因がコントロールしている．大きな病気をすると，成長は阻害される．薬剤では，ステロイドの過剰投与が成長を阻害する．母親に愛情がなく子どもに精神的ストレスを与えると，著しい成長障害をきたす（愛情遮断症候群）．このように外的要因は，成長を妨げる原因として働くことが多い．
- 外的要因のうち，生活習慣としての栄養・睡眠・運動は成長に大きく影響する．栄養が悪いと成長が悪くなることは，よく理解できる．睡眠時間が極端に短いと，やはり成長率が落ちる．それは，成長ホルモンが深い睡眠中に分泌されて，成長に働いているからで，一定以上の睡眠時間がないと，成長に必要な量の成長ホルモンが分泌されない．過激な運動で，疲れすぎて十分食事量がとれない状態では，体重が減ると同時に成長率も低下する．
- このように外的要因が原因で成長が悪い子どもは，規則正しく栄養のある食事，十分な睡眠と適度な運動に生活習慣を変えることで，もとの成長率まで成長は改善する．しかし，これらの外的要因の改善は，子どものもっている内的な要因を十分発揮させる環境をつくるだけで，その子どもなりの成長以上の成長は期待できない．睡眠時間を普通以上に長くしても，その子どもなりの成長率以上になることはない．
- 子どもの成長曲線が標準成長曲線に平行に伸びていっていることは，その子どもの内的成長能力がきちんと発揮されていること，すなわち外的要因による妨げがないことを表している．生活環境としては，規則正しい普通の生活をすることで，外的要因による成長の妨げを阻止することができるが，それ以上の成長の促進は期待できない．

✅ 医療者の確認事項
- ☐ お子さんの睡眠時間はだいたい何時間くらいですか？
- ☐ どのような運動を，どれくらいしていますか？
- ☐ お父さんとお母さんの身長は何 cm ですか？（target height　男児：両親の平均身長＋6.5 cm, 女児：両親の平均身長－6.5 cm）
- ☐ 身長，体重は計測ごとに記録していますか？
- ☐ 気管支喘息の既往はありますか？
- ☐ 食欲はどうですか？

❤ 医療者としてのアドバイス例
- 睡眠時間が不足すると，成長に必要な成長ホルモンをつくりだすことができません．小学生では8～9時間以上，中学生以上では7時間以上の睡眠時間がとれていれば成長に影響することはないでしょう．
- 適度な運動は身長増加に効果的ですが，過激な運動で疲れすぎて食事がとれなかったり，体重が減ってしまったりするようでは成長にとってはマイナスとなってしまいます．
- 規則正しく栄養のある食事，十分な睡眠時間，適度な運動は，子どもが本来もっている成長の内的要因を発揮させることにつながるでしょう．

Question & Guidance

身長を伸ばしたい（サプリメント）

❓ 保護者からの Question
「身長を伸ばす効果がある」と宣伝されているサプリメントは，効果がありますか？

❗ 医療者からの Guidance
- カルシウムや鉄，ビタミンDなどの栄養要素の不足により成長が阻害されている場合，たとえば乳幼児期のビタミンD欠乏性くる病などでは，ビタミンD補充により成長は正常に回復する．しかし，これらの栄養要素の不足がない場合には，これらの栄養機能食品を投与しても成長が促進されるという客観的なデータはない．とくにカルシウムは，骨を強くする作用はあるが，成長促進作用はない．
- 成長ホルモンの分泌を促進するといわれている物質を含むサプリメントは，アルギニンが有名であるが，アルギニンを経口投与して成長ホルモンの分泌が増えて成長が促進したという学問的なデータが，信頼できる学術雑誌に報告されたことはない．そのほかの宣伝されている物質に関しても同様である．
- 成長ホルモン分泌刺激試験に用いられているGHRP-2という薬の点鼻のスプレー製剤が開発され，主に軽症・中等症の成長ホルモン分泌不全性低身長症に投与されてその効果が検討された．治療前に点鼻により血中成長ホルモンの分泌が十分確かめられた子ども約120人を3群に分け，偽薬，低用量，高用量を1年間投与した結果，3群の1年間の成長率にまったく差がなかった．このように，成長ホルモンの分泌を促進する効果が明らかな薬でさえ成長を促進することができないことから，薬効が明らかでない「成長ホルモン分泌促進薬」が効くとはまったく考えられない．
- 成長ホルモンは，分子量が約22,000というやや大きな蛋白なので，鼻や口の粘膜からはほとんど吸収されない．たとえ少し吸収されたとしても，成長ホルモンスプレーで成長ホルモン注射と同じ効果が発現するためには，成長ホルモン注射よりよほど高濃度のスプレーを投与することが必要となるが，コストの面でもまったく見合わない．実際のスプレー中の成長ホルモンの濃度は，注射液よりも非常に低いといわれている．
- さまざまな効用をうたったサプリメントなどが発売されているが，ほとんど医学的根拠がなく，サプリメントなどで身長を伸ばすことは期待できない．

🔴 医療者としてのアドバイス例
- 身長を伸ばす効果があるとされている物質として，①カルシウム，鉄，ビタミンDを含んだサプリメント，②成長ホルモンの分泌を促進する物質を含むサプリメント，③成長ホルモンを含むスプレーなどがインターネットなどで宣伝されていますが，それらが成長を促進するというエビデンスは，まったくありません．
- 日本小児内分泌学会では，科学的な立場から評価をしています（http://jspe.umin.jp/参照）．

運動発達の評価と遅れに気づいたとき

杉江陽子｜葵町こどもクリニック

- 本項では，乳幼児の運動発達の評価と遅れの判断について，歩行獲得までの粗大運動を中心に述べる．

発達の評価はどのように行うか

- 一般的には，① 発達の指標（developmental milestone），② 自然の姿勢や動き，③ 姿勢反射で評価をする．

発達の「指標」を利用する

- 乳幼児の粗大運動の発達をみていくときに，指標となる運動があり，これら運動の発達順序はある程度一定している．つまり，定頸→寝返り→一人座り→はいはい→つかまり立ち→伝い歩き→一人歩きの順で発達していくのが一般的である．
- 指標となるこれらの運動発達には，標準となる到達月齢がある．しかし，発達には個人差が認められるため，この個人差を考慮したときに，その指標となる発達がどの年齢で何％ができるようになったかを通過率で示すとわかりやすい．
- 一般健診の成書で標準的とされる到達月齢を ❶ に示す．一般的にはこれを基準にして評価すればよいと考える．参考までに判定基準の異なる2種類の到達月齢（75％と90％）[*1] を併記し，2種類の判断基準は ❷ に示す．

自然の姿勢や動きを観察して発達を評価する

- 発達は連続して起こっており，自然な姿勢や動きに表れている．どの月齢で，どんな動きが標準的であるか知っておくとよい．代表的なものを ❹ に示す．発達経過を一連の流れとして理解していれば，どの月齢で評価し

[*1]
一つは日本の厚生労働省による一般的な発達調査によるものである．この調査は平成2年から10年ごとに行われている．無作為抽出により保健所で一般的な計測，発達状況などを調査する方法である．参考までに平成12年と平成22年の通過率の比較を ❸ 示すが，ほとんどの発達項目において平成22年度では平成12年度より少し遅めになっている（平成12年度では平成2年度よりさらに遅い）．この理由は不明であるが，生育環境の変化も一因であるかもしれない．今後も標準的到達月齢は変動していく可能性があると思われる．
もう一つはデンバーⅡ式発達テストの日本人乳幼児の到達月齢である．

❶ 一般的な運動発達の指標と標準的到達月齢

基準となる運動発達	標準的到達月齢	平成22年度一般調査		デンバーⅡ 日本人	
		75％通過月齢	90％通過月齢	75％通過月齢	90％通過月齢
首のすわり	3〜4か月	4か月	4〜5か月	3.3か月	3.9か月
寝返り	5〜6か月	5〜6か月	6〜7か月	5.2か月	6.1か月
一人座り	7〜8か月	8か月	9〜10か月	9.4か月	10.6か月
はいはい	7〜8か月	8〜9か月	9〜10か月		
つかまり立ち	10か月	9か月	10〜11か月	9.7か月	11.1か月
伝い歩き	10〜12か月				
一人立ち	12か月				
一人歩き	13〜15か月	14か月	15〜16か月	15.4か月	17.4か月

❷ 運動発達の判断基準—2つの判断基準

運動発達の指標	厚労省一般調査の判定基準	デンバーⅡ式発達テストの基準
首のすわり	乳幼児を背臥位に寝かせ，両手を持って引き起こしたとき，首が遅れないでついてくるとき「できる」．遅れた場合は引き起こし加減を少し戻して，再検した．再検してなお遅れる場合は「できない」	座った姿勢で子どもを支える．少なくとも数秒間，子どもが頭をたれずに，まっすぐに，しっかりと首を支えていられる
寝返り	左右どちらかの方向にでも背臥位から腹臥位に変わることができるものを「できる」	子どもが背臥位から腹臥位に，あるいは腹臥位から背臥位に寝返るかを観察する．みられなければ，親に少なくとも2回以上できるか尋ねる．子どもが少なくとも2回以上寝返れば可
一人座り	おおむね1分以上支えなしで座っていられるもので，このとき両手を床についていないものを「できる」	テーブルの上に子どもを座らせた姿勢で支える．子どもが倒れないのを確かめながら，ゆっくりと両手を離す．子どもが5秒以上一人で座っていれば通過．子どもが自分の手や足をテーブルについて体を支えていてもよい
はいはい	はって移動できるものを「できる」	
つかまり立ち	長時間かかっても何かにつかまって一人で立ち上がれば「できる」，他人が立たせてやって立っているものは「できない」	「つかまり立ちをする　5秒以上」：子どもをしっかりとした物（人ではいけない）につかまらせて立たせる．子どもが5秒以上つかまって立っていれば可　「つかまって立ち上がる」：子どもをいすか低いテーブルのそばの床に座らせる．おもちゃなどで気を引いて，椅子やテーブルにつかまって立ち上がるかみる．子どもが体を引き上げて立てば可

❸ 一般調査による乳幼児の運動機能通過率—平成12年（----）と平成22年（―）の比較

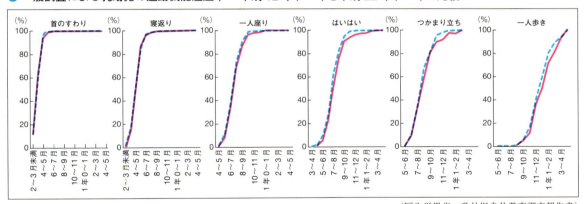

（厚生労働省．乳幼児身体発育調査報告書）

ても，現在の児の発達段階がどの月齢に近い発達をしているかを把握することができる．

● 早産児や周生期に異常のある児は，一時的に姿勢や運動の異常[*2]を示すことが知られている．しかし，障害を残さないものを一過性ジストニアとよんでいる．

姿勢反射を利用して発達を評価する

● 児の姿勢を急に変化させたときに，元の姿勢を保とうとする動きが反射的に起こる．この姿勢反射は年齢によって異なる反応を示すため，その相を

*2
一時的な姿勢・運動の異常
- 伸展優位
- 頭部を後ろに反らせる
- 肩甲骨が後ろに引かれる
- 股関節を軽く屈曲させる
- 腹部が前に突き出る
- 下肢伸展，尖足になりやすい

❹ 姿勢と自然な運動の発達

目安月齢	背臥位	腹臥位	座位
1〜2か月	顔は右か左のどちらかを向いている 上肢はATNR姿勢様をとる 下肢は踵をついて膝・足関節を軽く屈曲	重心が前寄りとなり，殿部のほうが頭より高い 上肢は屈曲しているが，頭を支えられない 下肢は，軽い屈曲	
3〜4か月	顔は正面を向く時間が増える 上肢は，両手を目の前でかざしていたり，指しゃぶりがみられる 下肢は屈曲して持ち上げ，両足をすり合わせる動きがみられる	顔を45°以上上げ，重心は中心部へ 上肢は屈曲し，まだ十分ではないが上体を支えようとする 下肢は伸展してくる	腰を支えれば座れる
6〜7か月	顔の向き，上下肢の自由な動きが増える 両手で膝を触る動きをよく見かける（さらに進むと足）	肘で支えて上体を起こす 片方の上肢を伸ばして物をつかむ	両手をついて座る 支えなしで座る
	立位	移動 ずりはいが始まる	
8〜9か月	立たせると立っている	四つばい	安定してくる 横や少し後方の物も取れる
10か月	つかまり立ちをする	高ばい	長時間安定して座れる
12か月	一人立ち 伝い歩きも始まる 歩き始める児がでてくる 両足は肩幅に開き，膝を曲げずに外旋，体幹をねじり一歩前へ 手掌を上にして肘を軽く屈曲し挙げる(high guard) 膝が曲がるようになってきて，上肢は徐々に下がってくる(middle guard)		
18か月	さらに上達すると，上肢は下がる(low guard) 下肢に合わせて協調運動ができるようになる		

これらの変化は連続して起きている．

ATNR：asymmetrical tonic neck reflex

*3
本来は言葉よりも図のほうがわかりやすい．図や手技は成書を参考にしていただきたい．

*4
引き起こし反応(traction response)でもどちらでもよい．

みて発達段階をみることができる．

- 乳児の発達でよく行われている姿勢反射・反応を以下に示す*3．
  - ▶引き起こし反射*4：4か月では頭部と体幹がほぼ一直線上となる．上肢は力を入れてくるようになるため肘関節が屈曲の程度を増してくる．下肢も膝での屈曲位が増してくる．5か月では引き起こし始めから頭部をもち上げてくる．7か月では引き起こし始めると上肢に力を入れて起き上がってくる．下肢はむしろ伸展してくる．異常と考えられる反応は，頭部背屈が強い，体幹の反りが強い，腰がずれてきてしまう，下肢がつっぱって立ってきてしまう，上肢が伸びきったまま，などである．
  - ▶ランドー反射：1か月では頭部，体幹，四肢とも軽度屈曲．頭部を徐々にもち上げるようになり，2か月で頭部，頸部，体幹上部がほぼ一直線に，下肢は徐々に伸展位をとる．4か月では顔を上げる．6か月では，頸，体幹，下肢とも伸展気味となる．異常なのは過度の屈曲位，伸展位がみられるときである．

▶ **垂直吊り下げテスト**：5か月くらいからピョンピョンさせる．7か月くらいで体を支えるようになる．上肢は2か月では屈曲回内位から軽度屈曲位をとる．異常なのは，上下肢や体幹が異常に脱力している，過度の緊張で下肢の交差がみられる，手を握り締めたままのときである．
▶ **パラシュート反応**：8か月から出現する．両手が出なかったり，左右差がある場合は異常である．
▶ **視性立ち直り反射**：5～6か月から出現．
▶ **ホッピング反応**：10か月くらいから出現．

どのようなときに運動発達の遅れを疑うのか

- 運動発達の指標に示されている標準的月齢を過ぎているときは「要注意」と考える．❺の場合は遅れと判断する．
- 通過月齢が，その発達の75～90％の通過に当たる場合は，「要注意」と考える．90％を過ぎている場合は遅れと判断する．
- 自然にみられる姿勢や，姿勢反射の反応が標準より2～3か月以上遅れている場合は「遅れ」と判断する*5．

早産児の場合は

- 早産児では修正月齢を用いる．
- 早産児の修正月齢の適応をいつまで行うかについては明確にされていない．追いついてしまえばそこで終了であるが，門井は，在胎32週以上は1歳まで，在胎28週未満は3歳ころまでとしている[1]．

📋 運動発達の遅れに気づいたときは

- さらに詳しくチェックして遅れの程度やその他の所見を確認することになる．

二次健診，専門医への紹介

- 集団検診においては，その地域において，事後措置フローチャートが決まっていることが多い．遅れが疑われた場合は二次健診へと紹介状を書く．あるいは，その程度に応じて，既往歴，家族歴，小奇形など診察所見の異常があれば二次健診へ．なければ，かかりつけ医に相談を勧めるか，保健師に1～2週間後の様子確認を依頼する．
- 個別健診の場合は，遅れや異常がはっきりしていれば，専門医に紹介する．要注意の場合は，もう少し詳しく検討を行うことになる．一般的には後日（1～2週後）新たに時間を確保（30～60分）し，詳細な項目について診察を行うことになる．遅れが軽度の場合や予後が良好の可能性が高いと判断した場合は自院で経過観察を続けていき，遅れや異常が明確になってくれば紹介へと切り替える（❻）．
- 専門医への紹介のタイミングは個々の医師で多少の違いがみられるのは当然と考える．「予後良好群の可能性」という判断に不安があるならば，その時点が紹介のタイミングと考える．
- 運動発達に遅れがある場合は，どのような疾患が想定されるか．可能性のある疾患については，❼に示した流れを念頭において考慮している．

❺ 運動発達の遅れと判断する場合

- 5か月過ぎても首がすわらない
- 10か月過ぎても一人座りできない
- 1歳半過ぎても一人歩きできない

*5
ただし，これはただちに病的と判断する目安ではない．

❻ 運動発達の遅れに気づいたときのフローチャート

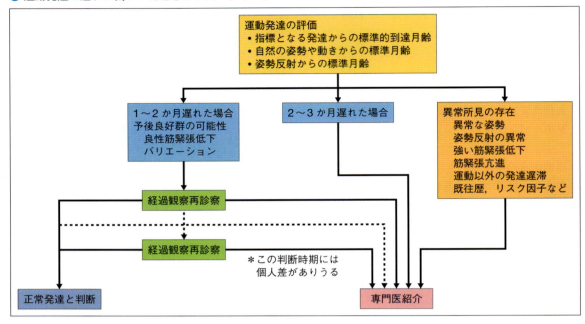

❼ 運動発達の遅れと考えられる診断

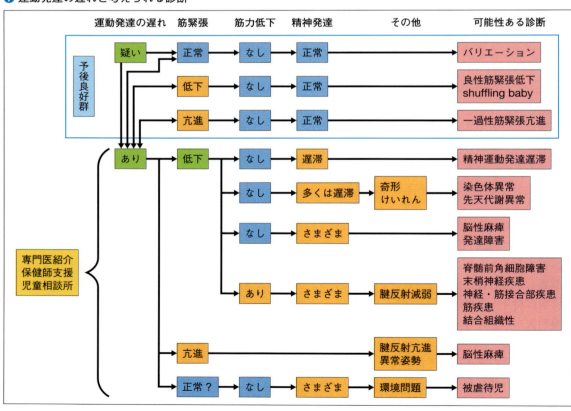

保護者への説明はどのように行うか

> ▶基本的に，気になる点はしっかりと保護者に伝えなくてはならないが，どのように伝えるかが課題である．

保護者の心境について
- 多くの疾患に慣れている医師と初めての経験に近い親の気持ちとの間にはギャップがみられるのは当然のことと思われる．新聞などの投稿記事を読んでいて，医師にとってなんということない経過でも，親はものすごく喜んだり，ものすごく心配をしているのを見かけるにつけ，その心境の違いに気づかされることがある．
- 運動発達の遅れについても，密かに心配しているが質問できない，聞くのが怖い，あるいは指摘されてしまい不安で不安で仕方がない，といった気持になることも想定し，言葉を選んで話を進めたい．

遅れが明らかな場合

> **例 対応と言葉**
> - 「首のすわりが遅めなのが気になります」
> - 「個人差も大きいので，今ここですぐに大丈夫かどうかの判断は難しいです」
> - 「専門の先生にも診ていただいたほうが私も安心です」
> - 「せっかくなら，早く診ていただいたほうが安心なので，紹介状を用意しますね」
>
> などといったことを正直に話すようにしている．

- しかし，同時に明らかな異常，たとえば筋力低下，小奇形があってもそれにはあまりふれず，紹介先に一任してしまうことが多い．
- 保護者が専門医への受診に気が進まないようなら，気になる点を追加して説明し，何とか同意が得られるように努力していく．
- 断定的な言い方「首のすわりが遅れていますね」や「目の動きがおかしい」といった表現は避けたほうがよい．

遅れの程度が軽度な場合
- どういう点が気になるかを具体的に話す．考えられることとして，もし，良性筋緊張低下（あるいは個人差，バリエーション，シャッフリングベビーなど）を疑っているなら，「お座りが少し遅れているけれど，良性筋緊張というのがあって」とその説明を行い，「筋肉は柔らかいけど筋力の低下はないと思う．周りに対する興味もしっかり示している」などの根拠も話す．そして，「1回の短い時間の診察で判断するのは難しい．経過をみないと判断できないことが多い」，「1か月後にその遅れている点がどうなるかもう一度診せてほしい」と続け，同意が得られれば次回の予約を行う．

- 次回診察まで待つ不安が強い場合や，自分だけの診察判断では不安な場合には「もっと専門の先生に診ていただきましょうか」と専門医を紹介する．

保護者に十分に伝えるには
- 保護者にどう切り出すかはなかなか難しい．言い始めて保護者の不安が強そうであると軽めの言い方になりがちである．軽く言いすぎて，後々もっとはっきり言ってほしかったといわれることもある．逆に，どうしてもわかってほしいとあせると，他院に相談して「大丈夫」と言われ，対応が遅れてしまうこともある．
- そのようなことを防ぐために，次回の予約までの間隔を短くして，何回か会話を重ねるとお互いの気持ちが通じ合うようになることが多い．よりはっきりしたことが言いやすくなる．頑なでなかなか受け入れに時間のかかる人もいるが，これも同様に回数多く会うことを心がける．しかし，どうやってもうまく伝わらないこともあるのも事実である．

次回受診までに家庭で心がけてもらうこと
- 全体的には子どもと関わる時間を増やすように心がけてもらう．
  - ▶首のすわりが遅いときは，腹ばいにする時間を増やしてもらう．嫌がって泣いているようでも，少しだけ長めに泣かせたままにしてもらう．
  - ▶4か月くらいで腹ばいにしたときに上肢が前に行かず後方に伸展する姿勢をとっているときは，前に支えるようにおいてもらう．抱くときも片方の上肢が親の脇の下から背中にまわるのを避け（肩が後方に引かれる），肩が目のほうにくるようにしてもらう．
  - ▶お座りが遅い場合は，お座りの姿勢にしてしばらく保持してもらう．
  - ▶はいはいをしない場合は，前におもちゃなどをおいて誘導を試みてもらう．
  - ▶立たなくてもはいはいができてそれが速い場合は，無理に立たせなくてもいっぱいはいはいをさせておいてもらう．
  - ▶立てるのに一歩が出ない場合は，両手に何か軽いもの（ぬいぐるみみたいなもの）を持たせて誘導してみてもらう．

  など簡単なことをお願いしている．

地域担当保健師の訪問の依頼
- 医師よりも保健師のほうが気楽に相談できることがある．保護者が不安そうなときは，地域担当保健師の訪問システム[*6]があることを話し，同意が得られれば保健師に連絡をとり事情を説明する．

診察場所
- クリニックではベッド上での診察が多い．遅れや異常所見が気になったときは，寝返りやはいはいのできるスペースで自然の動きの観察も含めてゆっくり診察ができるとよい[*7]．
- 30分以上の時間をとり，親，きょうだいでふだんの雰囲気づくりをしてもらう．様子をうかがいながら接近し触ったり，抱いたりしながら姿勢反射や筋力など診察を行う．

[*6] これは地域によって異なる可能性がある

[*7] 診察室としてそのようなスペースを確保する余裕がないので，当院では2畳弱ほどの広さの待合室の遊び場を利用している．

運動発達以外にチェックすべき項目

- 家庭での様子（環境要因）を聞く．発達を促すには環境要因は欠かせない．以下のことなども会話の途中で聞いておく．保護者自らかまってなかったと反省されることが多い[*8]．
  - 家でどのように子どもと接しているか．
  - 子どもの相手になる時間はとれるか．
  - きょうだいがいて刺激になっているか．また，逆にきょうだいに手がかかってしまい，寝かせっぱなしの時間が多くないか．
  - 家事育児に目いっぱいで疲れていないか．
  - 子どもが育てにくいと感じていないか．
  - 相談したり，手助けしたりしてくれる人が身近にいるか．
- 虐待の可能性についても常に念頭においておく必要がある．
- 既往歴にいわゆる脳障害のリスク因子[*9]がないかどうか．
- 一般理学所見の異常[*10]の有無をチェックする．

神経学的異常所見

- ここで最も重要となるのが筋緊張の異常の有無である．
- **筋緊張の評価**：次の3点，① 硬さ（consistency），② 被動性（passivity），③ 伸展性（extensibility）で行う．とくに乳幼児の発達の遅れがある場合は高率に筋緊張低下を伴っていることが多い．
  - ▶ **筋緊張低下**：① 筋肉をつまむと柔らかく，② 前腕や下腿を持って振ると手関節や足関節がブラブラと大きく振れる．③ 関節を他動的にゆっくりと曲げると過伸展を示すことで判定する．上肢を内側に引っ張ると肘が正中線を越え上肢が首に巻いたスカーフのように見える（スカーフサイン）ことや，仰臥位で下肢を持ち上げると踵が耳についてしまう踵耳徴候などがある．筋緊張低下を示す児で最も頻度が高いのは精神運動発達遅滞である．
  - ▶ **筋緊張亢進**：筋肉は常に緊張した状態で硬く，体幹は反りが強く，下肢は股関節，膝関節，足関節とも伸展位をとり，上肢は一般的には肘・手・指関節ともに屈曲する．筋緊張の亢進がみられる場合は脳性麻痺が最も考えられる．
- **筋力の評価**：乳幼児の筋力の評価は，まずは手足の動きの観察から，重力に抗して手足を動かすことができるかどうか診る．泣いたときのほうがわかりやすい．次いで，手足をつかんで引っ張ると逃げようとする動きがみられる．その逃げようとする力があるか，弱いかで判断する．筋力低下があれば神経筋疾患が疑われる．
- **フロッピーインファント**[*11]：臨床所見を❽に示す．フロッピーインファントと判断した場合は，予後良好群とは考えにくい．
- **反射の異常**：原始反射[*12]の消失の遅れ，深部腱反射の亢進・減弱をみる．
- その他，自然姿勢の異常や姿勢反射での異常姿勢，運動量の左右差，けいれんの有無なども参考になる．
- 運動発達以外の遅れのチェックも重要である．遠城寺式とデンバー式の2

[*8] 逆に，過保護のため立位が遅れたケースが報告されている．祖父母と同居する1歳6か月の男児は，ぐずると祖父母や母親が抱っこしてあやすことが日常化しているため，欲しいものがあっても自分からは取りに行かず，一人立ちができなかった．家族へ過干渉の制限を指導して，ようやく立位と歩行開始を認めた[2]．

[*9] **脳障害のリスク因子**
神経疾患家族歴，高齢初産，妊娠分娩合併症，胎内感染，子宮内発育不全，周生期新生児期異常（胎児切迫仮死，仮死，低酸素性虚血性脳症，頭蓋内出血，新生児けいれん，高ビリルビン血症，低血糖，呼吸障害），早産児，低出生体重児，出生後の頭蓋内感染症，頭蓋内出血，頭部外傷などである．

[*10] 発育不全，頭囲の異常（大頭症，小頭症），小奇形などの異常．

[*11] **フロッピーインファント**
新生児期から乳児期に筋力低下を伴い，全身性の筋緊張低下が強く認められる児は，フロッピーインファント（floppy infant, グニャグニャ児）とよばれている．

[*12] モロー反射は原始反射のなかで発達との関連では最も重要である．新生児期は些細な刺激でも誘発されやすい．この時期に消失している場合は中枢神経の異常が疑われる．生後6週くらいから第1相のみとなり，4か月では手のみの反応が残ることがある．深部腱反射の亢進は一次ニューロンの異常，減弱は二次ニューロンまたは筋の異常が疑われる．

❽ フロッピーインファントの特徴的所見

- 背臥位で蛙肢位（flog leg posture）をとる
- 大腿が外転外旋位で，上下肢ともベターッと床につく
- 重力に抗して上下肢を床から持ち上げられない
- 他動的に上下肢を持ち上げて離すとすぐに床に落ちる
- 四肢の自発的動きが乏しい
- 引き起こし反射で，頭は後ろへ垂れ（head lag），上肢が伸びきったまま
- 座らせると上半身が下半身にべったりと折り重なる（double folding posture）
- 両脇に手を入れるだけで体をつかまない状態で持ち上げると，肩がするりと抜けてしまい持ち上げられない（loose shoulder）
- ランドー反射で，腹部を支えて持ち上げると頭，上下肢がダラリと下がり逆U字のようになる（inverted U）

❾ 遠城寺式とデンバー式発達テストの特徴

遠城寺式
- 対象年齢は0～4歳7か月で，最も簡便で，比較的短時間ででき，スクリーニングに適している
- 保護者に対する質問形式で，6項目（運動〈移動運動・手の運動〉社会性〈基本的習慣・対人関係〉，言語〈発語・理解〉）に分けて評価できる

デンバー式発達スクリーニング日本語版（デンバーⅡ 1990，日本語版 2003）
- 対象年齢は0～6歳で，それぞれ項目ごとに25%，50%，75%，90%通過できる年齢が記載されているため，発達の個人差を把握するのに活用できる
- 4領域（粗大運動，言語，微細運動―適応，個人―社会）に分けて評価している

POINT

運動発達の遅れがある場合は，個人差の範囲内なのか，病的なのか，予後良好群であるのかの鑑別が重要となる．そういう意味ではこの予後良好群は経過観察をしていくのか，紹介をするのかの判断が重要なカギとなる．
筋緊張に異常があっても，順序どおりの発達をしていなくても，経過を追っていくと最終的には正常と判断される一群がある[*13]．

*13
順序どおりの発達をしない群は正常バリエーションとよばれる．正常発達という言葉に対して，定型発達を用いることがある．それを受けて，非定型発達群，特異発達群ともよばれることもある．
正常バリエーションについてはQuestion & Guidanceに記したのでそちらを参照されたい．

つの発達テストを❾に示す．

予後良好群とは

- **良性筋緊張低下**：筋緊張低下が認められ，運動発達の遅れが認められる．遅れの程度は比較的軽度である．筋力低下は認められない．異常姿勢，異常運動は認めず，知的発達にも問題がない．1歳半ころには歩行を獲得し，その後の発達に問題がない．予後良好群のなかでは，この良性筋緊張低下が最も頻度が高いと考えられる．

- **一過性筋緊張亢進**：反り返りが強く，引き起こしで頭部の後屈が認められるが，上肢の動きはよく，発達そのものの遅れは少ない．

文献
1) 門井伸暁．発達の個人差に留意した診察を．柳澤正義監，横田俊一郎編．小児科外来診療のコツと落とし穴③―乳幼児健診．東京：中山書店；2004．p.40．
2) 田原卓浩．1歳6か月児健診における境界児．前川喜平ほか編．乳幼児健診における境界児―どう診てどう対応するか．東京：診断と治療社；2010．p.58-64．

参考文献
- 前川喜平，小枝達也．写真でみる乳幼児健診の神経学的チェック法．第8版．東京：南山堂；2012．
- 福岡地区小児科医会 乳幼児保健委員会．乳幼児健診マニュアル．第4版．東京：医学書院；2011．
- Frankenburg WK．日本小児保健協会．DENVERⅡ―デンバー発達判定法，東京：日本小児医事出版社；2005．
- Dubowitz V. The Floppy Infant（Clinics in Developmental Medicine（Book 76））. 2nd ed. London：Mac Keith Press；1991．

Question & Guidance

運動発達の遅れと正常バリエーション

❓ 保護者からの Question

　生後10か月です．はいはいをなかなかしてくれません．腹ばいも嫌いなようで，腹ばいにすると泣いてしまいます．立たせてみようとしても足を前のほうに伸ばしてしまい，床につくのを嫌がります．ほかの子ははいはいしているのに大丈夫でしょうか？

❗ 医療者からの Guidance

- 発達には個人差が認められる．それは，発達指標に到達する時期の標準月齢からはずれていたり，運動姿勢が典型とはいえなかったりという形で認められる．そして，必須事項は，最終的には正常発達と判断されることである．これらを総称して正常発達バリエーションとよぶ．
- よく知られている正常発達のバリエーションを以下に羅列する．
寝返りをしない．腹ばいにすると嫌がって泣く．下肢を床につこうとしない．立たせようとすると股関節で曲げて空中で座っているような格好になる．座ったままいざる．座っていない．はいはいの形が変わっている（左右差がある，バタフライのようにする）．はいはいをしないでつかまり立ちをする．伝い歩きはよくするのに，一人でなかなか立たない．ほんの指1本で支えているだけで歩けるのに独歩に踏み切れない．発達が早い．などがあげられる．
- 今のこの児の遅れは，はたして正常バリエーションなのかどうか，経過観察中は正常か異常かを結論づけることはできない．
- 次のような事項をチェックする．
① ある発達のみが異常でそれ以外の発達は正常であるか？（たとえば，はいはいをしないがお座りまで順調だった）　② 脳障害の原因となる既往歴はないか？　③ 理学的異常所見はないか？　④ 神経学的異常所見は認められないか？　⑤ 両親やきょうだいが似たような発達を示していないか？
以上がクリアできていれば，正常バリエーションである可能性が高くなる．
- しかし，筋緊張低下はかなりの頻度で認められる．むしろ，筋緊張低下があるゆえに運動発達がゆっくり目になっていると考えられる．
- 精神発達の遅れがある場合に全体の発達が遅れてくることもかなりの頻度で認められる．周囲に対する興味や表情などの発達状況に注意する．
- いずれにせよ，定期的に経過をみていく必要がある．

✅ 医療者の確認事項

- ☐ お座りは安定して，長い間座っていられますか？
- ☐ 周りの人や物に関心を示しますか？
- ☐ あやしたりすると生き生きした表情で，喜びを表現しますか？
- ☐ 小さなものを親指と人差し指でつまんだりしますか？
- ☐ マネができますか？（バイバイや手を叩くなど）

💗 医療者としてのアドバイス例

- 体は少し柔らかいので，こんなふうに足が耳についてしまいますね．
- でも，お座りはとても上手ですね．後ろのほうにあるおもちゃも安定して取れますね．それに足を引っ張ったりすると嫌がってけっこう強い力でひっこめますね．筋肉の力は普通にあると思います．
- ベッドに寝かせたらあんなに泣いたのに，お母さんが抱っこしたら泣き止んで，私がお母さんに説明しているのをまるで聞いているみたいですね．知恵の発達も良さそうですね．
- 少し遅れるかもしれませんが，追いついてくるタイプの可能性が強いと思います．また1か月後にみせてください．それまでは家では腹ばいにして，少し前におもちゃなどおいて興味をもたせて，前に進もうとする気になるか気長にみてください．

言語発達の評価と遅れに気づいたとき

宮崎雅仁 | 小児科内科三好医院

保護者の訴えと言語発達が遅れる原因

- プライマリ・ケアに携わる医療者にとって，1歳6か月前後の子どもをもつ保護者の訴えとして，発語の遅れを意味する「言葉をしゃべらない」は，処女歩行の遅れを意味する「歩かない」と双璧を成すものである．
- 言語発達の遅れの原因は多種多様であり，プライマリ・ケアの段階でそのすべてを鑑別することは困難である[*1]．
- 満1歳を過ぎた子どもが発する言葉の働きとしては，① 他人に要求を示し，その人を動かす手段，② 喜怒哀楽などの感情表現の手段，③ 自己の存在を他人に告知する手段，があるが，最近ではそれらの働きを必要としないテレビやビデオの過剰な視聴時間によるマイナスの環境因子から生じる言葉の遅れを認める子どもも散見する．
- 本項では，プライマリ・ケア医が適切に子どもの言語発達を評価し，いかにその言葉の問題について対応すべきかを記載する．

[*1] たとえば，その病態生理が器質的な場合もあれば，年齢とともに発達の過程として言語機能が正常化していく小児特有の特発性言語発達遅滞[1]も存在する．

子どもの言語の問題とプライマリ・ケア

- 子どもの言語の問題としては，言語発達の遅滞に加えて構音障害や吃音のような言語の質的な問題も存在する．プライマリ・ケア医にとって，言語の問題を抱えた子どもに対して自分自身で診療を続けるべきか，専門医や公的な専門機関へ紹介すべきかの判断を下すことは重要な役割の一つである．専門医や公的な専門機関へ紹介すべき目安を❶に示す．
- 一方，プライマリ・ケア医が問診・診察をして生理的範囲内の言語の遅れと判断すれば，行動や対人関係の問題の有無にかかわらず，言語発達を妨げるマイナスの環境因子の排除を指導しながら1〜2か月程度の間隔で経過観察し，その結果，症状の改善があればそのまま自ら診療を続けることも可能である．
- 発達障害を疑う子どもの場合でも，ただちに専門医に紹介せずに生活リズムの改善や顔真似・手真似を指導しながら経過観察することも必要と思われる．

> **POINT**
> 基本的には家族の希望や心配の度合いを読み取りながら，家族に寄り添い対応していくことが重要である．

子どもの言語発達と評価

- プライマリ・ケア医が診療のなかで子どもの精神運動発達を評価する場合は，運動機能と言語機能に大別して行う必要がある（❷）[3]．

❶ 専門医・公的機関への紹介の目安

- 言語の問題以外の神経症状を伴い，基礎疾患を検索するための精査が必要な場合
- けいれん症状や運動麻痺などの専門医での医学的処置や治療が必要な場合
- 通常の子どもの言葉の問題と異なり，失語症などの脳変性疾患を疑わせ，獲得していた能力が消失する，いわゆる退行現象を伴う場合
- 家族関係や家庭環境に著しく問題があり，公的な介入などが必要な場合
- 家族が強く専門医受診を希望している場合

❷ 運動・言語発達

月齢	運動発達	言語発達
4か月	頸定	声を出して笑う
6か月	寝返り	人・物に対して発声
10か月	はいはい	喃語・模倣動作
18か月	独歩	有意単語
24か月	走行	2語文
36か月	階段の昇降	3語文（会話）

（宮崎雅仁．2012[3]）

言語機能の評価

- 言語機能の評価には，患児の診察や家族からの詳細な問診と同時に遠城寺式や津守・稲毛式などの簡単な質問形式の発達検査を用いることが多い．
- 言葉の問題としては言葉の遅れ，言語不明瞭や吃音などがある．一般的な発語の発達過程としては，1歳で「マンマ」「ブーブー」などの単語が1〜2語出現し，1歳6か月になると名詞数が5つ以上出現し，2歳時には単語数の増加に加えて「パパ，カイシャ」などの2語文につながる．3歳になると「ママ，アッチ，イッタ」などの3語文が出現し，徐々に会話も可能になる．
- 言語発達には個人差が大きくその遅れを生理的か病的な遅れかを評価することは重要である[*2]．言語発達の一つの目安として，2歳で意味のある単語がまったくでていない場合や3歳で2語文を話していない場合は病的な遅れとしてとらえる必要がある．
- 問診は言葉の問題の具体的内容，程度やその背景を知るうえでたいへん重要である．❸ にプライマリ・ケア医での診療で必要と思われる問診項目について記載する．

*2 たとえば，性別に関していえば一般に男児のほうが女児に比べて遅れるといわれている．

❸ プライマリ・ケア医での問診

家族歴
血族結婚の有無，親族内の神経疾患・難聴・言語障害・遺伝性疾患の有無，保護者の年齢・職業・学歴
既往歴
母親が子どもの妊娠中に罹患した感染症などの疾患，喫煙・飲酒の有無，分娩・新生児期の情報，乳幼児期の感染症などの罹患歴
発達歴
言語発達を含む精神運動発達の経過，乳幼児期の生育環境
現在の生活環境や状況
現在の言語能力，退行の有無（一度獲得した言語能力の消失を含む），対人関係の問題の有無，興味の偏りやこだわりの有無，多動傾向や落ち着きのなさの有無，家族構成，親子・兄弟関係，生活リズム（睡眠時間，テレビ・ビデオなどの視聴時間）

❹ 発語の準備段階評価のための確認事項

言語理解の有無
- 発語の遅れている子どもが言語の理解が可能かどうかを評価することは，病態生理や予後を推測するうえで重要である
- 具体的には，1歳6か月程度で「ゴミ箱ポイ」などの簡単な手伝いが可能かを問う．言語理解がない場合は，発語がかなり遅れる可能性が残る

身振り・手振り・指差しなどの有無
- 言葉の代替として体を用いた表現が可能かを評価する．これらの表現を認めない場合はASDなどの言語発達の予後不良なことがある
- 指差しには大別して3種類の指差しが存在する[2]．目に入ったものを何でも指差して周囲の人に共感を求める「定位の指差し」，自分の欲しい物を指差す「要求の指差し」，絵本などを見ながら「ブーブーは？」との問いに対して答えて指差しをする「可逆の指差し」がある．通常，発語の出現とともに前二者の頻度は減少していく

模倣動作が可能か
- 単純な言葉の模倣だけでなく，人の顔真似，手振りを模倣することは発語の準備段階として重要である．非言語性のコミュニケーション能力にも密接に関連しており，ASDを含む発達障害の子どもではその苦手さが目立つ
- 一方，日常生活での顔貌模倣や上肢模倣の動作トレーニングで非言語性コミュニケーション能力を鍛えることは，言語性コミュニケーション能力の向上にもつながる

3項目すべてがすでに認められていれば意味のある言葉が出現する時期も近いと解釈される．家族にその旨を伝えると心配が少しは軽減する．また，これ以外でも，保護者が指示した対象物を保護者と視線を合わしながら見合す共同注意の有無も，非言語性コミュニケーションの発達段階の参考になる．

- 問診のなかで特定の障害が浮き上がれば，その障害に対する質問を追加する[*3]．

言語発達遅滞と対応

▶ 言語発達の遅れを評価する場合のキーワードは，聴力，言語理解，発語，対人関係である．

- 言語発達の遅れで受診する場合，その多くは，「言葉が出ない」などの言語表出に関する主訴であるが，同時に「名前を呼んでも返事をしない」「言っていることが理解できない」「落ち着きがない」「他人に関心がない」などの問題を同時に訴えることも多い．
- 運動機能や対人・行動面に問題なく言語発達のみの遅れの場合，生理的な遅れの可能性や環境因子による悪影響を考慮して，基本的には生活リズムの改善，とくにテレビ・ビデオの視聴時間を控えることが初期対応となる．
- 言語理解が良好で指差しやジェスチャーなどの発語の準備段階に到達している場合は，発語を促す意味から親子で絵本を見たり，積極的に読み聞かせたりすることも重要である．
- 専門医・専門医療機関への受診，言語訓練に関しては，明白な言語の遅れである「2歳で単語を発しない」「3歳で2語文が出ない」と確定される以前

[*3] たとえば，自閉スペクトラム症（ASD）が疑われれば，それに対して特化した質問紙である広汎性発達障害日本自閉症協会評価尺度（PARS）を参考にして関連した質問を追加することも可能である．また，意味ある言葉を発しない子どもに対しては，発語の準備段階の評価を目的に，❹の3点の有無を確認する必要がある．

ASD：autism spectrum disorder

PARS：Pervasive Developmental Disorders Autism Society Japan Rating Scale

- から，家庭での適切な対応に加えて早期に取り組むことは基本的には問題はない．
- 言語発達の遅れの原因・病態生理は多種多様であるが，本項では知的障害に伴う遅れ，ASDなどの発達障害に伴う遅れ，不良言語環境を含む環境要因による遅れ，特発性言語発達遅滞に加えて，特殊な例である獲得性てんかん性失語（ランドー・クレフナー症候群）についてもふれる．
- なお，難聴[*4]とそれ以外の原因による言語発達遅滞を鑑別することは不可欠である．

知的障害に伴う遅れ

- 染色体異常症，脳変性疾患や周産期障害などにより言語発達遅滞を認めるが，原因不明の場合も多い．
- 発語以外に言語理解も不十分な場合が多く，原因により予後も左右され，重篤な場合は終生発語を認めない．
- 脳変性疾患などの進行性の病変では獲得した言語機能が消失する，いわゆる退行現象を認めることがある．
- 専門医への紹介と同時に基礎疾患，原因に対する対応が優先される．

ASDなどのコミュニケーション障害に伴う遅れ

- ASDでは，その子どもがもつ知的レベルに比較して，対人関係の障害，言語および非言語性コミュニケーション能力の低下やこだわり・興味の偏りが目立ち，基本的には自閉傾向を伴う発達障害を示す．コミュニケーション障害には言語発達の遅れに加えて非言語性のコミュニケーション障害，すなわちジェスチャーなどによる代替の努力を認めないなどの特徴を有する．
- 古典的な知的障害を伴うASDでは意味ある言葉を生来認めない例もあるが，一部に折れ線型と称される，一度獲得した言語能力を消失する子ども存在する[*5]．
- また，十分会話可能な語彙を有する知的障害を伴わない高機能ASD（知能指数が境界域以上，すなわち70以上）でも，自分勝手な会話が目立ちコミュニケーションの手段となりえなかったり，他人と会話を開始し継続することが困難であったりする（❺）[3]．高機能群では年齢に伴い一般的な言語能力は向上するが，社会生活上の対人関係などで問題を引き起こすこともまれではなく，対応としては，通常の言語能力獲得のための言語訓練に加えて，社会性の習熟訓練（ソーシャル・スキル・トレーニング）などの心理社会的アプローチが必要である．

不良言語環境などの環境要因による遅れ

- 環境因子が悪影響を及ぼす言葉の遅れとして，以前は，低栄養，両親が高度難聴者で極端に言葉の少ない家庭や家族構成で大人ばかりいる環境が問題視されていた．しかし，昨今は少子化の影響で日中母親と2人だけで暮らす核家族や愛着[*6]に問題のある被虐待児例（反応性愛着障害〈RAD〉）での言語発達遅滞やコミュニケーション障害が問題視されている．
- 虐待などの不適切な養育環境のもとでは正常な愛着反応が生じにくく，異

[*4] 高度の難聴については新生児の聴覚スクリーニングや日常生活のなかで見逃されることはそれほど多くはないが，50 db程度の難聴の場合は言語発達の遅れとして初めて見いだされたり，行動面の問題，たとえば多動傾向や自閉傾向を主訴に医療機関を受診したりすることもあり，注意が必要である．

[*5] たとえば「1歳6か月ころには2〜3単語を発していたが，2歳ではまったく話さなくなった」など．

[*6] 愛着
乳幼児が不安に駆られたときに養育者によって不安をなだめる行動であり，対人関係，自律的情動コントロールおよび社会的行動の基礎・基盤となる．

RAD：reactive attachment disorder

❺ 自閉スペクトラム症

対人関係の障害

1. 非言語性行動の使用の著明な障害
   - 会話中に視線を合わさない
   - 会話中の身振り手振りが乏しい
   - 会話中の表情に乏しい
2. 発達水準に相応した仲間関係をつくることの失敗
   - 同年齢の子どもと比較して友だちの数が少ない
   - かなり年上の人や年下の人か，家族としか関わりがない
   - 共通の特定の興味をもつ人としか付き合いがない
3. 楽しみ，興味，成し遂げたものの他人との共有を自発的に求めることの欠如
   - 自分の活動や興味や成し遂げたことに回りの人の関心を引こうとしない
   - 指差しをしない
   - ほめられることに対する関心や反応が乏しい
4. 対人的または情緒的相互性の欠如
   - 他の人に応答しない
   - 他人を意識しない，他の人の存在を忘れる
   - 一人遊びや孤独な活動を好む

コミュニケーションの障害

1. 話し言葉の遅れまたは完全な欠如
   - 発語（意味のある単語）の開始が，満2歳より遅い
   - 2語文の出現が満3歳以降である
2. 他人と会話を開始し継続する能力の著明な障害
   - 自分から会話を始めたり，会話を継続できない
   - 言葉のキャッチボールではなく，1人で一方的に好きなことを喋り続ける
   - 相手の発言に対して適切なコメントができない
3. 常同的で反復的な言葉の使用または独特な言語
   - オウム返しに相手の言葉を言い返す（反響言語）
   - コマーシャル，テレビ番組，歌詞のワンフレーズを繰り返す
   - 過度に格式ばった言い回しや大人びた喋り方をする
4. 「自発的なごっこ遊び」や「社会性をもった物まね遊び」の欠如
   - おもちゃや人形を用いてごっこ遊びができない
   - ある物を他の物に見立てることができない
   - みんなと一緒に楽しむ集団遊びには興味がない

興味や思考の偏り・こだわり

1. 常同的で限定された型の1つまたはそれ以上の興味だけに熱中する
   - 特定の話題や活動の話ばかりしたり，そのことが頭から離れない
   - 年齢不相応な話題に熱中する
   - 興味のあること（車種，ロゴマークなど）に関しては優れた記憶力を示す
2. 特定の機能的でない習慣や儀式に明白な頑なこだわり
   - 決まった道順や手順に従って行動をする
   - 変更があるときには前もって言っておかないと一騒動になる
   - 通常の方法との些細な違いも戸惑いのもとになる
3. 常同的で反復的な不思議な運動・動作
   - 何回も回転したり，体を前後に揺らしたり，奇妙な手の恰好を繰り返す
   - 興奮したりすると手をばたばたさせたり，単純な動作を繰り返す
   - つま先立ちで歩いたり，走ったりし続ける
4. 物体の一部，とくに細かい付属的な部分に持続的に集中する
   - 物体の感覚的性質（匂い，肌触り，細部の色彩など）に興味をもつ
   - 一般的には興味を引かれない細かな部分に執着する
   - 回転する物（洗濯機の渦，理髪店のディスプレイ，回転いすなど）を好む

（宮崎雅仁，2012[3]）

❻ 反応性愛着障害（RAD）の特徴

感情面
- 孤独感や疎外感をもつ
- 常にイライラしていて抑制がきかず興奮性が高い
- 気分にむらがあり，喜怒哀楽が極端に激しく，かんしゃくやパニックを起こしやすい，など

行動面
- 過度の刺激を求める
- 反社会的行動が目立ち，破壊的行動をする
- 衝動や欲求不満に自制がきかない
- 自分がしたことに責任をもたずに他人に責任を転嫁する
- 落ち着きがなく多動である，など

対人関係面
- 人を信頼せず過度の警戒感をもつ
- 人からの愛情を受け入れず，自分も与えない
- 見ず知らずの人でも誰彼に関係なく親しげに振るまったり，まとわりついたりする
- 不適当な感情反応を引き起こし，同年齢の友達ができない，など

常な行動，情緒の障害を生じ発達障害児に類似した病状を呈することも少なくない．経験的には，なんらかの家族不全状態のため乳児院で養育された子どもの多くにその傾向を認める．
- 乳幼児期にみられるRADの具体的特徴を❻に示す．
- 身体的にも発育不全を認め，小柄で低身長を伴う場合が多い．その臨床症状より，抑制型と脱抑制型に大別される*7．
- スマートフォンの使用や長時間のテレビ・ビデオの視聴は言葉の発達にはマイナス因子であり，それが原因と思われる言語発達の遅れも少なからず存在する*8．

特発性言語発達遅滞
- 基礎疾患として難聴や知的障害，ASDなどがなく，環境的なマイナス因子も明白ではないが，言語発達のみが特異的に遅れている一群である．
- 一般的に言語理解は良好で社会性や対人関係でも問題は生じていないが，発語が病的に遅れている状態を示す．
- 3歳まで意味のある言葉は発しないが，ASDと異なり言葉の遅れを非言語性コミュニケーションであるジェスチャーや表情で代替する．このようなタイプの大部分は予後良好で，4歳ごろより発語がみられるようになり急速にキャッチアップする．
- 結果論的な診断要素もあるが，同じような言語発達を経験した家族の存在を認めることも多く，家族歴の聴取が診断には重要である．

獲得性てんかん性失語（ランドー・クレフナー症候群）
- 小児の言語発達遅滞としては特殊なタイプに属するが，一度獲得した言語機能が低下・消失する場合に考慮する必要がある．
- 典型例では，以前に比較して「言葉が不明瞭になった」「口数が少なくなった」などの後天性失語症状に加えて，けいれん発作や脳波異常を伴うが，

*7
抑制型，脱抑制型
抑制型：極端に他者に対して無関心を示す自閉性障害に類似しており，重症例に認められる．
脱抑制型：多動，不注意，衝動性が目立つ，いわゆる注意欠陥/多動性障害様症状を呈するタイプである．

*8
筆者は，診療の際の問診結果から，視聴時間が長時間であればまずテレビ・ビデオの視聴を3歳までは控え，3歳から就学前までは1日1時間に制限するように指導して，1〜2か月後に再診するように勧めている．

❼ 構音が完成する年齢の目安

年齢	構音
2歳代	パ行，バ行，マ行，ヤ，ユ，ヨ，ワ，ン，母音
3歳代	タ行，ダ行，ナ行，ガ行，チャ，チュ，チョ
4歳代	カ行，ハ行
5歳代	サ行，ザ行，ラ行，ツ

（森永京子．2010[4]）

発症時にはけいれん発作を認めない場合もあるので注意を要する．
- 病因には中枢神経系の慢性炎症説などの諸説が存在するが，現時点では不明である．
- 発症年齢は2～11歳以上と幅広く，発症までは言語発達などの精神運動発達は正常である．
- 病態生理から脳波検査は必須であり，治療も抗てんかん薬が中心となるために，本疾患を疑えば専門医紹介が必要である．

📄 言語不明瞭と対応

- 発語はあるが言語が不明瞭で聞き取りにくい状況であり，会話のなかで語音や語音の結合のときに正しく発音することができていない状態をさす．
- 年齢的に評価していく必要があり，たとえばサ行，ザ行，ラ行は4～5歳になっても正しく構音できないこともまれではない（❼）[4]．正常な構音の発達はいろいろな因子により阻害される．その原因は3つに分類される（❽）[5]．

言語発達遅滞に伴う言語不明瞭
- 知的障害や一部の発達障害を伴う子どもは不器用で，手指の運動と同様に，より微細な協調運動機能が必要な構音でもその障害を生じると考えられている．極端な例では，言語のように音声を発しているが，意味のある言葉としては聞き取れないジャーゴン発語などがある．
- 実際，筆者が健診医を担当しているA市での5歳児健診で新たに発達障害として見いだされた子どもの多くは，3歳児健診で"言語不明瞭"として要観察に分類されていた．すなわち，3歳時に言語不明瞭な子どもに対しては，その行動や対人面の再評価をなんらかの方法で5歳前後に実施することが必要と考えられる．

器質的構音障害
- 器質的病変により構音障害が生じたもので，機械性・聴覚性・麻痺性構音障害に分類される．

機械性構音障害
- 口唇，口蓋，歯牙，舌などの異常が原因で生じるもので，代表的な疾患として粘膜下口蓋裂があり，その他，歯の咬合異常，舌小帯短縮症などによるものがある．
  ▶ 粘膜下口蓋裂では，軟口蓋の適切な挙上運動が行われない場合に呼気が

❽ 正常な構音発達の阻害因子
- 言語発達遅滞などの発達的因子によるもの
- 口蓋裂などの器質的病因による構音障害
- 器質的な要因のない機能的構音障害

鼻腔に抜けることにより鼻にかかった開鼻声になったりして言語不明瞭になる．しかし，すべての子どもで構音障害が生じるわけではなく，気づくことなく一生を終える場合もある．
  ▶舌小帯短縮症による構音障害は，舌先の可動性が制限されるためにラ音に支障をきたすことがあるが，その発症は限定されており，舌先端が口腔底から挙上できない場合のみを異常と考えるべきである．
- 器質的異常に加えて，実際にそれによると思われる構音障害を認める場合は，外科的治療の適応の可能性が生じるため，家族に十分な説明後に，その後の言語訓練を考慮して，遅くとも4歳以前の専門医紹介が適当である．

聴覚性構音障害
- 日常的な会話音声が部分的に聴取可能な難聴児に認めるものであり，聴能訓練や補聴器使用などの必要が生じる．

麻痺性構音障害
- 言葉の表出に関連する運動神経系の障害に由来するものであり，基礎疾患として脳性麻痺や筋ジストロフィー症などの神経・筋疾患を認めるものであり，その治療が優先される．

機能的構音障害
- 器質的疾患が認められない構音障害であり，知的な発達は正常だが構音の発達が明らかに正常範囲を逸脱している状態である．代表的な状態として，就学後もサ行がタ行に置換するなどがある．
- ただし，筆者の経験では幼稚園年中レベル（4歳半～5歳半）で実施される5歳児健診でも同様の構音を呈する子どもは比較的多く，家族には就学までに改善すれば問題ないことを説明して，心配を取り除いたうえで半年後の再度受診の必要を伝えている．

吃音[*9]―病態生理と対応

- 原因としては，発達的要因[*10]，環境的要因，心理的要因，遺伝的要因などが考慮されている．また，脳科学的には大脳半球における聴覚や運動の優位半球支配の未確立，右半球優位の症状との報告も認める．
- 吃音は，家族やペットの不幸や転居などの心理的負荷により増悪を認めることから，心身症的に取り扱われることが多い．しかし，脳科学を基本にした発達神経疾患としてとらえることも重要である．
- 幼児期の吃音は2～3歳ごろから発症することが多い．その予後は小学校高学年以降や成人発症の吃音と異なり，比較的良好である．家族にはその旨を伝えて少しでも心配を取り除き安心させることが本症の治療の始まりとなる．

具体的対応
- ❾の手順で家族に説明する．

[*9]
吃音
頭のなかでは言葉として準備されているにもかかわらず，慢性的に話し言葉の"繰り返し"，"引き伸ばし"や"つまる"などが生じ，流暢に話ができない状態を示す．

[*10]
発達的要因としては，子どもの構音発達や文章として発話する能力である統語能力と内言語の発達に不均衡が生じていることがあげられる．すなわち，内言語の発達に比較して構音能力や統語能力の未熟さが生じていると推定されている．

❾ 家族への説明の手順

① 就学前の吃音に対しては予後良好であることを説明
② もし，吃音が完治しない場合でも，それで問題が生じることはほとんどないと説明する．たとえば，テレビ番組の司会を務めるほどの有名人でも吃音を有するが，まったく社会生活で支障は生じていない，など
③ 患児本人に対しては言語療法などの特別な治療は必要としないが，十分な睡眠時間をとり，長時間のテレビ，ビデオ，ゲーム遊びを控えるなどの日常の生活リズムを整えることは重要である
④ 本人には「ゆっくりしゃべりなさい」とか「今日はうまく言えた」とかの言葉・会話に対する指摘は，賞賛なども含めて控えめとし，自然体で対応する
⑤ 唯一の治療は家族が吃音について心配しないことであり，本人ではなく家族にカウンセリング療法を実施する場合もある，と説明する

プライマリ・ケア医が相談を受ける機会の多い就学前の幼児例への対応法について，自らの経験をふまえて記載した．

文献

1) 北野市子．言葉の問題―遅れ，不明瞭，どもり．小児内科 1996；28：1359-63．
2) 秋山千枝子．指さしをしない．小枝達也監．「育てにくさ」に寄り添う支援マニュアル．東京：診断と治療社；2010．p.25．
3) 宮崎雅仁．自閉性障害．宮崎雅仁編．脳科学から学ぶ発達障害―小児プライマリケア/特別支援教育に携わる人のために．東京：医学書院；2012．p.24-35．
4) 森永京子．境界児の言語の発達の促し方．前川喜平，落合幸勝編．乳幼児健診における境界児―どう診てどう対応するか．東京：診断と治療社；2010．p.130．
5) 田中美郷．構音障害（とくに機能性構音障害）．田中美郷編．小児の言葉の障害．東京：医歯薬出版；1991．p.125-37．

Question & Guidance

言語発達の遅れと環境調整

❓ 保護者からのQuestion

1歳6か月ですが，意味のある言葉が出ていません．言葉の理解はできているようで，簡単な手伝いも可能です．1歳半健診でも言葉の遅れを指摘されて心配でなりません．何かできることがあったら教えてください．

❗ 医療者からのGuidance

- 標準的な言語発達では1歳6か月であれば意味のある単語が5個程度出現し，少なくとも1～2個程度は話せることが必要である．しかし，言語発達は個人差が著しく，この時点では生理的な遅れの範囲と考えられる．単語の表出に関して明らかな病的な異常とは，2歳を過ぎても意味のある単語を発しない，3歳で2語文を話さない場合である．

- しかし，生理的な遅れの範囲であっても家族の心配が強ければ，ただ単に経過観察するだけではなく，まず初期対応として生活環境の改善を通して介入することが好ましい．環境因子による悪影響を考慮して，基本的には生活リズムの改善，とくにテレビ・ビデオの視聴時間を控えたり（3歳までは0時間，就学までは1時間），絵本などの読み聞かせによりできるだけ言葉に接したり，家族とコミュニケーションをもつ時間を増やしたりすることが，家庭ですべき最初の対応である．

- 言葉の問題を主訴に受診した子どもにプライマリ・ケア医で実施すべき特別な検査はない．問診の一環として遠城寺式や津守・稲毛式などの簡単な発達検査は必要であるが，血液・尿検査，脳波，頭部MRI検査が必要な疾患を疑う場合は迅速に専門医へ紹介することが望ましい．

- 中等度の難聴による言語発達遅滞でも多動傾向を伴うことがあるが，落ち着きのなさや多動症状は，脳科学的には主に中枢神経系の軽微な灰白質病変（神経細胞の障害）で生じる．また，言語機能も神経細胞が関与している．つまり，言葉の問題と多動症状の併存は神経細胞の障害が関与し，たとえば重篤な脳変性疾患の病初期でも生じうる可能性がある．しかし，小児の一般外来診療では自閉スペクトラム症（ASD）や軽度知的障害を念頭に考慮すべきである．とくにASDは対人関係の障害やこだわり・興味の偏りが主症状であるが，年少児では多動症状が目立つことも多く，最も留意すべき障害である．

- 日常診療で発達障害と養育環境・愛着に問題のある反応性愛着障害（RAD）を鑑別することは非常に困難な場合が多い．そのなかで重要な相違点の一つとして，RADでは解離性障害の存在があげられる．解離とは，心身の統一が崩れて記憶や体験がバラバラになる現象の総称であり，子ども自身が忘れたい虐待や過去の出来事を消去する自己防衛の手段と解釈される．DSM-Ⅳ-TR診断基準では，解離性健忘，解離性遁走，解離性同一性障害，離人症性障害がある．日常的に突然のトラウマ記憶に曝されるフラッシュバック現象も解離性の記憶障害の一つである．

✅ 医療者の確認事項
- ☐ 言語理解の有・無．具体的には，「ゴミ箱ポイ」程度の簡単な手伝いが可能ですか？
- ☐ 身振り・手振り・指差しなどの言葉の代替として，体を用いた表現が可能ですか？
- ☐ 模倣動作は可能ですか？

💗 医療者としてのアドバイスの要点

- 単純な言葉の模倣だけでなく，人の顔真似，手振りを模倣することは発語の準備段階として重要であり，非言語性コミュニケーションに密接に関連している．発語が遅れていても「医療者の確認事項」にある3つの確認項目が可能であれば早期の出現が期待できる．その旨を家族に伝えて心配を軽減することも重要である．

- また反対に，出現していない場合はそれを補うように，たとえば日常生活での顔貌模倣や上肢模倣を増やす工夫により非言語性コミュニケーション能力を鍛えれば言語能力の向上にも役立つ．

カンパニア ドルチェ　Compania Dolce

はじめての子育てを育てる

妊娠期から始めるワクチン啓発

渕元純子｜ふちもと助産院

　子どもの成長や発達は親にとって大きな喜びである一方「子育てがつらい」という声も多く聞かれます．余裕をもって，ゆったりとした気持ちで子育てにのぞむためには，知識の習得や理解といった準備が必要です．医師をはじめ保健師・看護師などがそれぞれの立場から支援を行うなか，私たち助産師も女性に最も身近な専門職として，妊婦のみならず，出産後の子育て支援にも積極的に取り組んでいます．

　なかでも最近力を入れているものの一つが「予防接種の啓発」です．「助産師が予防接種？」と不思議に思われる方も多いかもしれません．しかし，助産師ならではの「啓発活動」もたくさんあるのです（❶）．

妊娠期からの支援

　妊娠期は自分自身や子ども（胎児）の健康に関心をもつ時期です．助産師はこの時期から関わることができるので，効果的に啓発ができます．母子健康手帳交付時に感染症歴のページを開き，本人だけではなく，パートナーや家族についても確認するよう勧めます．感染症は母子だけの問題ではないので，家族全員の状態を把握し必要な指導につなげています．

　妊婦健康診査では，子宮頸がん検診・HBs抗

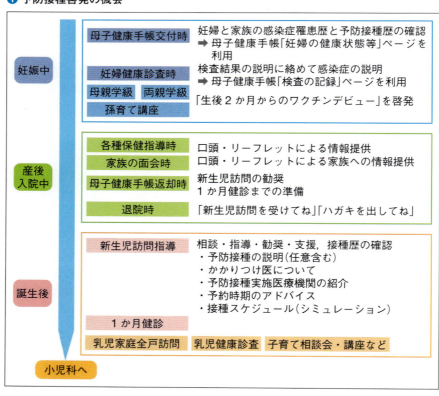

❶ 予防接種啓発の機会

原・風疹ウイルス抗体などたくさんの検査を行っています．検査結果を返すときを啓発のチャンスに活かすことができます．がん検診やVPD（ワクチンで防げる病気）などの保健指導をすることで，妊婦および家族へ感染症予防に対する啓発を有効に行うことができます．

分娩前教室（母親学級や両親学級など）でも積極的にワクチンの情報提供をします．「生後2か月ワクチンデビュー」といわれるように，乳児期早期から接種が始まる昨今，妊娠期からの情報提供は非常に重要です．そしてこのときぜひとも行いたいのが「父親への啓発」です．子どもが生まれるまでに父親ができることは限られています．妊娠中，母親は予防接種に関心はあっても正直それどころではないところもあるでしょう．ここはまさに父親たちの出番です．妊婦や新生児・乳児の免疫力が低いこと，ワクチンのしくみ，予防接種制度についての解説，さらにインフルエンザなど市中感染からの予防方法などを説明した後に「大切なパートナーと子どもを守るためにできることは何か」と問いかけし，予防接種への関心や意欲をかきたてます．父親を含め家族みんなでワクチンについてあらかじめ考えてもらいます．

出産間もない時期の支援

新生児訪問指導は保健師以外に私たち助産師も担当しています．その市町村の母子保健事業を詳細に把握しているため，実情に合わせたワクチンの情報や予防接種実施施設，保護者の要望に応えた接種スケジュール案等を提供することができます．また，併せて1か月児健康診査受診時に小児科医師に相談することを勧め，早期にかかりつけ医を決めるよう指導することで適時接種につなげています．

思春期の支援

助産師は「望まない妊娠や性感染症の予防」などの教育活動にも携わっていますが，このような場面で予防接種についても啓発を行っています．子宮頸がんワクチンはもちろんですが，将来の子育て時期を見据えて，ワクチン一般についても啓発するよう努めています．

受けられるワクチンが増えたことは非常に喜ばしいのですが，受け手がかなり混乱している現状もあります．なかには誤解から接種に拒否的な保護者もみられます．助産師の特徴を活かしながら継続的に説明することで，自発的な接種へつなげることができれば嬉しいと思います．真の子育て支援は助産師だけではできません．より充実した子育て支援を行うには，医師をはじめ保健師・看護師さらには学校関係者・地域の方々の連携が不可欠です．ワクチン接種率向上も同じで，多職種が協力しあうことが重要だと思います．

カンパニア ドルチェ　Compania Dolce

育児不安のナラティブ解析
不安を聴き取り，整理し，考察する

齊藤 匡｜国保多古中央病院小児科

　育児不安は疾患（disease）ではない．それゆえ，高血圧や糖尿病などの場合のように，数値的なデータを集めて統計的に仮説を検証することや，科学的証拠（evidence）に基づいて診療することは難しい．育児不安は保護者の主観的な苦しみであり，保護者にしか語ることができない物語（narrative）である．医療者があえて保護者に尋ねない限り，その存在すら気がつかれず，見過ごされてしまうこともあるだろう．

　narrative based medicine（NBM）は，「患者の物語と対話に基づく医療」と訳される．小児科医に期待される専門性とは，科学的根拠に基づく診療を患者（保護者）に対し一方的に押しつけることではない．保護者を「彼らの子どもの専門家」として尊重し，育児不安を含む保護者の物語に耳を傾け，その内容を一緒に確認しながら整理し，専門家としての医療者自身の考え（物語）を保護者に示し，両方の物語を刷り合わせながら，最も良いと思われる方向性を個々に創り出すことにある．

　ここに，私のエピソードを紹介する．

　私とYちゃんが出会ったのは4か月健診のときだった．とても痩せて見えたYちゃんは，お母さんに抱かれながら時々，痒そうに小さなからだをくねらせていた．Yちゃんの皮膚は日焼けしたように赤く，一目見てアトピー性皮膚炎だとわかった．お母さんは初対面の私を警戒しているようでとても不安げな表情だった．

　そこで私は「もしよろしければ，Yちゃんが生まれてから今日までのことを詳しく聴かせていただけますか？」と切り出した．お母さんは逡巡したが，同席した保健師の「お話だけでもしてみたらどうですか？」という後押しで，堰を切ったように語り始めた．

　私は，お母さんの不安が「ミルクアレルギーと言われミルクを替えたが体重がほとんど増えないこと」と，「このままでは一生，ステロイド剤を塗り続けることになるのではないか」ということの2つに集約されると解釈した．その旨をお話しすると，お母さんは「ステロイド剤を塗ればとても良くなるが，きっと強い薬なのだろうと思い，実は医者には内緒で塗るのを止めてしまった」と告白してくれた．

　私はアトピー性皮膚炎の治療やケアの方法について，これまでの経験と私自身の考え方をお話しした．無理に治療は勧めず，後日，話の続きを聴かせてもらうために外来を受診してくれるようにお願いしてその場は別れた．

　お母さんは早速，翌日にYちゃんを連れて来院した．私は「これから，とりあえずどうするかを一緒に考えましょう」と提案した．健診の際に

小児科外来診療でNBMを実践するためのポイント

❶「聴く」：保護者の語りを傾聴する．
❷「確認する」：語りの内容を整理し，保護者に確認する．
❸「伝える」：専門家としての自分の考えを明確にし，保護者に伝える．
❹「一緒に決める」：保護者の語りと自分の考えを刷り合わせ，「とりあえず，どうするか」を一緒に決める．

は「ステロイド剤は絶対に塗りたくない」と主張していたお母さんだったが，その後，何度か来院して対話を重ねていくうち，次第に私の考えも受け入れてくれるようになっていた．そして「痒みのあるところだけはしっかりとステロイド剤を使用し，1週間ごとに受診して治療方針を一緒に決めていく」ということになった．

1歳を過ぎたYちゃんは現在，湿疹はほとんど改善し，体重も徐々に正常範囲に近づいてきている．そして，何よりも大きい変化は，お母さんの笑顔が増えたことである．

知恵の実

子どもをみる目

　私は小児循環器病学が専門であり超音波専門医も取得している．先天性心疾患の診断に超音波検査は欠かせない．しかし経過観察のうえでは超音波検査はほとんど行わず，聴診をいちばん大切にして重症度を判断している．肺血流が多いか，短絡が多くて心不全状態か，あるいは短絡手術後の血流が十分かなど，聴診所見を保護者に伝えるようにしている．なかには病院の判断と異なることがあるが，聴診のほうがより正しい判断をしているように感じている．災害で電気がなくとも診療ができるように五感を磨いておくことは日常診療でも大切である．

　新生児マススクリーニングがなかった時代，第3子の黄疸が長引き，巨舌，臍ヘルニアなど，第2子と似かよった症状から病気を疑い，独学でクレチン症と診断した母親がいた．母親の観察力，熱意は時として医療職の知識や経験を凌駕する．

　ネット時代で情報は容易に入手できるようになったが，子どもをみる目はいつの時代もいちばん大切である．

矢嶋茂裕（矢嶋小児科小児循環器クリニック）

Reference 育児支援に役立つ書籍

Injury Alert（傷害速報）
　日本小児科学会雑誌には，2008年3月号からほぼ毎号，「Injury Alert（傷害速報）」が掲載されている．会員から傷害事例として投稿された例について，傷害が発生した状況を推測し，海外も含めこれまでに報告されている事例を紹介，比較し，この傷害を予防するためにはどのような対策が必要かのコメントが書かれている．学会誌に掲載された1〜2か月後には，学会のホームページに収載され，誰でも見ることができる．それぞれの報告は，製品のメーカー，業界団体，関連する行政機関，消費者庁，安全関連団体，メディア，技術の専門団体，工学系の研究者などに送って予防を検討してもらっている．この活動により，いくつかの事例では，JIS化や規準の改訂につながった．

（山中龍宏）

アタッチメントと愛着理論
　アタッチメント（愛着）とは，Bowlbyによれば，生物個体が他の個体にアタッチすることを通して，安全の感覚を回復・維持しようとする傾向である．Bowlbyは，対象を希求し，その対象との関係性を維持しようとする傾向が，本来個体に生得的に組み込まれており，個体の生き残り・適応に不可欠かつ独自の機能を果たしていると考えた．そして，とくに養育者とその幼い子どもとの間の緊密な情緒的絆の特質について愛着理論を確立した．愛着理論において，乳幼児期の正常なアタッチメントは，人が健康に発達する基盤となるとされている．
ジョン・ボウルビィ．二木武訳．母と子のアタッチメント—心の安全基地．東京：医歯薬出版；1993．

（立花良之）

運動発達を診る臨床医のバイブル
　ミオパチーの大家であると同時に小児神経医のDubowitzによって書かれたこの著書は，フロッピーインファントの評価方法について実践的に説明し，その重要な原因疾患についてのレビューを記載している．さらにマネージメントについても言及しており，その内容は運動発達遅滞を診る小児臨床医にとってバイブル的なハンドブックである．
Dubowitz V. The Floppy Infant（Clinics in Developmental Medicine）. 2nd ed. London：Mac Keith Press；1991.

（杉江陽子）

乳児の気質研究

　1956年からAlexander Thomas, Stella Chessらはニューヨーク縦断研究を実施し，140人以上の生後2，3か月の子どもの詳細な行動特徴のデータを定期的に集め，乳幼児初期における子どもの行動パターンにはっきりした個人差がみられること，乳児期初期にみられた個人差が生後2年間あるいはある程度安定性を保っていることを報告し，乳幼児の示す行動特徴を9カテゴリーに分類し，さらにそのカテゴリーの組み合わせから子どもの気質を3タイプとそれ以外に分類した．

Thomas A, Chess S. The Dynamics of Psychological Development. New York：Brunner/Mazel；1980.

（宮田章子）

脳科学を切り口に発達障害をとらえる

　言語発達の遅れを主訴に受診する子どもを診療するうえで発達障害，とくに自閉スペクトラム症（ASD）の理解はきわめて重要である．本書ではASD児の表面的な症状だけでなく，その症状をもたらす「心の理論」や「ミラー・ニューロン・システム」などの病態生理を熟知できるように，その診断から具体的な対応法まで脳科学を切り口にわかりやすく解説している．

宮崎雅仁．脳科学から学ぶ発達障害―小児プライマリケア/特別支援教育に携わる人のために．東京：医学書院；2012.

（宮崎雅仁）

Nathaniel KleitmanによるREM睡眠の発見

　1950年ごろから睡眠中の脳波や眼球運動電図が測れるようになった．シカゴ大学のKleitmanは，子どもの睡眠の状態を測定している際に，睡眠中のある時間帯に眼球運動がみられることを発見した．当初，単に夜間覚醒しただけと考えられたが，実際に直接観察すると被験者の子どもはすやすや寝ていた．これが1953年のレム睡眠の発見である．

　レム睡眠（rapid eye movement sleep）は睡眠中に起きる急速眼球運動である．睡眠はノンレム睡眠から始まり，60～120分周期でノンレム睡眠とレム睡眠が交代性に出現する．レム睡眠は眼球運動以外にさまざまな特徴がある．脳の活動状態は比較的高い状態にあり，体の筋肉の活動レベルは非常に低下する．自律神経系は不安定になり，心拍数の変動などは大きくなる．乳幼児はレム睡眠中に視覚・聴覚・触覚からの膨大な情報を処理し，脳の神経回路ネットワークの構築を行うとされており，発達に重要な働きをなしているといわれている．

Dement W, Kleitman N. The relation of eye movements during sleep to dream activity：an objective method for the study of dreaming. J Exp Psychol 1957；53：339-46.

（西野多聞）

索引

配列は，頭語が，日本語・数字・ギリシア文字・アルファベットの順に並べた．

あ

あいさつ	59, 68
愛情遮断症候群	212
愛着（⇨アタッチメント）	
赤ちゃん返り	63
あそび	**133**
あそびやすい服装・靴	137
あそびを通して獲得する能力	134
あそび環境	133, 134, 139
アタッチメント	**114**, 227
介入プログラム	117
支援のための地域連携	120
発達プロセス	115
アタッチメント（愛着）形成	62, 83, **114**, 121
扱いにくい子	89
扱いやすい子	89
圧迫療法（圧迫固定法）	54, 111
後追い	115
アトピー性皮膚炎	174, 182
出生月と有病率	175
アドボカシー	102
アプリ	21, 142, 145
アレルギー性結膜炎	76
アンカリング	26
安心感の輪	117
安全基地	114, 115

い

育児学	2, 5
育児休業法	31, 34
育児雑誌	**17**
育児指導	5
育児神話	108
育児相談	13, 22
育児ノイローゼ	12, 13
育児不安	53, **80**, 87, 93, 100, 105
ナラティブ解析	236
イクメン	17
イチゴ状血管腫	54
一過性筋緊張亢進	222
遺伝カウンセリング	196

衣服の着脱	72
遺糞	125
医薬品添付文書	184, 185
医療ソーシャルワーカー	195
胃瘻	202
インリアルアプローチ	23

う

う蝕（う歯）	73, 167, 170
う蝕予防	173
うつぶせ寝	15, 54
ウルトラディアンリズム	129
運動	65
運動機能（粗大運動）の発達順序	51
運動発達の評価	**214**, 218

え

エキスパンション	25
エジンバラ産後うつ病自己評価票	81
エピジェネティクス	21
絵本	72
遠城寺式乳幼児分析的発達検査法	222
エンジンがかかりにくい子	89

お

黄色ブドウ球菌	177
黄疸	54, 110
おしゃぶり	170
おむつかぶれ	111, 112
親の育児意識の変化	**17**

か

外国人の親	82
概日リズム	128
過飲症候群	53
カウプ指数	51
核家族化	104
学習障害	194
獲得性てんかん性失語	227, 229
鵞口瘡	110
火災警報器	151

過剰歯	166
家族の機能不全	61
片足立ち	72
カタプレキシー	130
家庭内暴力	119
化膿性連鎖球菌	177
痂皮型膿痂疹	177
紙おむつ	14
紙芝居	72
かみつき	66
カルシウム	213
感覚異常	94
間欠性斜視	73
かんしゃく	89, 95, 119, 229
完全無歯症	165

き

機械性構音障害	230
気管カニューレ	202
気管支異物	151
危険防止	109
気質	**88**, 92, 95
吃音	76, 231
気になる親子	120
機能的膀胱容量（蓄尿量）	122
虐待	66, 97
キャッチアップ	209
強化ガラス	151
巨大硬便	126
筋緊張の評価	221
金属石けん	182

く

クーイング	115
首のすわり	215
クラリスロマイシンの授乳への安全性評価	189
クリックテスト	111
くる病	12, 160

け

経口バイオアベイラビリティ（生体利用率）	186

経済的困窮	119
経産婦の心配・不安への対応	48
継続ケア	39
ゲーム	77
ケンケン	72
健康教育教材	40
言語発達の評価	**224**
環境調整	233
問診	225
言語不明瞭	230
言語理解	226
検索ワード（パソコン，スマートフォン）	20
原始反射	221
──消失時期	56

こ

誤飲	151, 152, 155
誤飲チェッカー	151
構音	230
口腔内常在菌	173
合計特殊出生率	104
交差咬合	74
幸福度	4
肛門周囲膿瘍	112
肛門裂傷	126
抗利尿ホルモン	122
誤咬	169
個性	**88**, 92, 95
子育てアンケート	55
子育て支援	51
言葉遊び	72
言葉がけ	68
言葉の遅れ	67
言葉の獲得・発達	60, 66
子ども・子育て支援法	31
子どものサインの出し方	24
コミュニケーション障害	94, 227

さ

最大血漿中濃度到達時間（T_{max}）	186
在宅療養指導管理料	202
臍脱	111
臍ヘルニア	54, 111
サプリメント	213
産後うつ	104
三相性睡眠	122
サンドイッチ忠告法	86

し

ジェスチャー	226
自己効力感	81
事故による子どもの傷害予防策	150, 151
思春期成長障害	210
思春期早発症	73, 210
思春期の発来	207
姿勢反射	215
自然の姿勢	214
湿潤療法	180
失同調	130
指定医	202
歯肉マッサージ	173
自閉症	
ミラーニューロンの発達	117
自閉スペクトラム症（自閉症スペクトラム障害）	90, 228
オキシトシンの点鼻薬	194
早期のサイン	94
ジャーゴン発語	230
社会性の欠如	94
弱視	73
斜視	73
出血後水頭症	193
出産歯	164
出産年齢	18
授乳	111
授乳と薬のご相談について	187
障害児	**200**
──のかかりつけ医	200
──のきょうだい	201
障害者相談支援専門員	203
障害受容	28
傷害予防（事故予防）	**146**, 154
チェックシート	147-149
傷害予防のアプローチ（WHO）	150
少子化	4
消失半減期（$T_{1/2}$）	186
少食	69
上唇小帯付着異常	167
情緒的応答性	115
常同性	94
情動脱力発作	130
小児医療における育児	4
小児在宅医療	202
上皮真珠	110, 164
食	**156**
食習慣のチェック	66
食物繊維	126
助産師	234

初産婦の心配・不安への対応	47
歯列咬合不正	166
シングルマザー	119
新生歯	164
新生児感染症	195
身体発育曲線	62
身体発育評価	70
浸透圧下剤	125-127
心配（事）と不安	44

す

垂直吊り下げテスト	217
水頭症	193
水疱型膿痂疹	177
睡眠	65, **128**
ホルモン分泌	131
乱れ	132
睡眠時間	212, 225
睡眠相後退型	130
睡眠相前進型	131
スカーフサイン	221
スキンケア	**174**
ステロイド外用薬	174
安全性確保のポイント	175
ストレンジ・シチュエーション法	115
スポーツ事故	152
スポック博士の育児書	13
スマートフォン	142, 229
スモールステップ	77

せ

生活困窮者自立支援法	100
正規分布	207
成熟	207
正常身長	206
正常バリエーション	222, 223
成長曲線	211
成長障害	61, 206
成長スパート	207
成長ホルモン	65
成長ホルモン分泌不全性低身長症	210
性ホルモン	207
セーフティキャップ	152
脊髄反射	52
石けんカス	182
舌小帯短縮（症）	110, 231
舌小帯付着異常	166
セルフエフィカシー	81
セルフトーク	25

前思春期成長障害	209	超少子高齢化時代	**29**	喃語	57, 115
前庭障害	73	超低出生体重児	199	軟属腫摘除術	180
先天性サイトメガロウイルス感染症	195	調乳	109	難聴	73
先天性歯	164	腸脳相関	123	難病の患者に対する医療等に関する法律	34
前腕支位	54, 55	直腸肛門反射	123		

そ

		## つ		## に	
早期教育	141, 145	ツインズクラブ	83	二語文	72
早期母子接触	118	通過儀礼	16	二次性徴	207, 208
相対的乳児投与量	186	つかまり立ち	58, 215	日光浴	12, 161
相対的貧困率	98	積み木	59	日本子ども学会	2
相談スタッフ	**21**			日本の育児環境	**10**
相談窓口	82	## て		乳児アトピー性皮膚炎	174
咀嚼	163	低延焼性タバコ	151	乳児期運動発達遅滞	58
粗大運動(移動運動)	51	低出生体重児	192	乳児期早期の心配・不安	**44**
卒乳	16, 162	低身長	59, 63, 73	乳児期の成長・発達	**51**
離乳食の完了	161	挺舌反射	158	乳児期のハイリスク因子	53
ソフトの科学	9	鉄欠乏性貧血	58, 159, 197	乳児健診	157
		テレビ	145, 225	乳児湿疹	183
## た		電子ベビーシッター	145	乳児死亡率	10, 36
体位変換	54	電子母子手帳	38	乳児痔瘻	112
体温調節	110	電子メディア	140	乳児脂漏性皮膚炎	183
胎児感染症	195	伝染性軟属腫	178, 179	乳児の便秘	127
胎児発育不全	159	伝染性膿痂疹	177	乳児排便困難症	124
対人コミュニケーション	116	転倒	152	乳幼児突然死症候群(SIDS) 15, 54, 112, 129	
第二次ベビーブーム	11	デンバー式発達テスト	222	尿カテーテル	202
代名詞の反転	94	転落事故	149, 151, 152	ニワトリ症候群(コケッココ)	156
ダウン症	205	転落防止柵	148, 151	妊活	18
多職種チーム	203	電話相談	13		
立ち直り反射	52	新生児期の心配事	49	## ぬ　ね	
達成シール	124			布かけテスト	57
タッチケア	118	## と		寝返り	215
食べものの好き嫌い	76	ドアクローザー	151	熱傷	148, 151, 155
男女の産み分け	107	ドアストッパー	149	粘液嚢胞	169
胆道閉鎖症	54	トイレットトレーニング	123		
断乳	162	開始の3条件	124	## の	
断乳遅延症候群	12	頭蓋変形	54	脳虚血	194
痰の吸引	205	同調	128	脳室周囲白質軟化症	194
蛋白結合率	186	特定妊婦	99	脳室内出血	192
		特発性言語発達遅滞	229	脳障害のリスク因子	221
## ち		とびひ(⇨伝染性膿痂疹)		脳性麻痺	194, 218
地域包括ケアシステム	8	どもり(⇨吃音)			
知育アプリ	145	トリプルP	118	## は	
チック	76			排泄	**122**
窒息	149, 151, 152, 155	## な		排尿機能の発達	122
チャイルドシート	147, 150, 155	泣かせ尽くし	130	はいはい	215
チャイルドロック	150	泣く子は育つ	15	排便機能の発達	123
中耳炎	170	ナラティブ解析	236	初めての子育て	**104**, 113, 234
聴覚性構音障害	231	ナルコレプシー	130		

発音障害	167
発語遅れ	142
発語の準備段階評価	226
発達障害	74
発達性言語障害	67
発達のあと戻り	63
発達の指標	214
歯並び	74
歯に関連した疾患	**164**
パニック	229
母親の就労	4, 29, 80
パパのママ化	18
場面かん黙	76
パラシュート反応	58, 217
パラレルトーク	25
バランス感覚	136
バリア機能	176, 182
反響言語	94
晩婚化・高齢出産	106
反射・反応と運動発達	52
反応性愛着障害（RAD）	227, 229

ひ

引き起こし反射（反応）	56, 216
微細運動（手の運動）	51
鼻汁	112
非水疱型膿痂疹	177
非対称性緊張性頸反射（ATNR）	53, 216
ビタミンD欠乏性くる病	213
ビタミンD不足	160
ビタミンK欠乏	110
人見知り	57, 115
一人歩き	58
ひとり親家庭	82, 102
一人座り	57, 215
皮膚疾患	**174**
鼻閉	112
肥満	64
肥満度判定曲線	64
肥満予防対策	65
ヒューマンサイエンスに基づく育児支援	**2**
鼻涙管閉塞	111
貧困	4, 98
子どもの貧困対策法	100

ふ

ファミリーサポートセンター	83
フッ素	173
部分無歯症	165

プラーク	170
フリーラン	129, 131
不良言語環境	227
不慮の事故	15, 16, 146
プレネイタルビジット	83
フロッピーインファント	221, 222
プロバイオティクス	127
分子量	186

へ

平均成長率曲線	207
平衡反応	52
ベビーシッター	14
ペリネイタルビジット	51, 83, 98
ヘルペス性歯肉口内炎	168
ヘルメット	149, 150
便塞栓	125
便秘	125

ほ

萌出性囊胞	167
訪問看護ステーション	203
母子健康手帳	8, **36**, 234
東日本大震災時の交付	40
保湿薬	174
母子手帳国際会議	42
母子保健法	37
母性神話	108
ボタン電池誤飲	147
ホッピング反応	59
母乳（育児）	156
——成分の変化（日齢，季節）	162
——とう蝕	171
——の鉄吸収率	159
服薬	**184**, 189
母乳育児成功のための10か条	156, 157
母乳神話	108
哺乳びん授乳とう蝕	171

ま

マタニティーブルーズ（ブルー）	97,104
マニュアル育児	4
麻痺性構音障害	231
マルツエキス	125
丸飲み	163

み

みずいぼ（⇨伝染性軟属腫）	
身振り	226
ミラーニューロン	116, 117
ミラリング	25

む

無汗型外胚葉異形成症	166
虫刺され	176
無歯症	165

め

メディア	66, **140**
メディアリテラシー	142, 144
メラトニン	65

も

モデリング	25
モニタリング	25
模倣動作	226
モルスクム反応	179

や ゆ

薬剤の乳汁移行	185, 186
やけど	148, 151, 155
夜尿	123
遊環構造	137
遊具による事故	152
指さし	59, 226
指しゃぶり	74, 169, 170
湯漏れ防止機能付き電気ケトル	155

よ

養育力	96
家庭の養育力への支援	31
幼児期後半（4～6歳）の成長・発達	**70**
幼児期前半（1歳半～4歳未満）の成長・発達	**61**
痒疹	176
浴槽への転落・溺水	147, 150, 155
夜泣き	58, 129
夜ふかし	131
予防接種	65

ら

ライフサポートブック	39
ライフジャケット	149, 150
ラポール	23
ランドー・クレフナー症候群	227, 229
ランドー反射	53, 216
乱暴な行動	77

り

リガ・フェーデ病	164, 165
リドカインテープ	180
離乳準備食	158
離乳食	15, 157, 163
リフレーミング	26
リフレクティング	25
良性筋緊張低下（症）	58, 218, 219, 222

れ

レスパイトケア	204
レム睡眠	128

わ

ワクチン啓発	234
ワセリン	175, 183

数字

3歳児神話	108
3つのE（傷害予防のアプローチ）	149
5歳児健診	75

A

accidentとinjury	146
ADHD（attention deficit/hyperactivity disorder）	77
ATNR（asymmetrical tonic neck reflex）	53, 216

B

Baby Friendly Hospital（BFH）	156
BMI（body mass index）	70
Bright Futures	6

10のテーマ	7
6つの核となる概念	6

C

children and youth with special health care needs	7
Child Research Net	2
circle of security	117
content theory	140

D

developmental milestone	214
difficult child	89
disability	27, 28
displacement theory	140
DVD	145

E F G

easy child	89
emotional availability	115
fecal impaction	125
GHRP-2点鼻スプレー製剤	213

H I

HAPCs（high amplitude propagated contractions）	123
high guard歩行	59
home-based records	36
impairment	27, 28

L

LactMed	188
late preterm児	51, 196
low guard歩行	59

M N

M字型カーブ	31
Media Education	140
Minnesota Parent-Child Project	114
M/P比	186
narrative based medicine（NBM）	236
NICU（neonatal intensive care unit）	192
NICU退院児	198

P

parroting	94
PCIT（Parent-Child interaction Therapy）	118
PMNCH（Partnership for Maternal, Newborn and Child Health）	39
PRIDEスキル	118

R

RAIR（recto-anal inhibitory reflex）	123
reactive attachment disorder（RAD）	227
red flags（小児の便秘）	125
REM（rapid eye movement）	128
Rome Ⅲ criteria	125

S

SGA（small for gestational age）	51, 208
SGA性低身長症	64, 209
shuffling baby	59, 218
SIDS（sudden infant death syndrome）	112, 129
slow to warm-up child	89
soiling	125
SOUL	23

T

Thomas & Chessによる気質の9カテゴリーと3タイプ	89
TORCH症候群（toxoplasmosis, other infections, rubella, cytomegalovirus infection, and herpes simplex）	195
TOXNET（Toxicology data network）	187
traffic-calm	150

V W

VIPP-SD（Video-feedback Intervention to Promote Positive Parenting-Sensitive Discipline）	117
Volpeの分類	193
WEB親子健康手帳	38

中山書店の出版物に関する情報は，小社サポートページをご覧ください．
http://www.nakayamashoten.co.jp/bookss/define/support/support.html

総合小児医療カンパニア
乳幼児を診る
― 根拠に基づく育児支援

2015年2月10日　初版第1刷発行Ⓒ　　〔検印省略〕

総編集────田原卓浩（たはらたかひろ）
専門編集────吉永陽一郎（よしながよういちろう）
発行者────平田　直
発行所────株式会社 中山書店
　　　　　〒113-8666　東京都文京区白山1-25-14
　　　　　TEL 03-3813-1100（代表）　振替 00130-5-196565
　　　　　http://www.nakayamashoten.co.jp/

装丁・本文デザイン ── ビーコム
カバー装画 ──── 冨長敦也
印刷・製本 ──── 中央印刷株式会社

Published by Nakayama Shoten Co., Ltd.　　Printed in Japan
ISBN　978-4-521-73685-3
落丁・乱丁の場合はお取り替え致します

本書の複製権・上映権・譲渡権・公衆送信権（送信可能化権を含む）は株式会社中山書店が保有します．

|JCOPY| 〈(社)出版者著作権管理機構　委託出版物〉
本書の無断複写は著作権法上での例外を除き禁じられています．
複写される場合は，そのつど事前に，(社)出版者著作権管理機構（電話 03-3513-6969, FAX 03-3513-6979, e-mail: info@jcopy.or.jp）の許諾を得てください．

本書をスキャン・デジタルデータ化するなどの複製を無許諾で行う行為は，著作権法上での限られた例外（「私的使用のための複製」など）を除き著作権法違反となります．なお，大学・病院・企業などにおいて，内部的に業務上使用する目的で上記の行為を行うことは，私的使用には該当せず違法です．また私的使用のためであっても，代行業者等の第三者に依頼して使用する本人以外の者が上記の行為を行うことは違法です．

小児科外来診療のコツと落とし穴③

乳幼児健診

監修 柳澤正義（国立成育医療センター病院）
編集 横田俊一郎（横田小児科医院）

診療技術やスクリーニング検査といったクリニカルな問題はもとより，親とのコミュニケーション，育児不安，虐待の予防・対処法まで，日常の診療にも有用なノウハウをさまざまな具体例をもとに解説．

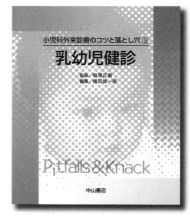

AB判／並製／2色刷／264頁／定価（本体7,600円＋税）　　ISBN 4-521-71031-X

CONTENTS

●乳幼児健診のシステム
- 集団健診と個別健診の違い
- 健診サポートシステムと各種指導
- 集団健診を育児支援に利用できないか
- 上手に活用したい改正母子健康手帳

ほか，計8テーマ

●健診に必要な診察技術
- 子どもを泣かせない工夫
- 聴診・触診のコツ
- 神経学的診察に関するエピソード
- 診察に役立つ小道具

ほか，計10テーマ

●発達の目安と注意点
- フォローアップの問題点とピットホール
- 発達の個人差に留意した診察を
- 広汎性発達障害
- 首のすわりが遅い

ほか，計7テーマ

●スクリーニング検査
- 検尿成績の読み取り方
- 3歳児健診時の視力検査
- 見落としがちな乳幼児の鉄欠乏性貧血
- 聴覚異常の早期発見，発見後のフォロー

ほか，計7テーマ

●育児指導
- 育児相談の基本
- 母親の心を開くためのコツ
- 母親に感謝と共感の育児指導
- もっと子どもがしてほしいことをしよう
- 母親の子どもへのかかわり方
- 生活リズムの整え方
- チェックリストによる事故予防

ほか，計21テーマ

●よくある心配事
- 顔こそていねいに石鹸で洗おう
- 1か月健診時の嘔吐，腹部膨満の対処法
- 夏・冬の皮膚のトラブル
- 生体リズムを考慮した生活を勧めよう
- 夜泣き・寝つきへの対応
- よく食べる子，あまり食べない子

ほか，計12テーマ

●事後措置
- 事後措置に当たっての注意点
- 基本は親への十分な説明である
- 体格に問題がある場合の対応

ほか，計10テーマ

●境界領域の問題
- 紹介状を書くときに注意すべきこと
- 健診における身体計測の意義
- 胆道閉鎖症の早期発見のコツ
- 健診医に必要な鼠径ヘルニア，臍ヘルニアの知識

ほか，計10テーマ

●育児支援
- 育児支援システム――相談窓口とネットワーク
- 育児支援に対する問題提起――当院での対応から
- 地域の子育て支援の中心的存在となるための方法
- 家族援助の概念をもとう
- 中学生の乳児健診への参加
- 集団乳児健診における講話
- 世代間ギャップと父親の意識，母親の健診への不満
- 健診で育児支援マインドを生かそう

ほか，計28テーマ

●健康診査の評価
- 健診の結果をどう利用するか
- "様子をみましょう"ということは犯罪になりうる

ほか，計4テーマ

中山書店 〒113-8666 東京都文京区白山1-25-14　TEL 03-3813-1100　FAX 03-3816-1015
http://www.nakayamashoten.co.jp/

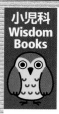

小児科 Wisdom Books

魅力ある乳幼児健診
クリニックだからできること

マークシート世代の親にとって不安がいっぱいの子育て．
小児科医だからできるサポートを健診で実践！

編著●後藤洋一（後藤こどもクリニック・院長）

A5判／並製／104頁
定価2,940円
（本体2,800円＋税）
ISBN978-4-521-73206-0

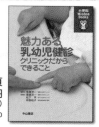

小児救急医が診る
思春期の子どもたち
ゲートキーパーのその先へ

小児救急に駆け込むことしかできない子どもたちと，
小児科医はどう向き合えばよいのだろうか？

著●市川光太郎（北九州市立八幡病院・病院長）

A5判／並製／176頁
定価3,675円
（本体3,500円＋税）
ISBN978-4-521-73262-6

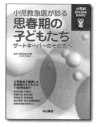

子どもの睡眠外来
キーワード6つと国際分類活用術

ヒトは眠りで明日をつくる．世界一眠らなくなった
日本の子どもたちに日常診療で対応するための一書．

著●神山　潤（東京ベイ・浦安市川医療センター・センター長）

A5判／並製／152頁
定価3,675円
（本体3,500円＋税）
ISBN978-4-521-73359-3

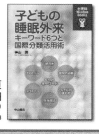

未解明な部分も多い染色体欠失による疾患についてわかりやすく解説

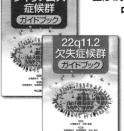

監修●大澤真木子（東京女子医科大学小児科）　　編集●松岡瑠美子（東京女子医科大学国際統合医科学インスティテュート）
　　　中西敏雄（東京女子医科大学循環器小児科）　　　　砂原眞理子（東京女子医科大学小児科）
　　　　　　　　　　　　　　　　　　　　　　　　　　　古谷道子（東京女子医科大学国際統合医科学インスティテュート）

ウイリアムズ症候群ガイドブック

A5判／並製／188頁／定価1,890円（本体1,800円＋税）　ISBN978-4-521-73203-9

22q11.2欠失症候群ガイドブック

A5判／並製／159頁／定価1,890円（本体1,800円＋税）　ISBN978-4-521-73204-6

アトピー性皮膚炎治療の動向とエビデンスを知る最新データブック

アトピー性皮膚炎
よりよい治療のためのEBMデータ集　第2版

編集●古江増隆（九州大学皮膚科）

B5判／並製／292頁／定価5,250円（本体5,000円＋税）　ISBN978-4-521-73358-6

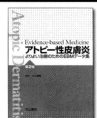

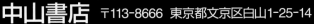

中山書店　〒113-8666　東京都文京区白山1-25-14　TEL 03-3813-1100　FAX 03-3816-1015
http://www.nakayamashoten.co.jp/

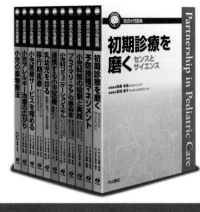